近代中医药大师名著精选

医学衷中参西录 处方学

张锡纯◎著

吴文清 王致谱 点校

海峡出版发行集团
THE STRAITS PUBLISHING & DISTRIBUTING GROUP
福建科学技术出版社
FUJIAN SCIENCE & TECHNOLOGY PUBLISHING HOUSE

图书在版编目（CIP）数据

近代中医药大师名著精选 / 农汉才，王致谱主编 . —福
州：福建科学技术出版社，2020.5
ISBN 978-7-5335-5873-4

Ⅰ.①中… Ⅱ.①农…②王… Ⅲ.①中国医药学－
名著－介绍－中国－近代 Ⅳ.① R2-52

中国版本图书馆 CIP 数据核字（2019）第 070850 号

书　　名	近代中医药大师名著精选
主　　编	农汉才　王致谱
出版发行	福建科学技术出版社
社　　址	福州市东水路76号（邮编350001）
网　　址	www.fjstp.com
经　　销	福建新华发行（集团）有限责任公司
印　　刷	福州德安彩色印刷有限公司
开　　本	787毫米×1092毫米　1/16
印　　张	210.25
插　　页	24
字　　数	5383千字
版　　次	2020年5月第1版
印　　次	2020年5月第1次印刷
书　　号	ISBN 978-7-5335-5873-4
定　　价	2280.00元（全8册）

书中如有印装质量问题，可直接向本社调换

顾　问： （按姓氏笔画排序）

王永炎　任继学　余瀛鳌

余瀛鳌　陈可冀　路志正

主　编： 农汉才　王致谱

副主编： 俞鼎芬　孙灵芝

前　言

在中医学发展的历史进程中，近代是一个颇具特色的时期。此期中西文化开始广泛汇聚，多元思想相互撞击，或融汇贯通，或在相互比较中更彰显中医的独特之处。在新的文化环境下，中医界在坚持与疾病作的斗争的过程中，汲取新的文化养分，大胆探索，使传统学术得以继承和发扬，涌现出一批著名的医家和颇具特色的医著。谢观称"民国以还，又有异军突起，高揭新中医之旗帜者，揆其初衷，欲以科学方法整理医籍……"（《中国医学源流论》）。这批医家大多历经了晚清和民国两个不同时代，他们不但有着扎实的经学与传统中医的功底，还对近代的西方科学有着开放的态度；他们不但重视对古典医著的考证校勘和诠释，更注重临床实证；他们不但将中医的每一处学术研究至精致，更迈出了向近代学科构建的探索之路。例如，近代的中医学术都切合于临床实用，如张锡纯的《医学衷中参西录》、曹颖甫的《经方实验录》、何廉臣的《增订通俗伤寒论》、承淡安的《中国针灸治疗学》等。他们不但系统整理了中医学术，还将新时代鲜活的临床经验与思想火花融入了这些著作中，成为中医药宝库的重要组成部分，他们不但影响了整整一个世纪的几代中医学人，至今仍对中医临床、教学、科研具有较高的参考价值和指导意义。

本丛书遴选了20世纪上半叶7位中医药大师的8部代表名著，有何廉臣《增订通俗伤寒论》《全国名医验案类编》、张

1

山雷《脉学正义》、曹炳章《辨舌指南》、曹颖甫《经方实验录》、承淡安《中国针灸治疗学》、赵燏黄《中国新本草图志》、张锡纯《医学衷中参西录处方学》，这些著作具有较高的学术价值，在当时流传较广，社会影响较大。

　　本丛书的整理和点校乃严格按照通行的古籍整理原则进行，亦即尊重历史，忠实原著，不随意更改。鉴于民国期间全国各地的印书局（行）较多，故对入选的每部医书，尽量选用最早或最佳版本作为蓝本，并与其他不同版本的同类医书对校，同时又与相关的医书文献进行旁校，力求校勘准确无误，以保证质量。每部医著的篇首，均附一篇点校者的研究论述，主要介绍作者的学术思想、生平事迹，以及每部医著的写作背景、学术价值、学术特点等，使读者从中了解该名医的专长及其代表作在近代医学发展中的作用。本丛书的著作，原多为繁体字竖排本，现统一改为简化字横排本。一些书原版中的外国人名、地名、西药名称等的译法，与现在通行的有所区别，为保持原貌，不作更动，标题层次多与原版本近似，原版的个别印刷错误，本次点校时径予更改，但均出注说明。

　　由于时间仓促，本丛书整理点校的缺点错误在所难免，敬请读者批评指正。

编　者

点校说明

一、本书系《医学衷中参西录》处方学部分，初版时书名为《衷中参西录前三期合编》，1929 年由天津中西汇通医社出版发行。此次点校以中西汇通医社最初印行的《衷中参西录前三期合编》为蓝本，更名为《医学衷中参西录处方学》。

二、将原书繁体字改为简体字，竖排改横排，并在原断句的基础上改用新式标点符号。

三、依惯例横排本将"右（指前段）"改为"上"。

四、原书中通假字，保持原貌，加注未改；书中个别字明显系刊误，径改未加注。

五、为了保持古籍原貌，书中仍用钱两等计量单位，新旧计量换算请读者参照书后附表。

六、为了保持学术著作原貌，对原书叙述文字，不作任何改动。书中犀角等药，虽然现在已不用，仍均予保留。

张锡纯生平与学术思想

张锡纯,字寿甫。河北盐山人,清末民初著名中西汇通派医家。生于 1860 年,卒于 1933 年,享年 74 岁。

张氏祖籍山东诸城,自明初迁居直隶(今河北省)盐山边务里,遂为盐山人。世代书香门第。先祖张友三提出家训,谓后世子孙,读书之外,可以学医。其父张彤元,喜诗好画,著有《莲香斋诗稿》,亦通医。

张锡纯少时即颖悟过人,器宇不凡。他秉承家训,在广泛涉猎经史子集的同时,亦随父习医,处处留心医学。18 岁时,邑中枣树林生长一种带紫黑的斑点蘑菇,食之者多吐泻,间有多食致命者,他就对此进行了比较细致的观察研究。20 岁开始为人疏方治病,病者以为年少无阅历,延之者少,但张氏的钻研精神并未因此受挫。20 余岁自创理痰汤,当地宿医李龙章见之,谓他日必成名医。

1881 年,张锡纯首次赴乡试落第,为慰藉祖、父愿望,径赴天津正式进学。后即长期在乡间教私塾,至 1893 年再次参加乡试。此间中医水平不断提高,常为人治病,文医兼授。弟子中有多人以医为业。1885 年,他曾治愈邑中名医高鲁轩、毛仙阁皆感束手的危重病证,颇受二人称道,自此应诊几无虚日。

1893 年张氏参加秋试,再次落第。

两试秋闱不第，加之此时张锡纯已开始接触西医及理化、数学、机械等多种西学，受时代思潮的影响，萌发了衷中参西的思想，遂决心弃儒从医。他广收医书，自农轩以至清代诸家，共搜集约百余种。深感自晋唐迄今，诸家著述皆斤斤以傅旧为务，乃决意创新，以弘扬祖国医学。

经过 1900 年前后十余年的读书与应诊，张锡纯的学术思想日趋成熟，为人疏方，辄能得心应手；对屡试屡效之方，自立方名，缀以诠解，兼述创方之由，时采西人之说与中文义理相发明，撰写成文，寄各杂志陆续发表。当时一些主要医学刊物如《奉天医学杂志》、《上海中医杂志》、《医界春秋》、《杭州三三医报》、《绍兴医学报》、《山西医学杂志》、汉口《中西医学杂志》、《如皋医学报》、新加坡《医学杂志》等，皆聘张氏为特约撰稿人。

1909 年，张氏集 20 余年经验，完成《医学衷中参西录》手稿 8 卷，此时他已年近 50 岁。1912 年，德州驻军统领聘张氏为军医正，从此开始了专业行医的生涯，历游大名、广平、濮阳、汉皋等地，为军民诊治疾病，屡起沉疴，医名大振，其著作亦渐为人知，传抄者日多。1917 年，张氏将《医学衷中参西录》手稿 8 卷交沈阳天地新学社主任苏明阳，次年，苏等将《医学衷中参西录》呈部注册，并约请沈阳医学研究会正、副会长高振铎、王松阁及精于医术者详加校正，先后于 1918 年、1919 年、1924 年分三期出版。《医学衷中参西录》出版后迅速脱销，张锡纯借此得以施展抱负。1918 年，奉天设立近代中国第一家中医院——立达医院，张氏应沈阳军政两界之聘，出任立达医院院长。不久直奉战争爆发，不得已于 1923 年由沈阳返回原籍，在沧州一带行医。

1924 年，张锡纯自费印行《医学衷中参西录》第三、四期，医界竞购，先后共印行四版，声望鹊起。1926 年，前清道尹胡珍簠邀他赴天津为专馆教员（家庭教师），张氏遂携眷属至天津，授徒并开业行医。张初至天津便开设"中西汇通医社"诊所，在应诊的同时传播中西学术。1928

年，《医学衷中参西录》第五期出版。1929 年重订该书，前三期以《衷中参西录前三期合编》为名合编再版，亦称《医学衷中参西录处方学》，前后共印刷 5 次方满足需求。《医学衷中参西录》第六期亦由中西汇通医社于 1931 年出版发行。

为迅速培养高水平的中西医汇通人才，张氏不顾 73 岁高龄，于 1933 年春创办四年制中医函授学院，自编伤寒讲义，兼及教务。是年，于伤寒讲义甫完成、温病讲义方着手之际，因劳瘁过度，到秋天一病不起，于 1933 年 9 月 27 日逝世。

张锡纯主张衷中参西，汇通中西医学。尤其对临床医学有很深的造诣，疗效卓绝，屡起沉疴危证。当时与江苏陆晋笙、杨如侯及广东刘蔚楚同负盛名，被称为"名医四大家"；又与嘉定张山雷、慈溪张生甫并称为"名医三张"。

虽然张氏成名较晚，但却桃李满天下，私淑其学问者不可胜计。及门弟子如隆昌周禹锡，如皋陈爱棠、李慰农，通县高砚樵，天津孙玉泉、李保和，辽宁仲晓秋等均为一方名医。当时国内名医如冉雪峰、张山雷、杨如侯、张生甫、何廉臣等均常与张氏讨论学术，为声气相孚之挚友。

医著之外，张氏尚撰有《代数鉴源》、《易经图说》（未刊行），另有诗作《种菊轩诗草》，曾附于《医学衷中参西录》第六期刊行。所著《伤寒论讲义》及所留温病遗方 81 首，于 1934 年由其子荫潮整理出版印行，是为《医学衷中参西录》第七期。张氏传人于 1957 年献出的遗稿，首次刊行成《医学衷中参西录》第八期。

张锡纯有三子一女。长子荫潮继承父业，曾任京畿卫戍司令部军医官，1939 年卒。次孙铭勋承祖业，行医于原籍。

治学精神和方法

张锡纯在《医学衷中参西录·自序》中写道："医虽小道，实济世活人之一端。故学医者，为身家温饱计则愿力小，为济世活人计则愿力大。"在家学渊源的影响下，他毕生以弘扬祖国医学为己任，以济世活人为矢志。他治学严谨，勇于创新，其治学精神与方法主要表现在以下几个方面：

一、师古不泥，勇于创新

张氏自幼为求仕途，曾刻苦攻读四书五经、诸子百家，有着深厚的古代文化素养。秋闱不第，又转而学医，勤求古训，博采众家，造诣较深。他十分推崇古代医学典籍，认为《内经》和《本经》"实为医学之渊海"，因此其学术思想皆本于《内经》、《本经》及仲景学说，但对《易经》、《丹经》、道家、养生家、气功家之说，亦潜心研究。张氏同时强调，师古的目的在于创新，所谓"夫事贵师古者，非以古人之规矩、准绳限我也，惟藉以瀹我性灵，益我神智。迨至性灵神智洋溢活泼，又贵举古人之规矩、准绳而扩充之、变化之、引申之"，从而推动医学进步。

如张氏认为正确地读《内经》一书，应该"在于其可信之处精研有得，即开无限法门；其不可信处，或为后世伪托，付之不论可也"，"不能必皆视为神圣语录"。《伤寒》、《金匮》年远代湮，差讹在所难免，亦不可尽信。他还认为金元四大家立论多有偏颇，应取其长而祛其偏，才属善学。张氏这种治学思想，正确处理了继承与发扬之间的辩证关系，是非常难能可贵的。

张氏还提倡学贵与年俱进，认为创新是医学的灵魂，是业医者的任务。医学非"仅为记问之学"，在长期积累经验的过程中，要有自己独创的心得体会，要善于领悟古代医学典籍中的妙理，给予新的阐发。在《医学衷中参西录》一书中，他所创的"大气论"、"肝主说"、"冲为奇经之纲"、"治中风重在平肝降逆，引血下行"，以及对药性的阐明等方面，均体现了他的这种师古不泥、勇于创新的治学思想。

二、勤于实践，不断求索

张氏毕生勤于实践，坚持诊疗，凡事注重实验，言必确有实据，积累了丰富的经验，是一位颇有成就的医学实践家，因此被尊称为一代"实验派大师"。

张氏治学，常常事必亲验，认为实验出真知。他强调药必亲验而知其药性，明其用途。他的验证不局限于临床，且多自身尝试。毒如巴豆、硫磺，峻如甘遂、细辛、花椒，他都亲自服用，以体验其性能。嚼服花椒三十粒，知其确有毒副作用；嚼服甘遂一钱，悟其有开顽痰之功；煎服麻黄八钱，验其发散之力；嚼服带皮桃仁一钱，确定其可连皮尖用之；嚼服远志，觉其味酸且兼有矾味；嚼服天冬，知其毫无渣滓而兼有人参气味；如此等等，加之临床验证，于是对所用之药，"皆确知其性情能力"，故应用起来得心应手，屡试屡效。

经过多次试验，张氏对药性益多发明。如他发现硫磺、水蛭生用则效力彰；山萸肉救脱之力十倍于参芪；血竭味辣，诸家本草所未言；龙骨与牡蛎敛正气不敛邪气，收敛中仍有开通之力等。在药性上的发明多本诸实验，将临床效验放在首位，对推动后世中药发展颇多启迪。

在《医学衷中参西录》一书中，张氏共创方剂 160 余首，这是他长期重视实践、不断总结经验的结果。如张氏在治疗妇女血枯经闭一类病证时，经过长期摸索，注意到白术与鸡内金等同用，常能获得良效，因此自制资生汤、资生通脉汤，并言内金、于术、山药为不可挪移之品。后又推而广之，凡饮食减少、痨瘵羸弱已甚者，张氏皆从脾胃入手，使患者多进饮食，资生一身，身体自然渐渐复原，故将此方立为群方之首。资生汤的诞生，确实是张氏实践的结晶。此类例子，不胜枚举。

三、博采众长，汲取精华

任何自然科学的发展史，都是后人站在前代科学巨匠的肩上向新的科学高峰不断攀登的历史。张氏在治学上，既汲取历代医学之精华，亦善于学习时医之经验，甚至郎中娌妪有一技之长者，并皆采撷，以丰富自己的学识。

如张氏所创的安冲汤、固冲汤，即是在《内经》"四乌鲗骨一芦茹丸"的基础上，合参芪益气摄血，再佐龙骨、牡蛎等固涩而成。他对《伤寒论》中白虎汤的变通运用，也是在参考了孙思邈、陆九芝、徐灵胎、余师愚等人运用石膏的经验之后，又汲取了吴鞠通用石膏治温病大热的长处，并结合自己的临床实践的基础上掌握的，从而突破了吴氏"白虎四禁"的框框，大大拓展了白虎汤的应用范围。

张氏还很注意向时医乃至药肆娌妪虚心学习，兼收并蓄。如鸦胆子治赤痢，得之药店秘方，张氏以益元散为衣，定名为"菩提丹"。又"论治女子血崩有两种特效药"载，以臭科子、天茄子服之，皆采自民间。所有这些，足以证明张氏虚怀若谷的好学精神。

四、衷中参西，力主汇通

清末，随着西方列强的入侵，西学东渐，西医学说大规模地传入我国，有关中西医的论争十分激烈。张氏认为，医学应以活人为宗旨，不宜有中西之界限存于胸中。因此他不为时俗所惑，不存畛域之见，力主中西医汇通："夫愚之著书以衷中参西为名，原欲采西人之所长以补吾人之所短。"即以中医为本，以西医为用，取长补短，以推动中医学发展。中西医应该互相尊重，互相了解和学习，掌握对方的内容与规律，共同从事医学研究。

张氏的这种思想贯穿于《医学衷中参西录》一书中。他借鉴西医学说阐明中医理论，也提出了一些有价值的见解，并在实践中加以应用，取得了可喜的疗效。如对中风证，他结合《内经》中的有关论述，认为中医所讲的中风与西医所谓的"脑充血证"、"脑贫血证"有相通之处，因制镇肝熄风汤、干颓汤、补脑振痿汤等方剂，经临床反复验证，疗效确切，后世应用颇广。

当然限于历史条件，张氏的衷中参西，难免有牵强附会之处，但就其力主汇通、学科之间应互相渗透的思想，还是有积极意义的。

学术思想与成就

一、重视气化，倡大气说

中医长于气化，是长期流行的一个论点，并非倡于张氏，但张氏亦很重视研究气化在生理和病理过程中的作用。他根据《内经》中"人以天地之气生，四时之法成"等天人相应的理论，对人体脏腑气化进行了深入探讨，所作的有关气化的论述，很有特色。

张氏认为，人身之气化，也是天地之气化的一部分，是一种合乎自然的现象，亦随时序发生变化。如"一日之午前，犹一岁之有春夏。而人身之阳气，即感之发动，以敷布于周身""天地之一阳生于子，故人至夜半之时，肾系命门之处，有气息息萌动，即人身之阳气也。至黎明之寅时，为三阳之候，人身之阳气亦应候上升，自下焦将达中焦。"

张氏所说的气化，就是体内的正气充分发挥作用。人体的生命活动是由气所撑悬的。这种气在下焦为元气，在中焦为中气，在上焦为大气。张氏认为气化是由物质转化为气，由气再转化为物质的生化过程，是物质与能量的转化。

气化的动力在于元气。张氏将元气在体内的不同性状划分为先天之先天（未出生之前的元气）、先天之后天（初生至成年以前的元气）、后天之后天（成年以后的元气）和后天之先天（人在将睡未睡或将醒未醒时的元气）等四个不同阶段，并分别论述了各自的特点。元气对全身气化的镇摄作用，是通过气机的正常升降运动来实现的。

人体的气化运动，是上下透达、左右互易、贯穿于全身的能量运动。张氏运用气化机制来解释人体的生理、病理，其用药遣方亦以气化运行之理为基础。如他总结出：元气衰惫，必以收涩之品，如萸肉、龙骨、牡蛎之类，方可使元气的吸摄之力得助，尤应重用萸肉，辅以其他补气药，非此而不效。

至于"大气"一词，《内经》中虽然也有记载。但张氏在参考历代医家有关论述的基础上，对大气的概念、生成与作用、病因病理、临床鉴别诊断与治疗等均作了详细的阐发，从而形成了较为完整而独特的理论观点。张氏认为："于肺呼吸之外，别有气贮于胸中，胸中所积之气，当名为大气。"他还认为："宗气亦积于胸中，则宗气即为大气不待诠解。"大气根源于先天，作用于全身。

大气功能失常的主要病证是"大气下陷"，病理主要在"虚"，由"虚"而导致下陷。张氏还认为《灵枢·五色》篇所谓"大气入于脏腑者，不病而卒死"句，即指"大气下陷"证。其主症为：脉象微细迟弱，气短不足以息。于是在精研大气下陷证因的基础上，创立了升阳举陷法，拟制了以"升陷汤"为主的各种补虚举陷之剂，如回阳升陷汤、理郁升陷汤、醒脾升陷汤等，用于大气下陷各种病证的治疗，为中医基础理论的发展和临床治疗各种慢性衰弱病症作出了贡献。

二、精研药性，灵活善用

张氏对药性深有研究，他认为"学医工夫原有数层"，"就第一层工夫言之，则最在识药性"。同时还指出："《神农本草》为讲药性之祖，胜于后世本草。"他一生精研典籍无数，在药物性能、气味、使用方法、配伍、真伪鉴别、生用熟用、煎服方法等方面，都有所发明，给后人以很深的启迪。

张氏强调用药必先知其药性，明其用途。他在药性上的诸多发明皆本于实验，始终把临床效验放在首位。如他发现硫磺、水蛭生用则效力彰显；山萸肉救脱之力十倍于参芪；血竭味辣诸家本草所未言；三七与花蕊石同为止血且能化血之圣药；龙骨与牡蛎敛正气不敛邪气，收敛中仍有开通之力等等，对后学颇多启发。

张氏善用单味药或重用某药以治病，很有特色。在《医学衷中参西录》一书中，一味药组方者七首，重用一药挽回险证的验案很多。如在重用生石膏治愈之证中，有一证而用至十余斤者；生黄芪有一剂用至二两者；萸肉救脱，一剂有用达四两者；山药宁嗽定喘，一剂用至六两，且有单以山药煮粥连用之验案多起；大黄治癫狂脉实者，可用至二两；治疗毒之毒热甚者，亦可用至两许等等。当然，所有这些例子，无一不是以识病情、明药性为前提。张氏认为用药以胜病为主，只要需要，就应放胆重用，以小心行其放胆，这是很有特色的。

张氏熟谙药性，且多阐发，用药出神入化，经验十分丰富，尤其善用山药、黄芪、萸肉等。试以山药为例说明之。张氏临证以喜用山药而著称。他认为"山药之性，能滋阴又能利湿，能滑润又能收涩，是以能补肺补肾兼补脾胃，在滋补药中诚为无上之品。"其所创制的160余首方剂中，竟有48方应用山药，其中有27方为君药。他用山药滋阴，治伤寒、温病、淋浊、消渴，用其利湿治带下、泄泻，用其滑润治咳嗽，用其收涩治脱证，用其补肾治喘息、淋浊，用其补脾治久泻、久痢，用其补肺治虚痨等等，对山药的灵活运用发挥尽致，且其用药机制与现代医学研究结果确相吻合。

另外，张氏还认为中药多宜生用，目的是为"存其本性"；还很注重辨别药物的真伪，以充分发挥药物的功能。

三、着重实效，创制新方

张氏一生尤其重视临床实践，他在精研药性的基础上，善于化裁古方，创制新方。且方中用药精炼，配伍严谨，别具一格，颇多创新，对后人影响很大。

《医学衷中参西录》一书前三期均为方剂，共收方173个，附方11个。173个正方中，自制方156个，古方化裁14个，古方6个，民间方2个，西法1个。在这些方剂中，有外用方剂10个，手法1个。每一方剂下均说明主治、药物配伍理论根据、加减及服用方法，古方还引有前人论述的。方剂后附有验案。有些还应用西医理论加以分析。充分说明了一代名医在临证及方剂学上的突出成就。

张氏比较注意药物配伍，组方新颖。他指出用药配伍的原则是"取真药性化合，借彼药之长以济此药之短"，在他所创制的方中，常可见到寒药与热药同用，补养药与开破药同用，润药与燥药同用，通药与涩药同用等等。用药独特，师古意而不泥其方，重配伍而使药尽其能。如他在所创制的许多补气方中，以黄芪为主药时，常配伍知母，借知母之寒润济黄芪之温升；所拟的温降汤中，既用干姜、生姜温胃降逆，又用芍药护肝、凉肝，使之各归其经，各守其职，达到温胃而不动相火之妙；在治妇女癥瘕的理冲汤中，用三棱、莪术以消冲中瘀血，且用参芪诸药以保护气血，达到瘀血去而气血不损、补而不滞之效。

张氏不仅重视创制新方，还很注意在临床中发展新方，以弥补其不足，扩展其应用范围，从不固步自封。

在临证过程中，张氏还十分推崇食疗。如他指出鲜藕汁、鲜莱菔汁具有止血之效，山楂为化瘀血之要药，核桃为滋补肝肾、强筋健骨之品等。除此之外，还善用石榴、芝麻、大葱、蜂蜜、龙眼肉、鸡子黄、柿饼霜、米醋等食品治疗疾病。

四、精于辨证，善于总结

张氏对内、妇、儿、五官及口腔科的许多疾病，常常深入分析病因病机，具有精到的辨证，独到的治法。同时十分重视医案记录，善于总结经验，立案法度严谨，记载首尾完整，语言善抓关键，分析精彩透彻，足以垂范后人。

张氏认为，认识疾病，"贵深究其病因，而为根本之调治"。而病因病机也不是一成不变的，应密切注意其发展变化，辨证施治。临床辨证是中医的关键，张氏自谓于此用心良苦，丝毫不敢懈怠。他精于审脉，强调问诊，注重病情分析。还指出辨病抓住主要症状，是掌握疾病性质的重要手段；分清寒热虚实，是辨证的关键步骤。为了判定寒热，张氏倡导用药物进行试验性治疗的辨证方法。

至于临证遣方用药，张氏认为重在灵活变通，必须"因时、因地、因证、因人斟酌"，不可"有拘执之见，存于心中"。只有这样，才能收到良好疗效。

张氏对于医案的记载，每例开端将姓名、籍贯、年龄、患证扼要记之。接着均按病因、证候、诊断、处方、方解、效果等项目依次记载。有复诊者则加复诊及处方等项。对需要重点研讨的问题，则以或问或说明的形式附于案后，医案记录详明。张氏亦通过建立病历的过程，把感性认识逐步提升为理性认识。

对于张氏病案，后人曾这样评价："遍观先生全部著作，验案介绍，几逾其半。举凡辨证论治、选药立方，莫不证诸实践，言之凿凿。其余随症变化，具见手眼之处，亦皆纤曲详陈，发人慧思……先生之被誉为医学实验派大师，此为重要因素。"此语确实一语中的，也是张氏著作至今流行不衰的原因之一。

张氏的学术思想及成就，除上述之外，还表现在其对妇、儿科等疾病治疗的研究、发明及崇尚医德等许多方面，限于篇幅，不再一一列举。

综上所述，可以看出，一代名医张锡纯在医学理论上崇尚《内经》，在阐述药性上推尊《本经》，组方法《伤寒》、《金匮》，而对历代医家的学术成就亦兼容并蓄。作为实验派大师，他重视临床实践，提倡在明药性的基础上中西医并用，在坚持发展中医的前提下取西医之长，补中医之短，体现了他治学重创新，强调紧跟时代潮流的思想。虽然他的中西汇通观点，难免有牵强附会之处，但这是历史条件的局限，也是可以理解的。

例　言

一、发明药性之书，始于《神农本经》。其书为有文字之后第一书，《易》虽在先，其时犹无文字，简策之古可知。其书共载药三百六十五味，以像周天之日数。分上中下三品，上品者养生之药也；中品者治病之药也；下品者攻病之药也。各品之下，皆详载其气味与主治，明其气味，主治之理亦即寓其中矣。而药性独具之良能，又恒有出于气味之外者，古圣洞彻精微，皆能为之一一表出，此在医学中，诚为开天辟地之鼻祖也。乃后人识见短浅，凡于药有独具之良能，不能以气味推求者，皆删去不载。如桂枝治上气吐吸吸不下达即吐出，即喘者之不纳气也甚效，《本经》载之，而后世本草不载也。山茱萸治寒热往来肝虚极者之寒热往来甚效，《本经》载之，而后世本草不载也，若此者不胜举。愚每观至此等处，恒深为惋惜。故斯编于论药性处，皆祖述《本经》，而于后世本草不轻采取也。或有疑其未载明入何脏腑及何经络者，不知其所主何病，即知其药力能至何处？究之，服药后药随气血流行，无处不到，后世之详为分疏其脏腑经络者，似转贻学者以拘墟之弊也。

二、阐发医理之书，始于《黄帝内经》。其书系黄帝与其臣岐伯、伯高、鬼臾、雷公相问答之词，分为《素问》、《灵枢》。《素问》大旨以药治病，《灵枢》大旨以针灸治病。特其年远代湮，不无残缺。古时相传多以口授，尤易亡失，故晋·皇甫谧言其书不完全，宋·林亿疑其书有伪托。且仲景《伤寒论·序》谓，撰用《素问》九卷，今《素问》二十四卷，其中有伪托可知。然其醇粹之处，确乎贻之圣神，断非伪托者所能力。即如以针灸治病，此时为东西所共认，设非古圣开其始，后世能创造乎？即西人之细讲剖解者，能创造乎？是以读《内经》之法，但于其可信之处，精研有得，即能开无限法门；其不可信之处，或为后世伪托，付之不论可也。此孟子所谓书难尽信之义也。乃今之偏重西法者，不于《内经》可信之处费心研究，但于其不可信之处极力指摘。推其意见，直谓《内经》真本久失，所传于世者皆系伪托。有斯理乎？夫我四万万同胞，皆黄帝之子孙也，以祖宗嘉惠后人之典册，不知抱残守缺，倍加爱护，而转欲弁毛弃之，此真令人可发浩叹者也。故斯编于各门中，祖述《内经》之处甚多，而于后世医书之祖述《内经》者，若《难经》，若《伤寒》、《金匮》诸书，亦偶有所采取焉。

三、斯编所载之方，多系拙拟，间有用古人成方，亦恒有所加减，或于方中独有会心之处，亦偶载其方而详为疏解。又于各门方后，附录西人恒用之效方，及西药试之果有实效者。至论脏腑经络之处，恒兼取道家之说，以其授受有自来也。又间采西人之说，以其剖验有实考据也。

四、古人用药，多是煎一大剂，分三次服下，病愈不必尽剂，不愈者必一日服尽。此法今人不讲久矣。愚治伤寒、瘟疫与一切急证，必用此法。盖治此等证，势如救火，以水泼之，火势稍减，若不连番泼之，则火势复炽，而前功尽弃。若治他证，不必日服药三次，亦必朝夕各服药一次，煎渣再服可权作一次，使药力昼夜相继，见效自速也。

五、富贵之家服药，多不用次煎，不知次煎原不可废。慎柔和尚治阴虚劳热，专用次煎。取次煎味淡，善能养脾阴也。夫淡气归胃，《内经》曾言之。淡能养脾阴之义，原自淡气归胃悟出，而其所以然之故，人仍多不解。徐灵胎曰：《洪范》言五行之味，水曰润下，润下作咸；火曰炎上，炎上作苦；木曰曲直，曲直作酸；金曰从革，从革作辛。皆直言其物之本味。到于土，则变其文曰土爱稼穑，稼穑作甘。盖土本无味，借稼穑之味以为味。夫无味即是淡，故人脾胃属土，凡味之淡者，皆能入脾胃也。又按：治阴虚专责重于脾，人亦多不解。陈修园谓：脾为太阴，乃三阴之长。故治阴虚者，当以滋脾阴为主，脾阴足，自能灌溉诸脏腑也。

六、白虎汤中用粳米，古方生用，今人亦生用。至谓薏米、芡实、山药之类，犹粳米也。诸家本草多注炒用者，为丸散计耳。今人用之入汤剂，亦必炒熟，殊令人不解。惟专用以健脾胃，或可炒用，若用以止泻利，即不宜炒。盖生者汁浆稠黏，可以留恋肠胃，若炒熟煮之，则无汁浆矣。至于用以滋阴，用以淡渗，则不宜炒熟，尤彰彰明矣。

七、今之党参即古之人参，为其生于山西之上党山谷，故曰党参。而生于山西之五台山者尤佳，故又别之曰台党参。与今之辽东人参原非一种，而气温性和，实较辽人参为易用。且其价又甚廉，贫家亦可服用，诚济世之良药也。今辽东亦多有此药，不必皆生于山西。然必参皮作横纹，若胡莱菔之纹，而更密于胡莱菔之纹者，方为野山自生之参，用之以代人参甚有功效。若无横纹，系土人种植之物，不堪用也。又斯编方中所用人参，皆可用野党参代之，而不可用辽东秧参代之。辽东秧参俗名高丽参，其性燥热，不宜轻用，而用于伤寒、瘟疫诸方中，尤非所宜。又有潞党参，皮色微红，生于潞安紫团山，故又名紫团参。其补力亚于台党参，而性平不热，用于气虚有热者甚宜。

八、黄芪入汤剂，生用即是熟用，不必先以蜜炙。若丸散剂中宜熟用者，蜜炙可也。若用治疮疡，虽作丸散，亦不宜炙用。王洪绪《证治全生集》曾详言之。至于生用发汗、熟用止汗之说，尤为荒唐。盖因气分虚陷而出汗者，服之即可止汗，因阳强阴虚而出汗者，服之转大汗汪洋。若气虚不能逐邪外出者，与发表药同服，亦能出汗。是知其止汗与发汗不在生熟，亦视用之者何如耳。

九、石膏寒而能散，以治外感有实热者，直同金丹。《神农本经》谓其微寒，则性非大寒可知。且谓其能治产乳，则性甚纯良可知。世人多误认为大寒而煅用之，则辛散之性变为收敛点豆腐者必煅用，以其能收敛也，用于外感有实热者，至一两即能伤人，因外感之热宜散不宜敛也。乃重用煅石膏而偾事者，不知其误在煅，不在石膏，转谓煅用之而犹猛悍如此，则不煅者更可知矣。于是遂视用生石膏为畏途。即有放胆用者，亦不过七八钱而止。夫石膏之质甚重，七八钱不过一大撮耳。以微寒之药，欲用一大撮以挽回极重之寒温，又何能有大效。是以愚治外感有实热者，轻证亦必用至两许。若实热炽盛，又恒重用至三四两。将药煎汤数盅，分三四次温饮下，欲以免病家之疑，且欲其药力常在上焦，而寒凉不侵下焦致滑泻也。盖石膏生用，以治外感实热，断无伤人之理，且放胆用之，亦断无不能退热之理。特是坊间轧细之石膏，多系煅者，即方中明开生者，亦恒以煅者充之。因煅者其所素备，且又自觉慎重也。故凡用生石膏者，宜买其整块明亮者，自监视轧细方的。

或问：同一石膏也，何以生用之则能散，煅用之则性之散者骤变为敛乎？答曰：石药之性与草木之药不同，恒因煅与不煅而其性迥异。如丹砂无毒，煅之即有毒；煅石作石灰，其燥烈之性顿发，以水沃之，其热如火。石膏原硫、氧、氢、钙化合而成，煅之则硫、氧、氢皆飞去，所余之钙已变为石灰，黏涩异常。是以烧洋灰者，必多用石膏，洋灰岂可服乎。故凡煎石膏，其渣凝结于罐底者，即系煅石膏，其药即断不可服。

十、细辛有服不过钱之说，后世医者恒多非之，不知其说原不可废。凡味辛兼能麻口之药，若花椒、天雄、生半夏大抵皆有此弊，不但细辛也。盖能麻口者，即能麻肺，肺麻则其呼吸即停矣。尝因胃中受凉，嚼服花椒约三十粒，下咽后即觉气不上达，移时呼吸始复常。乃悟古人谏君恐有不测，故有搗椒自随者。由斯观之，用药可不慎哉？

十一、半夏为降逆止呕之主药，今坊间制以白矾。若用以降逆气止呕吐，恐服后病转增剧，因矾味能令人涌吐也。愚用半夏治此等证，必用微温之水，将半夏淘洗数次，务须将矾味淘净。然淘时须斟酌其矾有多少，即额外加半夏多少，约计其淘净晒干后，仍还足原定分量。到坊间之好清半夏，其矾较少，用时亦须淘之。若专用以利痰，则清半夏不淘亦可。

十二、龙骨、牡蛎，若专取其收涩，可以煅用；若用以滋阴、用以敛火，或取其收敛，兼取其开通者，二药皆敛而能开，皆不可煅；若用于丸散中，微煅亦可。今用者一概煅之，殊非所宜。

十三、山茱萸之核原不可入药，以其能令人小便不利也。而僻处药坊所卖山茱萸，往往核与肉参半，甚或核多于肉。即方中注明去净核，亦多不为去，误人甚矣。斯编重用山茱萸治险证之处甚多。凡用时，愚必自加检点，或说给病家检点，务要将核去净，而其分量还足，然后不至误事。又山萸肉之功用，长于救脱，而所以能固脱者，因其味之甚酸，然间有尝之微有酸味者，此等萸肉实不堪用。用以治险证者，必须尝其味极酸者，然后用之，方能立建奇效。

十四、肉桂气味俱厚，最忌久煎。而坊间又多捣为细末，数沸之后，药力即减，况煎至数十沸乎。至于石膏气味俱淡，且系石质，非捣细煎之，则药力不出，而坊间又多不为捣细。是以愚用石膏，必捣为细末然后煎之。若用肉桂，但去其粗皮，而以整块入煎。至药之类肉桂、类石膏者，可以肉桂、石膏为例矣。

十五、乳香、没药最宜生用，不可炒枯。若用于丸散中，先轧作粗渣，入锅内隔纸烘至半熔，候冷轧之，即成细末，此乳香、没药去油之法。

十六、威灵仙、柴胡诸药，原是用根。坊间恒杂以茎叶，医者不知甄别，即可误事。细辛之叶，其功用亦不如根，故李濒湖《本草纲目》亦谓用根。至樗白皮与桑白皮，亦皆用根上之皮，其真伪尤属难辨，用者必自采取方的。如樗根白皮，大能固涩下焦。而带皮樗枝煎汤，又能通大便。俗传便方，大便不通者，用带皮樗枝七节，每节长寸许，煎汤服之甚效。

其枝与根性之相异如此，用者可不慎哉！

十七、赭石为铁氧化合，性同铁锈，原不宜煅。徐灵胎谓：若煅之复用醋淬，即能伤肺。此书诸方中有赭石者，皆宜将生赭石轧细用之。

十八、药有非制过不可服者，若半夏、附子、杏仁诸有毒之药皆是也。虽古方中之附子亦偶生用，实系卤水腌透，未经炮熟之附子，亦非采取即用也。凡此等药，方中虽未注明如何炮制，坊间亦必为制至无毒。若其药本无毒，原可生用者，斯编方中若未注明制用，皆宜生用。有用斯编之方者，慎勿另加制法，致失药之本性也。

十九、古人服药，病在下者食前服，病在上者食后服，此定法也。后人有谓服药后，必待脾胃消化，而后力能四达。若病在上者食后服，则脾胃必先消化宿食，而后消化药物，是求速而反迟也。此说亦似近理，而不知非也。药力之行于周身，端借人身之气化以传递之，犹空气之传声也。使两间无空气，发声于何处，即止于何处。使人身无气化，脾胃虽能消化药物，亦不能传递于周身。盖人身之气化流行，原无脏腑界限，而药物下咽之后，即附之而行，其传递之神速，诚有顷刻可遍周身者。特是空气传声虽速，实渐远而声渐微；推之气化传药，亦渐远而力渐减。由是观之，病在下者食前服，病在上者食后服，俾药近病所，其直达之力必尤捷也。

二十、凡汤剂，药汁不可煎少，少则药汁仍多半含于渣中。而滋阴清火之药，尤必药汁多煎方效。故斯编凡用重剂之处，必煎汁数杯，分数次服下。又或误将药煎干，复添水重煎，则药尽失其本性，服之病必增剧，即宜弃之勿服。

二十一、煎时易沸之药，医者须预告病家。如知母若至五六钱，微火煎之亦沸，若至一两几不能煎。然此药最易煎透，先将他药煎十余沸，再加此药，敞开药罐盖，略煎数沸，其汤即成。至若山药、阿胶诸有汁浆之药，龙骨、牡蛎、石膏、滑石、赭石诸捣末之药，亦皆易沸。大凡煎药，其初滚最易沸，煎至将滚时，须预将药罐之盖敞开，以箸搅之。迨沸过初滚，其后仍沸，敞盖煎之无妨，若不沸者，始可盖而煎之。盖险急之证，安危止争此药一剂。设更诿之仆婢，将药煎沸出，复不敢明言，则误事多矣。故古之医者，药饵必经己手修制，即煎汤液，亦必亲自监视也。

二十二、书中所载诸方，其方中紧要之药，有未确知其性味能力者，宜详观四期《药物学讲义》[1]，所载本药后之注解。盖愚对于诸药，虽剧如巴豆、甘遂，亦必亲自尝试。是以凡所用之药，皆深知其性味能力，于诸家本草之外，恒另有发明也。

二十三、古方分量，折为今之分量，诸说莫衷一是。从来愚用古方，原不拘于分量，若间有用古分量时，则以陈修园之说为准说见五卷第一方后。

二十四、书中诸方，除古方数首之外，其余一百六十余方，皆系拙拟。此非矜奇立异，欲与古人争胜也，诚以医者以挽回人命，为孜孜当尽之天职，至遇难治之证，历试成方不效，不得不苦心经营，自拟治法。迨拟出用之有效，且屡次用之皆能随手奏效，则其方即不忍抛弃，而详为录存。是此一百六十余方，皆迫于孜孜挽回人命之热忱，而日积月累以成卷帙者也。

[1]《医学衷中参西录》第四期，又称为《药物学讲义》，出版于1924年。而"前三期合编"是在1929年重新整理出版的，所以出现"宜详观四期"之言。

目 录

第一卷

治阴虚劳热方

资 生 汤

治劳瘵羸弱已甚，饮食减少，喘促咳嗽，身热脉虚数者。亦治女子血枯不月。

生山药一两　　玄参五钱　　于术三钱　　生鸡内金捣碎，二钱

牛蒡子炒捣，三钱

热甚者，加生地黄五六钱。

《易》有之"至哉坤元，万物资生"，言土德能生万物也。人之脾胃属土，即一身之坤也，故亦能资生一身。脾胃健壮，多能消化饮食，则全身自然健壮，何曾见有多饮多食，而病劳瘵者哉。《内经》阴阳别论曰："二阳之病发心脾，有不得隐曲，在女子为不月，其传为风消，其传为息贲者，死不治。"夫病

至于风消、息贲，劳瘵之病成矣。而名为二阳之病者，以其先不过阳明胃腑不能多纳饮食也，而原其饮食减少之故。曰发于心脾，原其发于心脾之故。曰有不得隐曲者何居？盖心为神明之府，有时心有隐曲，思想不得自遂，则心神怫郁，心血亦遂不能濡润脾土，以成过思伤脾之病。脾伤不能助胃消食，变化精液，以溉五脏，在男子已隐受其病，而尚无显征；在女子则显然有不月之病。此乃即女以征男也。至于传为风消，传为息贲，无论男女病证至此，人人共见，劳瘵已成，挽回实难，故曰不治。然医者以活人为心，病证之危险，虽至极点，犹当于无可挽回之中，尽心设法以挽回之。而其挽回之法，仍当遵二阳之病发心脾之旨。戒病者淡泊寡欲，以养其心，而复善于补助其脾胃，使饮食渐渐加多，其身体自渐渐复原。如此汤用于术以健脾之阳，脾土健壮，自能助胃。山药以滋胃之阴，胃汁充足，自能纳食，胃化食赖有酸汁。特是脾为统血之脏，《内经》谓"血生脾"，盖谓脾系血液结成，故中多函血。西人亦谓脾中多回血管，详第二卷补络补管汤下，为血荟萃之所。此证因心思怫郁，心血不能调畅，脾中血管遂多闭塞，或如烂炙，或成丝膜，此脾病之由。而脾与胃相助为理，一气贯通，脏病不能助腑，亦即胃不能纳食之由也。鸡内金为鸡之脾胃，中有瓷、石、铜、铁，皆能消化，其善化有形郁积可知。且其性甚和平，兼有以脾胃补脾胃之妙，故能助健补脾胃之药，特立奇功，迥非他药所能及也。方中以此三味为不可挪移之品。玄参《本经》谓其微寒，善治女子产乳余疾，且其味甘胜于苦，不至寒凉伤脾胃可知，故用之以去上焦之浮热，即以退周身之烧热；且其色黑多液，《本经》又谓能补肾气，故以治劳瘵之阴虚者尤宜也。牛蒡子体滑气香，能润肺又能利肺，与山药、玄参并用，大能止嗽定喘，以成安肺之功，故加之以为佐使也。

地黄生用，其凉血退热之功，诚优于玄参。西人谓其中函铁质，人之血中，又实有铁锈。地黄之善退热者，不但以其能凉血滋阴，实有以铁补铁之妙，使血液充足，而蒸热自退也。又劳瘵之热，大抵因真阴亏损，相火不能潜藏。夫相火生于水脏之命门穴，为阴中之火。方书谓之龙雷之火，犹两间之电气也。电之性喜缘铁传递，为地黄函有铁质，故又善引相火下行，安其故宅。《本经》列之上品，洵良药也。然必烧热过甚而始加之者，以此方原以健补脾胃为主，地黄虽系生用，经水火煎熬，其汁浆仍然黏泥，恐于脾胃有不宜也。至热甚者，其脾胃必不思饮食，用地黄退其热，则饮食可进，而转有辅助脾胃之效。

生山药，即坊间所鬻之干山药，而未经火炒者也。然此药坊间必炒熟，然后鬻之，以俗习所尚使然也。而此方若用炒熟山药，则分毫无效。理详后一味薯蓣饮下。

于术色黄气香，乃浙江于潜所产之白术也。色黄则属土，气香则醒脾，其健补脾胃之功，迥异于寻常白术。今坊间鬻者，均名于术，而价值悬殊，其价之廉者，未必出于于潜。而但观其色黄气香，即其价值甚廉，用之亦有殊效，此以色味为重，不以地道为重也。且价廉则贫者可服，利剂之功益普也。

西人谓胃之所以能化食者，全赖中有酸汁。腹饥思食时，酸汁自然从胃生出。若忧思过度，或恼怒过度，则酸汁之生必少，或分毫全无，胃中积食，即不能消化。此论与《内经》"二阳之病发心脾"，过思则伤脾之旨暗合。

或问曰：《内经》谓脾主思，西人又谓思想发于脑部，子则谓思发于心者何也？答曰，《内经》所谓脾主思者，非谓脾自能思也。盖脾属土，土主安静，人安静而后能深思，此《大学》所谓"安而后能虑"也。至西人谓思发于脑部，《内经》早寓其理，《脉要精微论》曰："头者精明之府。"夫头之中心点在脑，头为精明之府，即脑为精明之府矣。既曰精明，岂有不能思之理。然亦非脑之自能思也。试观古文"思"字作"恖"，囟者脑也，心者心也，是知思也者，原心脑相辅而成，又须助以脾土镇静之力也。

或问曰：子解二阳之病发心脾一节，与王氏《内经》之注不同，岂王氏之注解谬欤？答曰：愚实不敢云然。然由拙解以绎经文，自觉经文别有意味，且有实用也。夫二阳之病发心脾，与下三阳为病发寒热，一阳发病少气、善咳、善泄，句法不同，即讲法可以变通。盖二阳之病发心脾，谓其病自心脾而来也。三阳为病发寒热，是形容三阳之病状也，故将之病"之"字易作"为"字。至一阳发病数句，其句法又与三阳为病句不同，而其理则同也。

或又问：三阳、一阳病，皆形容其发病之状，二阳病独推究其发病之原因者何居？答曰：三阳、一阳，若不先言其病发之状，人即不知何者为三阳、一阳病。至二阳胃腑，原主饮食，人人皆知。至胃腑有病，即不能饮食，此又人人皆知。然其所以不能饮食之故，人多不能知也。故发端不言其病状，而先发明其得病之由来也。

或又问：胃也大肠皆为二阳，经文既浑曰二阳，何以知其所指者专在于胃？答曰：胃为足阳阴，大肠为手阳明，人之足经长、手经短，足经原可以统手经，论六经者原当以足经为主。故凡《内经》但曰某经，而不别其为手与足者，皆指足经而言，或言足经而手经亦统其中。若但言手经，则必别之曰手某经矣。经文俱在，可取而细阅也。

民国二年，客居大名。治一室女，劳瘵年余，月信不见，羸弱不起。询方于愚，为拟此汤。连服数剂，饮食增多，身犹发热，加生地黄五钱，五六剂后，热退渐能起床，而腿疼不能行动。又加丹参、当归各二钱，服至十剂腿愈，月信亦见。又言有白带甚剧，向忘言及。遂去丹参加生牡蛎六钱，又将于术加倍，连服十剂带证亦愈。遂将此方邮寄家中，月余门人高如璧来函云："邻村赵芝林病劳瘵数年不愈，经医不知凡几，服药皆无效。今春骤然咳嗽，喘促异常，饮食减少，脉甚虚数，投以资生汤十剂痊愈。"审斯则知此方治劳瘵，无论男女，服之皆有捷效也。

女子月信，若日久不见，其血海必有坚结之血。治此等证者，但知用破血通血之药，往往病犹未去，而人已先受其伤，鸡内金性甚和平，而善消有形郁积，服之既久，瘀血之坚结者，自然融化。矧此方与健脾滋阴之药同用，新血活泼滋长，生新自能化瘀也。

十全育真汤

治虚劳，脉弦数细微，肌肤甲错，形体羸瘦，饮食不壮筋力，或自汗，或咳逆，或喘促，或寒热不时，或多梦纷纭，精气不固。

野台参四钱　　　生黄芪四钱　　　生山药四钱　　　　知　母四钱

玄　参四钱　　　生龙骨捣细，四钱　　生牡蛎捣细，四钱　　丹　参二钱

三　棱钱半　　　莪　术钱半

气分虚甚者，去三棱、莪术，加生鸡内金三钱；喘者倍山药，加牛蒡子三钱；汗多者以白术易黄芪，倍龙骨、牡蛎，加山萸肉、生白芍各六钱。若其汗过多，服药仍不止者，可但用龙骨、牡蛎、萸肉各一两煎服，不过两剂其汗即止。汗止后再服原方。若先冷后热而汗出者，其脉或更兼微弱不起，多系胸中大气下陷，细阅拙拟升陷汤在第四卷后跋语，自知治法。仲景治劳瘵，有大黄䗪虫丸，有百劳丸，皆多用破血之药。诚以人身经络，皆有血融贯其间，内通脏腑，外溉周身，血一停滞，气化即不能健运，劳瘵恒因之而成。是故劳瘵者肌肤甲错，血不华色，即日食珍馐、服参苓，而分毫不能长肌肉壮筋力。或转消瘦支离，日甚一日，诚经血瘀经络阻塞其气化也。玉田王清任著《医林改错》一书，立活血逐瘀诸汤，按上中下部位，分消瘀血，统治百病，谓瘀血去而诸病自愈。其立言不无偏处，然其大旨则确有主见，是以用其方者，亦多效验。今愚因治劳瘵，故拟十全育真汤，于补药剂中，加三棱、莪术以通活气血，窃师仲景之大黄䗪虫丸、百劳丸之意也。且仲景于《金匮》列虚劳一门，特以血痹虚劳四字标为提纲。益知虚劳者必血痹。而血痹之甚，又未有不虚劳者。并知治虚劳必先治血痹，治血痹亦即所以治虚劳也。

或问：治劳瘵兼用破血之药，诚为确当之论，但破血用三棱、莪术，将毋

其力过猛乎？答曰：仲景之大黄䗪虫丸，与百劳丸所用破血之药，若大黄、干漆、水蛭，皆猛于三棱、莪术，而方中不用三棱、莪术者，诚以三棱、莪术《本经》不载。至梁陶弘景著《名医别录》于《本经》外增药品三百六十五味，皆南北朝以前，名医所用之药，亦未载三棱、莪术。是当仲景时犹无三棱、莪术，即有之，亦未经试验可知。而愚于破血药中，独喜用三棱、莪术者，诚以其既善破血，尤善调气，三棱、莪术详解在第八卷理冲汤下。补药剂中以为佐使，将有瘀者瘀可徐消，即无瘀者亦可借其流通之力，以行补药之滞，而补药之力愈大也。况后天资生纳谷为宝，无论何病，凡服药后饮食渐增者易治，饮食渐减者难治。三棱、莪术与参、术、芪诸药并用，大能开胃进食，又愚所屡试屡效者也。

或问：劳字从火，诚以劳瘵以证，阴虚发热者居其强半。故钱仲阳之减味地黄丸，张景岳之左归饮，皆为对证良方，以其皆以熟地黄为君，大能滋真阴退虚热也，子方中何以独不用也？答曰：若论用熟地，我固过来人也。忆初读方书时，曾阅赵氏《医贯》、张氏《八阵》、冯氏《锦囊》诸书，遂确信其说。临证最喜用熟地，曾以八味地黄丸作汤，加苏子、白芍，治吸不归根之喘逆；加陈皮、白芍，治下虚上盛之痰涎；加苏子、厚朴，治肾不摄气，以致冲气上逆之胀满，时病人服之觉有推荡之力，后制参赭镇气汤治此证更效，方在第二卷。又尝减茯苓、泽泻三分之二，治女子消渴小便频数，《金匮》谓治男子消渴以治子亦效，案详第二卷玉女汤液下。又尝去附子，加知母、白芍，治阴虚不能化阳，致小便不利积成水肿。又尝用六味地黄丸作汤，加川芎、知母，以治如破之头疼；加胆草、青黛，以治非常之眩晕；加五味、枸杞、柏子仁，以敛散大之瞳子，且信其煎汁数碗，浩荡饮之之说。用熟地四两、茯苓一两，以止下焦不固之滑泻。用熟地四两、白芍一两，以通阴虚不利之小便。又尝于一日之中用熟地斤许，治外感大病之后，忽然喘逆，脉散乱欲脱之险证，此证当用后来复汤，彼时其方未拟出，惟知用熟地亦幸成功，是知冯楚瞻谓熟地能大补肾中元气诚有所试也，且不独治内伤也。又尝用熟地、阿胶大滋真阴之类，治温病脉阳浮而阴不应，不能作汗，一日连服二剂，济阴以应其阳，使之自汗，详案在第五卷寒解汤下；并一切伤寒外感，因下元虚惫而邪深陷者，莫不重用熟地，补其下元，即以托邪外出。惟用以治阴虚劳热之证，轻者可效，若脉数至七八至，鲜有效者。彼时犹不知改图，且以为地黄丸，即《金匮》之肾气丸，自古推为良方，此而不效，则他方更无论矣，不知肾气丸原用干地黄，即药坊间之生地也，其桂用桂枝，即《神农本经》之牡桂也，与今之地黄丸迥不侔矣。其方《金匮》凡五见，一治"脚气上入少腹不仁"；一治"虚劳腰痛，少腹急拘，小便不利"；一治"短气有微饮，当从小便去之"；一治"男子消渴，小便反多，饮一斗，小便一斗"；一治"妇人转胞，胞系了戾，不得溺"。统观五条，原治少腹膀胱之疾居多，非正治劳瘵之药，况后世之修制，又失其本然乎。后治一妇人，年近五旬，身热劳嗽，脉数几至八至。先用六味地黄丸加减作汤服不效，继用左归饮加减亦不效。愚忽有会悟，改用生黄芪六钱、知母八钱为方，数剂见轻，又加丹参、当归各三钱，连服十剂痊愈。以后凡遇阴虚有热之证，其稍有根柢可挽回者，于方中重用黄芪、知母，莫不随手奏效。始知叔和脉法谓数至七八至为不治之脉者，非确论也。盖人禀天地之气以生，人身之气化即天地之气化，天地将雨之时，必阳气温暖上升，而后阴云会合大雨随之。黄芪温升补气，乃将雨时上升之阳气也；知母寒润滋阴，乃将雨时四合之阴云也。二药并用，大具阳升阴应云行雨施之妙。膏泽优渥烦热自退，此不治之治也，此理参观第二卷玉液汤后跋语益明。况劳瘵者多损肾，黄芪能大补肺气，以益肾水之源，使气旺自能生水，而知母又大能滋肺中津液，俾阴阳不至偏胜，即肺脏调和，而生水之功益普也。黄芪、知母虽可并用以退虚热，然遇阴虚热甚者，又必须加生地黄八钱或至一两，方能服之有效。

　　或又问：肾气丸虽非专治虚劳之药，而《金匮》虚劳门，明载其治虚劳腰疼，似虚者皆可服之，子独谓无甚效验，岂古方不可遵欤？答曰：肾气丸若果按古方修制，地黄用干地黄，桂用桂枝，且止为丸剂，而不作汤剂，用之得当，诚有效验。盖生地能逐血痹《神农本经》，而熟地无斯效也。桂枝能调营卫，而肉桂无斯效也。血痹逐，则瘀血自消，营卫调，则气血自理。至于山萸肉之酸温，亦能逐痹《本经》山茱萸逐寒湿痹。牡丹皮之辛凉，亦能破血。附子之大辛大温，又能温通血脉，与地黄之寒凉相济，以共成逐血痹之功。是肾气丸为补肾之药，实兼为开瘀血之药，故列于《金匮》虚劳门，而为要方也。其止为丸剂，而不作汤剂者，诚以地黄经水火煎熬，则汁浆稠黏性近熟地，其逐血痹之力必减，是以《神农本经》，谓地黄生者尤良也。后贤徐灵胎曾治一人，上盛下虚，胸次痰火壅滞，喘不能卧，将人参切作小块，用清火理痰之药煎汤送服而愈。后其病复发，病家自用原方，并人参亦煎服，病益甚。灵胎仍教以依从前服法，其病仍愈。夫同一人参也，生切块送服则效，煎汤则不惟不效，转至增剧，触类引申，可以悟古人制肾气丸之精义矣。

或又问：肾气丸既按古方修制可以有效，而《金匮》虚劳门，肾气丸与大黄䗪虫丸之外又有七方，皆可随证采择，则子之十全育真汤，似亦可以不拟欤？答曰：《金匮》虚劳门诸方，虽皆有效，而一方专治虚劳门一证。若拙拟十全育真汤，实兼治虚劳门诸证。如方中用黄芪以补气，而即用人参以培元气之根本。用知母以滋阴，而即用山药、元参以壮真阴之渊源。用三棱、莪术以消瘀血，而即用丹参以化瘀血之渣滓。至龙骨、牡蛎，若取其收涩之性，能助黄芪以固元气；若取其凉润之性，能助知母以滋真阴；若取其开通之性，《本经》龙骨主癥瘕，后世本草亦谓牡蛎消血。又能助三棱、莪术以消融瘀滞也。至于疗肺虚之咳逆，肾虚之喘促，山药最良。治多梦之纷纭，虚汗之淋漓，龙骨、牡蛎尤胜。此方中意也，以寻常药饵十味，汇集成方，而能补助人身之真阴阳、真气血、真精神，故曰十全育真也。

劳瘵者多兼瘀血，其证原有两种：有因劳瘵而瘀血者，其人或调养失宜，或纵欲过度，气血亏损，流通于周身者必然迟缓，血即因之而瘀，其瘀多在经络；有因瘀血而成劳瘵者，其人或有跌伤碰伤，或力小任重，或素有吐衄证，服药失宜，以致先有瘀血，日久浸成劳瘵，其瘀血多在脏腑。此二者服十全育真汤皆可愈。而瘀血在脏腑者，尤须多用破血之药。又瘀在经络者，亦可用前方资生汤加当归、丹参。瘀在脏腑之剧者，又宜用拙拟理冲汤，或理冲丸，方在第八卷。此数方可参变汇通，随时制宜也。

世俗医者，遇脉数之证，大抵责之阴虚血涸。不知元气虚极莫支者，其脉可至极数。设有人或力作，或奔驰，至气力不能支持之时，其脉必数。乃以力倦之不能支持，以仿气虚之不能支持，其事不同而其理同也。愚临证细心体验，凡治虚劳之证，固不敢纯用补药。然理气药多于补气药，则脉即加数；补气药多于理气药，则脉即渐缓。是知脉之数与不数，固视乎血分之盈亏，实尤兼视乎气分之强弱。故此十全育真汤中，台参、黄芪各四钱，而三棱、莪术各钱半，补气之药原数倍于理气之药。若遇气分虚甚者，犹必以鸡内金易三棱、莪术也。

药性之补、破、寒、热，虽有一定，亦视乎服药者之资禀为转移。尝权衡黄芪之补力，与三棱、莪术之破力，等分用之原无轩轾。尝用三棱、莪术各三钱，治脏腑间一切癥瘕积聚，恐其伤气，而以黄芪六钱佐之，服至数十剂，病去而气分不伤，且有愈服而愈觉强壮者。若遇气分甚虚者，才服数剂，即觉气难支持，必须加黄芪，或减三棱、莪术，方可久服。盖虚极之人，补药难为功，而破药易见过也。若其人气壮而更兼郁者，又必须多用三棱、莪术，或少用黄芪，而后服之不至满闷。又尝权衡黄芪之热力，与知母之寒力，亦无轩轾。等分用之可久服无寒热也。此论汤剂，作丸剂则知母寒力胜于黄芪热力。而素畏热者，服之必至增热，素畏寒者，服之又转增寒，其寒热之力无定，亦犹补破之力无定也。故临证调方者，务须细心斟酌，随时体验，息息与病机相符，而后百用不至一失也。古人云"良工心苦，志在活人"者，尚无愧斯言也。

西法曰：小肠外皮光滑，内皮摺叠，其纹以显微镜窥之，纹上有尖甚密，即吸管之口端。吸管者，吸噏食物之精液管也，百派千支，散布肠后夹膜之间，与膜同色，细微难见。食后少顷，内有精液，始见如白丝然。夹膜有小核甚多，即吸管回旋叠积所成者。一切吸管附近脊处乃合为一，名曰精液总管。在腰骨第二节，附脊骨而上，至颈骨第七节，即屈转而下，左入颈下回血会管，会者两管相会合处，直达于心。食物由胃至小肠头，即与胆汁、甜肉汁会合。

渐落渐榨，榨出精液，色白如乳，众管吸之，初甚稀淡，渐入渐浓，远至会管，即混为血。小肠细管病，液核凝大，其人多食犹瘠。

按：小肠吸管，实为血脉化生之门径，设有不通，人即病瘠。则治劳瘵者，宜兼用破血之药，以化其液核之凝大，更可知矣。

又按：胆汁、甜肉汁，与小肠会合之理，西法言之甚详。其说谓胆乃肝液之囊，存其汁以待用者也。胆汁色绿味极苦，系连右肝内旁之下，其汁乃下部回血回血说在第二卷补络补管汤下至肝所化。其功用能助小肠以化胃中不化之物。盖胃中之液，能化蛋白质为滋养素，然不能化淀粉及脂肪。迨至传入小肠，小肠饱满，肠头上逼胆囊，使其汁渗入小肠，能助小肠榨化一切食物，为乳糜白汁，以资养血脉。若无胆汁，或汁不足用，则小肠之物，精粗不分，粪色白结而不黄矣。如胆汁过多，则呕吐苦涎，泄泻色青是也。胆管闭塞，胆汁渗入血分，即有疸病俗名黄病，溺色黄赤。胆汁之用，实以得中为贵。甜肉者即"甜肉经"，长约五寸，横贴幽门胃之下口，形如犬舌，头大向右，尾尖向左，中有一汁液管，斜入小肠上口之旁，与胆管入小肠处同路。所生汁如口津水，能参赞胆汁，同助小肠以榨化食物。

按：西人所谓甜肉经，唐容川谓当系胰子。盖胰子善于涤油，即善消油，故能助小肠以化脂肪。至化淀粉，当全赖胆汁，盖淀粉属土，胆汁属木，木能疏土，物理之自然也。

醴 泉 饮

治虚劳发热，或喘或嗽，脉数而弱。

生山药一两　　　大生地五钱　　　人　参四钱　　玄　参四钱

生赭石轧细，四钱　　牛蒡子炒，捣，三钱　　天　冬四钱　　甘　草二钱

劳热之证，大抵责之阴虚。有肺阴虚者，其人因肺中虚热薰[1]蒸，时时痒而作嗽，甚或肺中有所损伤，略一动作，辄发喘促，宜滋补肺阴，兼清火理痰之品。有肾阴虚者，其人因肾虚不能纳气，时时咳逆上气，甚或喘促，宜填补下焦真阴，兼用收降之品。若其脉甚数者，陈修园谓，宜滋养脾阴。盖以脾脉原主和缓，脉数者必是脾阴受伤，宜于滋阴药中，用甘草以引之归脾，更兼用味淡之药，如薏米、石斛之类。特是人身之阴，所盖甚广，凡周身之湿处皆是也。故阴虚之甚者，其周身血脉津液，皆就枯涸。必用汁浆最多之药，滋脏腑之阴，即以溉周身之液，若方中之山药、地黄是也。然脉之数者，固系阴虚，亦系气分虚弱，有不能支持之象，犹人之任重而体颤也。故用人参以补助气分，与玄参、天冬之凉润者并用，又能补助阴分。且虑其升补之性，与咳嗽上逆者不宜，故又佐以赭石之压力最胜者，可使人参补益之力下行直至涌泉，而上焦之逆气浮火，皆随之顺流而下；更可使下焦真元之气，得人参之峻补而顿旺，自能吸引上焦之逆气浮火下行也。至于牛蒡子与山药并用最善止嗽，甘草与天冬并用最善润肺，此又屡试屡效者也。

初制此方时，原无赭石，有丹参三钱，以运化人参之补力。后治一年少妇人，信水数月不行，时作寒热，干嗽连连，且兼喘逆，胸膈满闷，不思饮食，脉数几至七至。治以有丹参原方不效，遂以赭石易丹参，一剂咳与喘皆愈强半，胸次开通，即能饮食，又服数剂脉亦和缓，共服二十剂，诸病皆愈。以后凡治妇女月闭血枯，浸至虚劳，或兼咳嗽满闷者，皆先投以此汤，俾其饮食加多，身体强壮，经水自通。间有瘀血暗阻经道，或显有癥瘕可据者，继服拙拟理冲汤，或理冲丸皆在第八卷以消融之，则妇女无难治之病矣。若其人胸中素觉短气，或大便易滑泻者，又当预防其大气下陷。大气下陷详第四卷升陷汤。用醴泉

_____

[1]　薰，应作"熏"，本书一律保留原貌未改。

饮时，宜减赭石、牛蒡子，并一切苏子、蒌仁、紫菀、杏仁，治咳喘套药皆不宜用。

按：短气与喘原迥异。短气者难于呼气不上达也；喘者难于吸气不下降也。而不善述病情者，往往谓喘为"上不来气"，是以愚生平临证，凡遇自言上不来气者，必细细询问，确知其果系呼气难与吸气难，而后敢为施治也。

又按：方书名咳喘曰"咳逆"，喘曰"喘逆"，因二证多由逆气上干也。而愚临证实验以来，知因大气下陷而咳喘者，亦复不少。盖肺悬胸中，必赖大气以包举之，而后有所附丽；大气以鼓舞之，而后安然呼吸。大气一陷，则包举之力微，肺即无所附丽，而咳嗽易生。鼓舞之机滞，肺必努力呼吸，而喘促易作。曾治一少年，泄泻半载方愈。后因劳力过度，觉喉中之气不舒，五六呼吸之间，必咳嗽一两声，而其声始舒，且觉四肢无力，饮食懒进。诊其脉微弱异常，知其胸中大气下陷，投以拙拟升陷汤，数剂而愈。又曾治一人，年近五旬，素有喘疾。因努力任重，旧证复发。延医服药罔效。后愚诊视其脉，数近六至，而兼有沉濡之象。愚疑其阴虚不能纳气，因其脉兼沉濡，不敢用降气之药。遂用熟地、生山药、枸杞、玄参大滋真阴之药，大剂煎汤，送下人参小块二钱，连服三剂脉即不数，仍然沉濡，喘虽见轻，仍不能愈。因思此证得之努力任重，胸中大气因努力而陷，所以脉现沉濡，且其背恶寒而兼发紧，此亦大气下陷之征也。亦治以升陷汤，方中升麻、柴胡、桔梗皆不敢用，以桂枝尖三钱代之。因其素有不纳气之证，桂枝能升大气，又能纳气归肾也。理详第二卷参赭镇气汤下。又外加滋阴之药，数剂痊愈。详案在第四卷升陷汤下。按：此二证之病因，与醴泉饮所主之病迥异，而其咳喘则同。必详观升陷汤后跋语，及所载诸案，始明治此二证之理。而附载于此者，恐临证者审证不确，误以醴泉饮治之也。

沈阳商家子娄顺田，年二十二，虚劳咳嗽，甚形羸弱，脉数八至，按之即无。细询之，自言曾眠热炕之上，晨起觉心中发热，从此食后即吐出，夜间咳嗽甚剧，不能安寝。因二十余日寝食俱废，遂觉精神恍惚，不能支持。愚闻之，知脉象虽危，仍系新证，若久病至此，诚难挽回矣。遂投以醴泉饮，为其呕吐，将赭石改用一两重用赭石之理详第二卷参赭镇气汤下，一剂吐即止，可以进食，嗽亦见愈。从前五六日未大便，至此大便亦通下。如此加减服之，三日后脉数亦见愈。然犹六至余，心中犹觉发热，遂将玄参、生地皆改用六钱，又每日于午时，用白蔗糖冲水，送服西药阿斯必林药性详后参麦汤下七厘许。数日诸病皆愈，脉亦复常。

沈阳苏惠堂，年三十许，劳嗽二年不愈，动则作喘，饮食减少。更医十余人，服药数百剂，分毫无效，羸弱转甚。其姊丈李生，在京师见《衷中参西录》再版，大加赏异，急邮函俾其来院诊治。其脉数六至，虽细弱仍有根柢，知其可治。自言上焦恒觉发热，大便三四日一行，时或干燥。遂投以醴泉饮，为其便迟而燥，赭石改用六钱，又加鸡内金二钱捣细，恐其病久脏腑经络多瘀滞也。数剂后饭量加增，心中仍有热时，大便已不燥，间日一行。遂去赭石二钱，加知母二钱，俾于晚间服汤药后，用白蔗糖水，送服阿斯必林四分瓦之一瓦之分量详于例言，得微汗。后令于日间服之，不使出汗，数日不觉发热，脉亦复常，惟咳嗽未能痊愈。又用西药几阿苏六分，薄荷冰四分，和以绿豆粉为丸，梧桐子大，每服三丸，日两次，汤药仍照方服之，五六日后咳嗽亦愈，身体从此康健。

按：几阿苏，亦名结列阿曹笃。乃干馏山毛榉树脂和那笃伦卤液而振荡之，取其所得之依的儿，及依的儿那笃留谟之化合物。以硫酸分解之，再以馏精制之，得中性透明微黄色油状之液，有窜透特异之烟臭，仿佛那布答林，俗名洋潮脑。其功用近于石炭酸，而其抑制发酵防腐败之力，远胜石炭酸。能消除一切毒菌，凝固蛋白质及血液，故善治肺结核详后参麦汤下及肠胃炎，补内外血管破裂，妊妇呕吐，小儿吐泻。用其液浸棉晒干塞牙孔，止牙疼如神。惟性过干燥，且又臭味难服，佐以薄荷冰之辛凉芳香，则性味和平，以治肺炎肺结核，其效尤速，故以治久嗽能愈也。

几阿苏之用量，初服宜百分瓦之一。久服之可以渐渐加多，以加至一次服百分瓦之五为极量。在西药中甚属猛烈之品，慎勿多服。

一味薯蓣饮

治劳瘵发热，或喘或嗽，或自汗，或心中怔忡，或因小便不利，致大便滑泻，及一切阴分亏损之证。

生怀山药四两，切片

上一味煮汁两大碗，以之当茶，徐徐温饮之。

山药之性，能滋阴又能利湿，能滑润又能收涩。是以能补肺补肾兼补脾胃。且其含蛋白质最多，在滋补药中诚为无上之品，特性甚和平，宜多服常服耳。

陈修园谓山药为寻常服食之物，不能治大病，非也。若果不治大病，何以《金匮》治劳瘵有薯蓣丸。尝治一室女，温病痰喘，投以小青龙加石膏汤，又遵《伤寒论》加减法，去麻黄加杏仁，喘遂定。时已近暮，一夜安稳。至黎明喘大作，脉散乱如水上浮麻，不分至数，此将脱之候也。取药不及，适有生山药两许，急煮汁饮之，喘稍定，脉稍定，可容取药，方中仍重用山药而愈，详案在第六卷仙露汤下。

一室女，月信年余未见，已成劳瘵，卧床不起。治以拙拟资生汤，复俾日用生山药四两，煮汁当茶饮之，一月之后，体渐复初，月信亦通。见者以此证可愈，讶为异事。

一妇人，产后十余日，大喘大汗，身热劳嗽。医者用黄芪、熟地、白芍等药，汗出愈多，后愚诊视，脉甚虚弱，数至七至，审证论脉，似在不治。俾其急用生山药六两，煮汁徐徐饮之，饮完添水重煮，一昼夜所饮之水，皆取于山药中。翌日又换山药六两，仍如此煮饮之。三日后诸病皆愈。

一人，年四十余，得温病十余日，外感之火已消十之八九。大便忽然滑下，喘息迫促，且有烦渴之意。其脉甚虚，两尺微按即无。亦急用生山药六两，煎汁两大碗，徐徐温饮下，以之当茶，饮完煎渣再饮，两日共用山药十八两，喘与烦渴皆愈，大便亦不滑泻。

西人谓食物中之蛋白质最能益人。山药之汁晶莹透彻，黏而且滑，纯是蛋白之质，故人服之大有补益。然必生煮服之，其蛋白之质始全；若炒焦而后入煎剂，其蛋白之质已涸，虽服亦何益哉。

参 麦 汤

治阴分亏损已久，浸至肺虚有痰，咳嗽劳喘，或兼肺有结核者。

| 人 参三钱 | 干麦冬带心，四钱 | 生山药六钱 | 清半夏二钱 |
| 牛蒡子炒，捣，三钱 | 苏 子炒，捣，二钱 | 生杭芍三钱 | 甘 草钱半 |

人参为补肺之主药，而有肺热还伤肺之虞，有麦冬以佐之，则转能退热。麦冬为润肺之要品，而有咳嗽忌用之说，有半夏以佐之，则转能止嗽。至于山药，其收涩也能助人参以补气，其黏润也能助麦冬以滋液。虽多服久服，或有壅滞，而牛蒡子之滑利，实又可以相济。且牛蒡子能降肺气之逆，半夏能降胃气、冲气之逆，苏子与人参同用，又能降逆气之因虚而逆。平其逆气，则喘与嗽不治自愈矣。用白芍者，因肝为肺之对宫，肺金虚损，不能清肃下行以镇肝木，则肝火恒恣横而上逆，故加芍药以敛戢其火。且芍药与甘草同用，甘苦化合味近人参，即功近人参，而又为补肺之品也。

按：古方多以麦冬治肺虚咳嗽，独徐灵胎谓嗽者断不宜用。盖以其汁浆胶黏太甚，肺中稍有客邪，即可留滞不散，惟济以半夏之辛燥开通，则不惟治嗽甚效，即治喘亦甚效。故仲景治伤寒解后，虚羸少气，气逆欲吐，有竹叶石膏汤，麦冬与半夏同用；治火逆上气，有麦门冬汤，以麦冬为君，亦佐以半夏也。又肺虚劳嗽者，医者多忌用半夏，是未知半夏之性者也。徐灵胎曰："肺属金，喜敛而不喜散。"盖敛则肺叶垂而气顺，散则肺叶张而气逆。半夏之辛，与姜、桂之辛迥别，入喉则闭不能言，涂金疮则血不复出，辛中滞涩，故能疏又能敛也。又辛之敛与酸之敛不同，酸则一主于敛，辛则敛中有发散之意，尤与肺投合也。

又喻嘉言赞麦门冬汤中用半夏曰："于大建中气，大生津液药中，增入半夏之辛温一味，以利咽下气，此非半夏之功，实善用半夏之功也。"

西人谓劳证因肺体生坚粒如沙，名都比迦力。或在左肺、或在右肺、或左右俱有，右多过左，上多过下，先生多小粒，在肺本体内，渐合为一大粒。久而溃烂成穴，穴有大小，有肺体全坏者。此证各国俱有，冷地尤多。病原或因父母延累性质，易患此证；或因身虚居处湿地，衣服单薄冷风吹袭；或天时寒热骤变；或热地人迁居冷地；或食物不足；或屋内臭浊不通风气；或辛苦劳倦；或房事过度；或饮酒过度，在女子或漏经带下；或哺婴儿太久。男女患此证者，每在十五岁以上，三十岁以下。病状先干嗽，或有血呛出，渐至气短促，行动呼吸更促，困倦无精神，手足疲软羸瘦，颈变细长，胸膈变窄，略有勤苦则汗出泄泻，食物不化，夜卧不安，脉微细而数，心跳多痰。或咳血胸膈时疼，声音不清，久则哑，手指末节生大甲弯曲。以听病筒听试，觉有声从溃穴泄出。夜晚颜色鲜红，早起多冷汗。舌苔先白后红，或吐痰稠黏与脓相杂。又有总气管出声之处溃烂，不能出声者；有累大小肠烂，色白过常度者；有因此肝血不得入肺，肝体大过常度者。且都比迦力不但肺有之也，如小儿疳积，肚腹大四肢瘦，是因大小肠皮膜生都比迦力，饮食之津不能吸入液管所致，食虽多不长肌肉。法令其改变习气，勿居湿地，勿过劳辛，勿太烦怒，勿提举重物，勿贪色欲，勿饮酒过度；宜散步间适游玩怡情，迁徙他处，变易水土，所居之室开户牖以通外气，着绵当亦名背心，即无袖之短衣也令胸背常暖，频用两臂前后开合，令胸肺舒张呼吸大通；更用酸醋水洗颈前胸膈各处，布巾擦之令热。内服之药，大概以出痰、止血、敛汗、止泻、安身为主。咳嗽用乙毕格散，鸦片酒最宜。或先用呕药以去其痰。汗多宜敛铅散三四厘，白矾四五厘，能收敛止汗。泄泻者用胆矾二厘，鸦片二三厘，配水一两，日服二三钱，肺疼者贴斑蝥膏药。

按：西人所谓，劳证因肺生都比迦力，致有种种羸弱冷热痰嗽诸证，劳瘵病中皆有其病状。而用西人所言之治法治之，则愈者恒鲜也。

迨西历一千八百九十九年，西人遏尔倍儿富儿德氏制阿斯必林药出，治此证较前似有把握。其法用阿斯必林，一日之间少则一瓦，多不过三瓦，皆分为三次服下，以退此证之发热，且同时投以止汗之药，以防其出汗过多。盖此证最要之点，在于发热，热愈甚则气血愈亏，实能促病机之进行。阿斯必林最善解热，且无不良之副作用，惟其性善发汗，而过汗非体虚者所宜，故以同时服止汗之品，以防其过汗也。

东人衍西人之说，名其病曰肺结核，其治法不出西人范围。至丁仲祜推广其说，谓此证自始至终之经过，未有不发热者。因感染结核菌后，有一种物质，生交换产物与崩坏产物，吸收时影响于体温者皆甚大，热即由是而生。又因酿脓菌及各种细菌连锁球菌，葡萄球菌，绿脓菌四叠菌之类之侵入，起混合续发性传染。气管与空洞之分泌物因之分解，发生腐败性及毒素性之物质。此物质吸收之际，亦发生此热。夫罹此证者，营养原极缺乏，加以发热不已，则食机不振，心力萎弱，分泌蛋白质日见消耗。宜用阿斯必林一瓦半，和以乳糖，分三次服下，佐以利痰健胃之药。至于结核之证，兼小便下血，其生殖器亦有结核者，治以阿斯必林，而以清血止血之药佐之。

愚对于此证，悉心研究，知其治法，当细分为数种。其证有自肾传肺者，如西人所谓色欲过度，及女子经漏带下，致肺生都比迦力者是也；有自肺传肾者，如西人所谓肺生都比迦力，以致现出种种阴虚之证，而成劳瘵者是也；有因肺肾交病，而累及脾胃者，如丁仲祜所谓"结核发热，致食机不振"者是也。肾传肺者，以大滋真阴之药为主，以清肺理痰之药为佐，若拙拟之醴泉饮在前是也；肺传肾者，以清肺理痰之药为主，以滋补真阴之药为佐，若此参麦汤是也；其因肺肾俱病，而累及脾胃者，宜肺肾双补，而兼顾其脾胃，若拙拟之滋培汤在第二卷、珠玉二宝粥在后是也。如此分途施治，斟酌咸宜，而又兼服阿斯必林，凡其脉之稍有根柢可挽回者，需以时日皆愈也。至于但肺有结核，而未累及他脏者，可于斯编肺病门中在第二卷，酌其治法。第五期三卷载有论肺病治法[1]，实合虚劳肺病详细论之也。凡治虚劳及肺病者皆宜参观。

阿斯必林，采用亚里斯尔酸制成。其形状为白色细针形之结晶。无臭微酸，似有杨柳皮汁气味。其性凉而能散，善退外感之热，初得外感风热，服之出凉汗即愈。兼能退内伤之热，肺结核者，借之以消除其热，诚有奇效。又善治急性关节肿疼，发表痘毒、麻疹及肠胃炎、肋膜炎诸证，西药中之最适用者也。

特其发汗之力甚猛，若结晶坚而大者，以治外感，半瓦即可出汗；若当天气寒凉，或近寒带之地，须服至一瓦，或至瓦半。若其略似白粉，微有结晶者，药力薄弱，服至一瓦方能出汗，多可服至瓦半或二瓦。是在临证者，相其药力之优劣，而因时、因地、因人制宜也。

至用阿斯必林治内伤，其分量尤须少用。因内伤发热之人，阴虚阳浮，最易发汗。西人用治肺结核之热，日服三瓦，其在欧洲地寒，且其人自幼多肉食，脏腑营卫壮固，或者犹可，在吾中华则定然不可。是以丁仲祜用阿斯必林治肺结核，一日三次共服一瓦半，则视西人所用之分量减半矣。

愚用阿斯必林治肺结核，视西人所用之数，则减之又减。曾治一少年，染肺结核，咳嗽食少，身体羸弱，半载不愈，求为诊治。遂投以理肺清痰、健胃滋阴之药，又于晚间临睡时，用白蔗糖冲水，送服阿斯必林三分瓦之一。须臾周身即得大汗，过三点钟其汗始止，翌日觉周身酸懒，盖因汗太过也。而咳嗽则较前见轻，食欲亦少振，继服滋补之药数剂，每日只用阿斯必林六分瓦之一，作一次服下，或出微汗，或不出汗，从此精神渐渐清爽，调治月余而愈。

---

〔1〕 论肺病治法，由于注释较长，故写在本书附录中，见本书 383 页。

自此以后，用阿斯必林治肺结核，必先少少试服，初次断不敢稍多也。

至西人谓防其出汗，可与止汗之药同服，亦系善法。然仍恐服后止汗之药不效，而阿斯必林之发汗，仍然甚效也。愚治肺结核证，若一日用至一瓦，或一瓦强，恒作十次，或十余次服下。勿须用止汗之药，亦可不出汗。即有时微见汗，亦系佳兆。

凡劳瘵阴虚之证，其脉之急数者，无论肺结核与不结核，于每服滋补剂外，皆宜服阿斯必林，或半瓦，或至一瓦。恐其出汗多，分几次服下，其初日服之俾微见汗，后日日常服，以或出汗或不出汗为适宜。如此旬日之间，脉之数者可渐和缓。

乳糖，系用牛乳制干酪之际，蒸发其所生之甘乳清，而采取精制者也。若无乳糖，即以白蔗糖代之，功效相同。

珠玉二宝粥

治脾肺阴分亏损，饮食懒进，虚热劳嗽，并治一切阴虚之证。

生山药二两　　　生薏米二两　　　柿霜饼八钱

上三味，先将山药、薏米捣成粗渣，煮至烂熟，再将柿霜饼切碎，调入融化，随意服之。山药、薏米皆清补脾肺之药。然单用山药，久则失于黏腻；单用薏米，久则失于淡渗，惟等分并用，乃可久服无弊。又用柿霜之凉可润肺、甘能归脾者，以为之佐使。病人服之不但疗病，并可充饥，不但充饥，更可适口。用之对证，病自渐愈，即不对证，亦无他患，诚为至稳善之方也。薏米若购自药房多系陈者，或间有虫粪，宜水淘数次，然后可用。柿霜饼，即柿霜熬成者，为柿霜白而净者甚少，故用其熬成饼者。然熬此饼时恒有掺以薄荷水者，其性即不纯良。遇阴虚汗多之证用之即有不宜，若果有白净柿霜尤胜于饼。

一少年，因感冒懒于饮食，犹勤稼穑，枵腹力作，遂成劳嗽。过午发热，彻夜咳吐痰涎。医者因其年少，多用滋阴补肾之药，间有少加参、芪者。调治两月不效，饮食减少，痰涎转增，渐至不起，脉虚数兼有弦象，知其肺脾皆有伤损也。授以此方，俾一日两次服之，半月痊愈。

或问：脉现弦象，何以即知其脾肺伤损？答曰：脉虽分部位，而其大致实不分部位。今此证左右之脉皆弦，夫弦为肝脉，肝盛必然侮脾，因肝属木脾属土也。且五行之中，惟土可以包括四行，即脾气可以包括四脏。故六部脉中，皆以和缓为贵，以其饶有脾土之气也。今其脉不和缓而弦硬，其脾气受伤，不能包括四脏可知。又肺属金，所以镇肝木者也，故肺金清肃之气下行，肝木必不至恣横，即脉象不至于弦。今其脉既现如此弦象，则肺金受伤，不能镇肝木更可知也。

沃 雪 汤

治同前证，更兼肾不纳气作喘者。

生山药一两半　　牛蒡子炒、捣，四钱　　柿霜饼冲服，六钱

一人，年四十余，素有喘证，薄受外感即发。医者投以小青龙汤，一剂即愈，习以为常。一日喘证复发，连服小青龙汤三剂不愈。其脉五至余，右寸浮大，重按即无。知其从前服小青龙即愈者，因其证原受外感；今服之而不愈者，因此次发喘原无外感也。盖其薄受外感即喘，肺与肾原有伤损，但知治其

病标，不知治其病本，则其伤损必益甚，是以此次不受外感亦发喘也。为拟此汤服两剂痊愈，又服数剂以善其后。

水 晶 桃

治肺肾两虚，或咳嗽，或喘逆，或腰膝痠疼，或四肢无力，以治孺子尤佳。

核桃仁一斤　　柿霜饼一斤

先将核桃仁饭甑蒸熟，再与柿霜饼同装入瓷器内蒸之，融化为一，晾冷随意服之。

果之有核，犹人之有骨，是以骨亦名骸，其右旁皆从亥也。肾主骨而为生育之本，果核之仁，亦为生生之机。故凡果核之仁，具补益之性者，皆能补肾。核桃乃果核之最大者，其仁既多脂，味更香美，为食中佳品，性善补肾可知。柿霜色白入肺，而甘凉滑润，其甘也能益肺气，其凉也能清肺热，其滑也能利肺痰，其润也能滋肺燥，与核桃同用，肺肾同补，金水相生，虚者必易壮实。且食之又甚适口，饥时可随便服之，故以治小儿尤佳也。

附方：俗传治劳嗽方，秋分日取鲜莱菔十余枚去叶，自叶中心穿以鲜槐条，令槐条头透出根外，悬于茂盛树上满百日，至一百零一日取下。用时去槐条，将莱菔切片煮烂，调红砂糖服之，每服一枚，数服即愈。

按：莱菔色白入肺，槐条色黑入肾，如此作用，盖欲导引肺气归肾。其悬于茂盛树上者，因茂树之叶多吐氧气，莱菔借氧气酝酿，其补益之力必增也。悬之必满百日者，欲其饱经霜露，借金水之气，以补金水之脏也。邑中孙姓叟，年近六旬，劳喘，百药不效，后得此方服之而愈。每岁多备此药，以赠劳喘者，服之愈者甚多。六卷仙露饮后附有来函中载治嗽方。其第二方甚效宜选用。

既 济 汤

治大病后阴阳不相维系。阳欲上脱，或喘逆，或自汗，或目睛上窜，或心中摇摇如悬旌；阴欲下脱，或失精，或小便不禁，或大便滑泻。一切阴阳两虚，上热下凉之证。

大熟地一两　　　萸　肉去净核，一两　　生山药六钱　　生龙骨捣细，六钱

生牡蛎捣细，六钱　　茯　苓三钱　　　生杭芍三钱　　乌附子一钱

一人，年二十余，禀资素羸弱，又耽烟色，于秋初患疟，两旬始愈。一日大便滑泻数次，头面汗出如洗，精神颓溃，昏昏似睡。其脉上盛下虚，两寸摇摇，两尺欲无，数至七至。延医二人皆不疏方。愚后至为拟此汤，一剂而醒，又服两剂遂复初。

友人张寿田沧州人，其子侄从愚学医，曾治一少年，素患心疼，发时昼夜号呼。医者屡投以消通之药，致大便滑泻，虚气连连下泄，汗出如洗，目睛上泛，心神惊悸，周身瞤动，须人手按，而心疼如故。延医数人皆不敢疏方。寿田投以此汤，将方中萸肉倍作二两，连服两剂，诸病皆愈，心疼竟从此除根。

或问：既济汤原为救脱之药，方中何以不用人参？答曰：人参之性补而兼升，以治上脱，转有气高不返之虞。喻嘉言《寓意草》中论之甚详。惟与赭石同用，始能纳气归根。而证兼下脱者，赭石又不宜用，为不用赭石，所以不敢用人参。且阳之上脱也，皆因真阴虚损，不能潜藏元阳，阳气始无所系恋而上奔。故方中重用熟地、山药以峻补真阴，俾阴足自能潜阳。而佐以附子之辛热，原与元阳为同气，协同芍药之苦降《本经》苦味，自能引浮越之元阳下归其宅。更有萸肉、龙骨、牡蛎以收敛之，俾其阴阳固结，不但元阳不复上脱，而真阴亦永不下脱矣。

或问：此方能治脱证宜矣，而并能治心疼者何也？答曰：凡人身内外有疼处，皆其气血瘀而不通。《本经》谓："山茱萸主心下邪气、寒热、温中、逐寒湿痹"，是萸肉不但酸敛，而更善开通可知。李士材治肝虚作疼，萸肉与当归并用。愚治肝虚腿疼，曾重用萸肉随手奏效。详案在第四卷曲直汤下。盖萸肉得木气最厚，酸敛之中大具条畅之性，故善于治脱，尤善于开痹也。大抵其证原属虚痹，气血因虚不能流通而作疼。医者不知，惟事开破，迨开至阴阳将脱，而其疼如故，医者亦束手矣。而投以此汤，惟将萸肉加倍，竟能于救脱之外，更将心疼除根。此非愚制方之妙，实寿田之因证施用，而善于加减也。

来　复　汤

治寒温外感诸证，大病瘥后不能自复，寒热往来，虚汗淋漓；或但热不寒，汗出而热解，须臾又热又汗，目睛上窜，势危欲脱；或喘逆，或怔忡，或气虚不足以息，诸证若见一端，即宜争服。

萸　肉 去净核，二两　　　生龙骨 捣细，一两　　　生牡蛎 捣细，一两　　　生杭芍 六钱

野台参 四钱　　　甘　草 蜜炙，二钱

一人，年二十余，于孟冬得伤寒证，调治十余日，表里皆解。忽遍身发热，顿饭顷，汗出淋漓，热顿解，须臾又热又汗。若是两昼夜，势近垂危，仓猝迎愚诊治。及至，见汗出浑身如洗，目上窜不露黑睛，左脉微细模糊，按之即无，此肝胆虚极，而元气欲脱也。盖肝胆虚者，其病象为寒热往来，此证之忽热忽汗，亦即寒热往来之意。急用净萸肉二两煎服，热与汗均愈其半，遂为拟此方，服两剂而病若失。

一人，年四十余，外感痰喘，愚为治愈，但脉浮力微，按之即无。愚曰：脉象无根，当服峻补之剂，以防意外之变。病家谓：病人从来不受补药，服之即发狂疾，峻补之药实不敢用。愚曰：既畏补药，如是备用亦可，病家依愚言。迟半日急发喘逆，又似无气以息，汗出遍体，四肢逆冷，身躯后挺，危在顷刻。急用净萸肉四两，暴火煎一沸即饮下，汗与喘皆微止。又添水再煎数沸饮下，病又见愈。后添水将原渣煎透饮下，遂汗止喘定，四脚之厥逆亦回。

一少年，素伤烟色，又感冒风寒，医者用表散药数剂治愈。间日忽遍身冷汗，心怔忡异常，自言气息将断，急求为调治，诊其脉浮弱无根，左右皆然。愚曰：此证虽危易治，得萸肉数两，可保无虞。时当霖雨，药坊隔五里许，遣快骑冒雨急取净萸肉四两、人参五钱。先用萸肉二两，煎数沸急服之，心定汗止，气亦接续，又将人参切作小块，用所余萸肉，煎浓汤送下，病若失。

一人，年四十八，大汗淋漓，数日不止，衾褥皆湿，势近垂危。询方于愚，俾用净萸肉二两，煎汤饮之，其汗遂止，翌晨迎愚诊视，其脉沉迟细弱，而右部之沉细尤甚，虽无大汗，遍体犹湿。疑其胸中大气下陷，询之果觉胸中气不上升，有类巨石相压。乃恍悟前此之汗，亦系大气陷后，卫气无所统摄而外泄之故。遂用生黄芪一两，萸肉、知母各三钱，一剂胸次豁然，汗亦尽止，又服数剂以善其后。此案参看第四卷升陷汤后跋语方明。

一妊妇得霍乱证，吐泻约一昼夜，病稍退胎忽滑下。觉神气顿散，心摇摇似不能支持，求愚治疗。既至，则病势大革，殓服在身，已舁诸床，病家欲竟不诊视。愚曰：一息犹存，即可挽回。诊之，脉若有若无，气息奄奄，呼之不应。取药无及，适此舍翁，预购药两剂未服，亦系愚方，共有萸肉六钱，急拣出煎汤灌下，气息稍大，呼之能应。又取萸肉、生山药各二两，煎汤一大碗，徐徐温饮下，精神顿复。俾日用生山药末两余，煮粥服之，以善其后。

历观以上诸案，则萸肉救脱之功，较参、术、芪不更胜哉。盖萸肉之性，不独补肝也，凡人身之阴阳之气血将散者，皆能敛之。故救脱之药，当以萸肉为第一。而《本经》载于中品，不与参、术、芪并列者，窃忆古书竹简韦编，易于错简，此或错简之误欤。

凡人元气之脱，皆脱在肝。故人虚极者，其肝风必先动，肝风动，即元气欲脱之兆也。又肝与胆脏腑相依，胆为少阳，有病主寒热往来；肝为厥阴，虚极亦为寒热往来，为有寒热，故多出汗。萸肉既能敛汗，又善补肝，是以肝虚极而元气将脱者服之最效。愚初试出此药之能力，以为一己之创见，及详观《神农本经》山茱萸原主寒热，其所主之寒热，即肝经虚极之寒热往来也。特从前涉猎观之，忽不加察，且益叹《本经》之精当，实非后世本草所能及也。又《本经》谓山茱萸能逐寒湿痹，是以前方可用之治心腹疼痛。四卷曲直汤用以治肢体病痛，为其味酸能敛。二卷中补络补管汤，用之以治咳血吐血，再合以此方重用之，最善救脱敛汗，则山茱萸功用之妙，真令人不可思议矣。

附录：湖北张港崔兰亭君来函："张港红十字会朱总办之儿媳，产后角弓后张，汗出如珠，六脉散乱无根，有将脱之象，迎为诊治。急用净萸肉二两，俾煎汤服之，一剂即愈。举家感谢云：'先生之方如此效验神速，真神医也。'愚应之曰：'此非我之功，乃著《衷中参西录》者之功也。'总办因作诗一首，托寄先生相谢，且以表扬先生之大德云。"

镇　摄　汤

治胸膈满闷，其脉大而弦，按之似有力，非真有力，此脾胃真气外泄，冲脉逆气上干之证，慎勿作实证治之。若用开通之药，凶危立见。服此汤数剂后脉见柔和，即病有转机，多服自愈。

野台参五钱　　　　生赭石轧细，五钱　　　生芡实五钱　　　生山药五钱

萸　肉去净核，五钱　　清半夏二钱　　　　　茯　苓二钱

服药数剂后，满闷见轻，去芡实加白术二钱。

脉之真有力者，皆有洪滑之象。洪者如波涛叠涌，势作起伏；滑者指下滑润，累累如贯珠。此脉象弦直，既无起伏之势，又无贯珠之形，虽大而有力，实非真有力之象。

和缓者脾胃之正脉，弦长者肝胆之正脉。然脾胃属土，其脉象原宜包括金、木、水、火诸脏腑，故六部之脉皆有和缓，乃为正象。今其脉弦而有力，乃肝木横恣，侵侮脾土之象，故知其脾胃虚也。

冲脉上隶阳明，故冲气与胃气原相贯通。今因胃气虚而不降，冲气即易于上干。此时脾胃气化不固，既有外越之势，冲气复上干而排挤之，而其势愈外越，故其脉又兼大也。

一媪，年过六旬，胸腹满闷，时觉有气自下上冲，饮食不能下行。其子为书贾，且知医。曾因卖书至愚书校，述其母病证，且言脉象大而弦硬。为拟此汤，服一剂满闷即减，又服数剂痊愈。

一人，年近五旬，心中常常满闷，呕吐痰水。时觉有气起自下焦，上冲胃口。其脉弦硬而长，右部尤甚，此冲气上冲，并迫胃气上逆也。问其大便，言甚干燥。遂将方中赭石改作一两，又加知母、生牡蛎各五钱，厚朴、苏子各钱半，连服六剂痊愈。

第二卷

治 喘 息 方

参赭镇气汤

治阴阳两虚，喘逆迫促，有将脱之势，亦治肾虚不摄，冲气上干，致胃气不降作满闷。

野台参四钱　　　　生赭石轧细，六钱　　　生芡实五钱　　　　生山药五钱

萸　肉去净核，六钱　　生龙骨捣细，六钱　　生牡蛎捣细，六钱　　生杭芍四钱

苏　子炒，捣，二钱

一妇人，年三十余，劳心之后兼以伤心，忽喘逆大作，迫促异常。其翁知医，以补敛元气之药治之，觉胸中窒碍不能容受。更他医以为外感，投以小剂青龙汤，喘益甚。延愚诊视，其脉浮而微数，按之即无，知为阴阳两虚之证。盖阳虚则元气不能自摄，阴虚而肝肾又不能纳气，故作喘也。为制此汤，病人

服药后，未及复杯曰：吾有命矣。询之，曰从前呼吸惟在喉间，几欲脱去，今则转落丹田矣。果一剂病愈强半，又服数剂痊愈。

按：生赭石压力最胜，能镇胃气、冲气上逆，开胸膈、坠痰涎、止呕吐、通燥结，用之得当，诚有捷效。虚者可与人参同用。

一人，当上脘处发疮，大如核桃，破后调治三年不愈。疮口大如钱，觉自内溃烂，循胁渐至背后，每日自背后以手排挤至疮口，流出脓水若干。求治于愚，自言自患此疮后，三年未尝安枕，强卧片时，即觉有气起自下焦上逆冲心。愚曰：此即汝疮之病根也。俾用生芡实一两，煮浓汁送服生赭石细末五钱，遂可安卧。又服数次，彻夜稳睡。盖气上逆者，乃冲气之上冲，用赭石以镇之，芡实以敛之，冲气自安其宅也。继用拙拟活络效灵丹在第四卷，加生黄芪、生赭石各三钱煎服，日进一剂，半月痊愈。

一人，伤寒病瘥后，忽痰涎上涌，堵塞咽喉几不能息。其父用手大指点其天突穴，息微通，点天突穴法详第三卷，急迎愚调治。遂用香油二两熬热，调麝香一分灌之，旋灌旋即流出痰涎若干。继用生赭石一两、人参六钱、苏子四钱煎汤，徐徐饮下，痰涎顿开。

一妇人，年近五旬，得温病，七八日表里俱热，舌苔甚薄作黑色，状类舌斑，此乃外感兼内亏之证。医者用降药两次下之，遂发喘逆。令其子两手按其心口，即可不喘。须臾又喘，又令以手紧紧按住，喘又少停。诊其脉尺部无根，寸部摇摇，此将脱之候也。时当仲夏，俾用生鸡子黄四枚，调新汲井泉水服之，喘稍定，可容取药。遂用赭石细末二钱同生鸡子黄二枚，温水调和服之，喘遂愈，脉亦安定。继服参赭镇气汤，以善其后。

一妇人，连连呕吐，五六日间勺水不存，大便亦不通行，自觉下脘之处疼而且结，凡药之有味者，入口即吐；其无味者，须臾亦复吐出，医者辞不治。后愚诊视，脉有滑象，上盛下虚，疑其有妊。询之，言月信不见者五十日矣。然结证不开，危在目前。《内经》谓"有故无殒亦无殒也"，遂单用赭石二两煎汤饮下。觉药力至结处不能下行，复返而吐出，继改用赭石四两，又重罗出细末两许，将余三两煎汤调细末服下，其结遂开，大便亦通，自此安然无恙，至期方产。

友人毛仙阁曾治一妇人，胸次郁结，饮食至胃不能下行，时作呕吐。仙阁用赭石细末六钱，浓煎人参汤送下，须臾腹中如爆竹之声，胸次、胃中俱觉通豁，至此饮食如常。

友人高夷清曾治一人，上焦满闷，艰于饮食，胸中觉有物窒塞。医者用大黄、蒌实陷胸之品十余剂，转觉胸中积满，上至咽喉，饮水一口即溢出。夷清用赭石二两、人参六钱为方煎服，顿觉窒塞之物降至下焦。又加当归、肉苁蓉，再服一剂，降下瘀滞之物若干，病若失。

友人李景南曾治一人，寒痰壅滞胃中，呕吐不受饮食，大便旬日未行。用人参八钱、干姜六钱、赭石一两，一剂呕吐即止。又加当归五钱，大便得通而愈。

门人高如璧曾治一叟，年七十余，得呃逆证，兼小便不通，剧时觉堵塞咽喉，息不能通，两目上翻，身躯后挺，更医数人治不效。如璧诊其脉浮而无力。遂用赭石、台参、生山药、生芡实、牛蒡子为方投之，呃逆顿愈。又加竹茹服一剂，小便亦通利。

历观以上诸治验案，赭石诚为救颠扶危之大药也。乃如此良药，今人罕用，间有用者，不过二三钱，药不胜病，用与不用同也。且愚放胆用至数两者，非卤莽也，诚以临证既久，凡药之性情能力及宜轻宜重之际，研究数十年，心中皆有定见，而后敢如此放胆，百用不至一失。且赭石所以能镇逆气，能下有形瘀滞者，以其饶有重坠之力，于气分实分毫无损。况气虚者又佐以人参，尤为万全之策也。其药虽系石质，实与他石质不同，即未经火煅，为末服之，亦与肠胃无伤。此从精心实验而知，故敢确凿言之。

或曰：赭石质甚重坠，故《别录》谓其坠胎，诸案中如此重用赭石，以治他证犹可，以治妊妇恶阻，肠胃坚结，纵能治愈，独不近于行险乎？答曰：此中理甚精奥，非细心研究不知也。赭石之原质，系铁七氧三化合而成，其质原与铁锈相似，铁与氧气化合则生锈。铁锈善补血，赭石亦善补血。故《本经》谓其主赤沃漏下；《别录》谓其治带下养血气；《日华》谓其治月经不止；《普济方》用治血崩。统视以上主治，则赭石善于理血养血可知。既能养血，其血足不自能荫胎乎？而《别录》谓其坠胎者，指五六月以后之胎而言也。盖五六月以后之胎，已成形体，赭石重坠有压力，故可迫之下坠。若恶阻时，胞室之血脉初次凝结，无所谓形体也。此时惟过用破血之药可以坠胎。岂善于养血之赭石，服之亦虑其坠胎乎？且恶阻至于肠胃坚结，百药不效，惟重用赭石，犹可救挽，纵有坠胎之弊，犹当权其事之轻重缓急，而放胆用之。此孙思邈所谓"心欲小而胆欲大"也，况用之又断不至坠胎乎。

按：赭石色赤，氧气与铁化合之色也。其原质类铁锈，故与铁锈同色。铁锈研末服之，不妨肠胃，故赭石生研服之，亦于肠胃无损也。铁锈之生，层层作薄片，而赭石亦必层层作薄片。且其每片之两面，一面点点作凸形，一面点点作凹形者，方为真赭石。故有钉头赭石及龙眼赭石之名。

仲景旋覆代赭石汤，赭石、人参并用，治"伤寒汗吐下解后，心下痞鞕，噫气不除"。参赭镇气汤中人参，借赭石下行之力，挽回将脱之元气，以镇安奠定之，亦旋覆代赭石汤之义也。

一妇人，年二十余，因与其夫反目，怒吞鸦片，已经救愈。忽发喘逆，迫使异常，须臾又呼吸顿停，气息全无，约十余呼吸之顷，手足乱动，似有蓄极之势，而喘复如故。若是循环不已，势近垂危，延医数人，皆不知为何病。后愚诊视其脉，左关弦硬，右寸无力，精思良久，恍然悟曰：此必怒激肝胆之火，上冲胃气。夫胃气本下行者也，因肝胆之火冲之，转而上逆，并迫肺气亦上逆，此喘逆迫促所由来也。逆气上干，填塞胸膈，排挤胸中大气，使之下陷。夫肺悬胸中，须臾无大气包举之，即须臾不能呼吸，此呼吸顿停所由来也此理参观第四卷升陷汤后跋语方明。迨大气蓄极而通，仍上达胸膈，鼓动肺脏，使得呼吸，逆气遂仍得施其击撞，此又病势之所以循环也。《神农本经》载，桂枝主上气咳逆、结气、喉痹、吐吸吸不归根即吐出，其能降逆气可知。其性温而条达，能降逆气，又能升大气可知。遂单用桂枝尖三钱，煎汤饮下，须臾气息调和如常。夫以桂枝一物之微，而升陷降逆，两擅其功，以挽回人命于顷刻，诚天之生斯使独也。然非亲自经验者，又孰信其神妙如是哉。继用参赭镇气汤，去山药、苏子，加桂枝尖三钱，知母四钱，连服数剂，病不再发。此喘证之特异者，故附记于此。

喻嘉言《寓意草》中有重用赭石治险证之案数则，与上所载之案参观，其理益明。

薯蓣纳气汤

治阴虚不纳气作喘逆。

生山药一两   大熟地五钱   萸　肉去净核，五钱

柿霜饼冲服，四钱   生杭芍四钱   牛蒡子炒，捣，二钱

苏　子炒，捣，一钱   甘　草蜜炙，二钱   生龙骨捣细，五钱

前方，治阴阳两虚作喘，此方乃专治阴虚作喘者也。方书谓肝肾虚者，其人即不能纳气，此言亦近理。然须细为剖析。空气中有氧气，乃养物之生气也。氧气详解在后补络补管汤下。人之肺脏下无透窍，而吸入之氧气，实能隔肺泡，息息透过，以下达腹中，充养周身。肝肾居于腹中，其气化收敛，不至膨胀，自能容纳下达之气，且能导引使之归根。有时肾虚气化不摄，则上注其气于冲，以冲下连肾也。夫冲为血海，实亦主气，今因为肾气贯注，则冲气又必上逆于胃，以冲上连胃也。由是，冲气兼挟胃气上逆，并迫肺气亦上逆矣，此喘之所由来也。又《内经》谓肝主疏泄，肾主闭藏。夫肝之疏泄，原以济肾之闭

藏，故二便之通行，相火之萌动，皆与肝气有关，方书所以有"肝行肾气"之说。今因肾失其闭藏之性，肝遂不能疏泄肾气使之下行，更迫于肾气之膨胀，转而上逆。由斯，其逆气可由肝系直透膈上，亦能迫肺气上逆矣，此又喘之所由来也。方中用地黄、山药以补肾，萸肉、龙骨补肝即以敛肾；芍药、甘草甘苦化阴，合之柿霜之凉润多液，均为养阴之妙品；苏子、牛蒡又能消痰降逆，使逆气转而下行，即能引药力速于下达也。至方名薯蓣纳气汤者，因山药补肾兼能补肺，且饶有收敛之力，其治喘之功最弘也。

或问：氧气虽能隔肺泡透过，亦甚属些些无多，何以当吸气内入之时，全腹皆有膨胀之势？答曰：若明此理，益知所以致喘之由。人之脏腑皆赖气以撑悬，是以膈上有大气，司肺呼吸者也；膈下有中气，保合脾胃者也；脐下有元气，固性命之根蒂者也。当吸气入肺之时，肺泡膨胀之力，能鼓舞诸气，节节运动下移，而周身之气化遂因之而流通。且喉管之分支下连心肝，以通于奇经诸脉，当吸气内入之时，所吸之气原可由喉管之分支下达，以与肺中所吸之气，相助为理也。下焦肝肾奇经与肾相维系属阴，阴虚气化不摄则内气膨胀，遂致吸入之气不能容受而急于呼出，此阴虚者所以不纳气而作喘也。

滋 培 汤

治虚劳喘逆，饮食减少，或兼咳嗽，并治一切阴虚羸弱诸证。

生山药一两　　于术炒，三钱　　广陈皮二钱　　　牛蒡子炒，捣，二钱

生杭芍三钱　　玄参三钱　　生赭石轧细，三钱　　炙甘草二钱

痰郁肺窍则作喘，肾虚不纳气亦作喘，是以论喘者恒责之肺、肾二脏，未

有责之于脾、胃者。不知胃气宜息息下行，有时不下行而转上逆，并迫肺气亦上逆即可作喘。脾体中空，能容纳诸回血管之血，运化中焦之气，以为气血宽闲之地，有时失其中空之体，或变为紧缩，或变为胀大，以致壅激气血上逆迫肺，亦可作喘。且脾脉缓大，为太阴湿土之正象，虚劳喘嗽者，脉多弦数，与缓大之脉反对，乃脾土之病脉也。故重用山药以滋脾之阴，佐以于术以理脾之阳，脾脏之阴阳调和，自无或紧缩、或胀大之虞。特是脾与胃脏腑相依，凡补脾之药皆能补胃。而究之脏腑异用，脾以健运磨积，宜通津液为主；胃以熟腐水谷，传送糟粕为主。若但服补药，壅滞其传送下行之机，胃气或易于上逆，故又宜以降胃之药佐之，方中之赭石、陈皮、牛蒡是也。且此数药之性，皆能清痰涎，利肺气，与山药、玄参并用，又为养肺止嗽之要品也。用甘草、白芍者，取其甘苦化合，大有益于脾胃，兼能滋补阴分也。并治一切虚劳诸证者，诚以脾胃健壮，饮食增多，自能运化精微以培养气血也。

一人，年二十二，喘逆甚剧，脉数至七至，用一切治喘药皆不效，为制此方。将药煎成，因喘剧不能服，温汤三次始服下，一剂见轻，又服数剂痊愈。

或问：药之健脾胃者，多不能滋阴分，能滋阴分者，多不能健脾胃，此方中芍药、甘草同用，何以谓能兼此二长？答曰：《本经》谓芍药味苦，后世本草谓芍药味酸。究之芍药之味苦酸皆有。陈修园笃信《本经》谓芍药但苦不酸。然嚼服芍药钱许，恒至齼齿，兼有酸味可知。若取其苦味与甘草相合，有甘苦化阴之妙，甘苦化阴说始于叶天士，故能滋阴分。若取其酸味与甘草相合，有甲己化土之妙，甲木味酸己土味甘，故能益脾胃。此皆取其化出之性以为用也。又陈修园曰：芍药苦平破滞，本泻药非补药也。若与甘草同用，则为滋阴之品，与生姜、大枣、桂枝同用，则为和营卫之品，与附子、干姜同用，则能收敛元阳，归根于阴，又为补肾之品。本非补药，昔贤往往取为补药之主，其旨微矣。按：此论甚精，能示人用药变化之妙，故连类及之。

西人谓心有病可以累肺作喘，此说诚信而有征。盖喘者之脉多数，夫脉之原动力发于心，脉动数则心动亦数可知。心左房之赤血与右房之紫血，皆与肺循环相通，理详后定心汤下。若心动太急，逼血之力过于常度，则肺脏呼吸亦因之速过常度，此自然之理也。然心与肾为对待之体，心动若是之急数，肾之真阴不能上潮，以靖安心阳可知。由是言之，心累肺作喘之证，亦即肾虚不纳气之证也。

西人又谓喘证因肺中小气管，痰结塞住，忽然收缩，气不通行，呼吸短促，得痰出乃减。有日日发作者；又数日或因辛苦寒冷而发作者；又有因父母患此病传延者。发作时，苦剧不安，医治无良法。应用纸浸火硝水内，取出晒干，置盆内燃点，乘烟焰熏腾时，以口吸氧气入肺，火硝多含氧气。或用醉仙桃干叶当烟吸之，内服樟脑鸦片酒一二钱，更加姜末一分半、白矾七厘共为散，水调服。虽未必能除根，亦可渐轻。按：此证乃劳疾之伤肺者，当名为肺劳。虽发作时甚剧，仍可久延岁月。其治法当用拙拟黄芪膏。黄芪膏在后。

按：醉仙桃即曼陀罗花也，其花白色，状类牵牛而大，其叶大如掌而有尖，结实大如核桃，实蒂有托盘如钱，皮有芒刺如包麻，中含细粒，如火麻仁。渤海之滨生殖甚多，俗呼为洋金花。李时珍谓："服之令人昏昏如醉，可作麻药。"又谓："熬水洗脱肛甚效。"盖大有收敛之功也。西人药学谓用醉仙桃花、实、叶，俱要鲜者榨汁，或熬干，或晒干作膏。每服三厘，能补火止疼，令人熟睡，善疗喘嗽。正与时珍之说相似，然此物有毒不可轻用。今人治劳喘者，多有取其花与叶，作烟吸之者，实有目前捷效，较服其膏为妥善也。

治阳虚方

敦 复 汤

治下焦元气虚惫，相火衰微，致肾弱不能作强，《内经》云肾者作强之官，脾弱不能健运，或腰膝痠疼，或黎明泄泻，一切虚寒诸证。

野台参四钱　　乌附子三钱　　　　生山药五钱　　补骨脂炒，捣，四钱

核桃仁三钱　　萸　肉去净核，四钱　　茯　苓钱半　　生鸡内金捣细，钱半

或问：人之相火生于下焦，而游行于中焦、上焦。夫下焦既为相火所生之地，其处当热于他处，何以人之下焦转多畏寒乎？答曰：此段理解，微妙难言，然可罕譬而喻也。君不见夫西洋火柴乎？夫火柴原蕴蓄一团火气，然以手扪之，初不觉其热也，惟手执火柴以其顶着物而划之，且划至如许之远，而后火发而热炽，是以火柴之火与热，实生于与物相磨之道路也。火柴有然，人身之相火何莫不然。当其初起于命门，原是一缕生发之气，息息上达以流行于周身，与周身之经络相磨相荡而生热，犹火柴之划物而生热也。是人之下焦所以多畏寒者，诚以相火始生，其热力犹微也。且相火为水中之元阳，乃阴中之火犹两间之电气也，电气无处不有，随物而寓，即含电气最多之物，亦非热于他物。如铁能含电，尤善传电，西人以两铁相磨而生电光，两铁之相磨愈速，电光之生亦愈速。故凡欲补相火者，须兼补肾中元气，元气旺则流行于周身者速，磨荡于经络者必加力，而相火之热力，即因之而增也。故拙拟敦复汤，原为补相火之专方，而方中以人参为君，与萸肉、茯苓并用，借其收敛下行之力，能大补肾中元气，元气既旺相火自生。又用乌附子、补骨脂之大热纯阳，直达下焦，以助相火之热力，核桃仁之温润多脂，峻补肾脏，以厚相火之基址。且附子与人参同用名参附汤，为回元阳之神丹，补骨脂与核桃仁并用名青蛾丸，为助相火之妙品核桃仁属木，补骨脂属火，并用之，有木火相生之妙。又恐药性太热，于下焦真阴久而有碍。故又重用生山药，取其汁浆稠黏，能滋下焦真阴，其气味甘温，又能固下焦气化也。至于鸡内金，其健运脾胃之力，既能流通补药之滞，其收涩膀胱之力，又能逗留热药之性也。

人身之热力，方书恒责重相火，而不知君火之热力，较相火尤胜。盖生育

子女以相火为主，消化饮食以君火为主。君火发于心中，为阳中之火，其热下济，大能温暖脾胃，助其消化之力，此火一衰，脾胃消化之力顿减。若君火旺而相火衰者，其人仍能多饮多食可享大寿，是知君火之热力，关于人身者甚大也。愚自临证实验以来，遇君火虚者不胜计，其人多廉于饮食，寒饮留滞为恙，投以辛热升补之剂，即随手奏效。拙拟理饮汤为治是病的方，方在第三卷。彼谓心脏恶热，用药惟宜寒凉者，犹是一偏之论。曾治一人，年二十余，嗜睡无节，即动作饮食之时，亦忽然昏倒鼾睡。诊其脉两尺洪滑有力，知其肾经实而且热也。遂用黄柏、知母各八钱，茯苓、泽泻各四钱，数剂而愈。是知人之资禀不齐，心脏多恶热，而亦有宜温补者；肾脏多恶寒，而亦有宜凉泻者。是在临证时细心与之消息，不可拘于成见也。

欲明心火之热力，今又得一确实征验。愚资禀素强壮，心火颇旺而相火少衰，饮食不忌寒凉，恒畏坐凉处。因此，数年来，常于食前，服生硫磺如黑豆大一块，约有四厘，服生硫磺法在第八卷，甚见效验。后见道家书，有默运心火下行，与肾气互相交感之法，且引《崔公入药镜》"先天气，后天气，得之者，常似醉"四语为注解。初未深信，后观《抱朴子》大丹问答篇有"意双则和，和则增寿"之语，疑即此法，反复寻绎，恍悟《内经》四气调神论所谓"使志若伏若匿，若有私意，若已有得"者，即此法之权舆也。遂效而行之，数日觉下元温暖，即不欲再食硫磺。月余功效异常，其神妙有不可言传者，由此观之，心火之功用何其大哉。

按：人之元神在心，元神藏于脑而出于心，人之元气在肾。欲心肾相交者，须于有意无意之间，运心中元神随呼吸之气息息下降，与肾中元气会合。然从前道家书皆谓"呼升吸降"，独明伍冲虚谓"吸升呼降，方合有意无意之奥旨"，善哉此论，诚千古未发之秘也。愚未睹此论时，尝默自体验，亦是如此，忽睹此论，欣喜异常，益信愚所体验者，诚不误也。盖心中元神，若必随吸气下降，则拘于迹象，久之气分必觉不顺。惟呼气外出之时，心中元神默默收敛，内气下降，与肾中元气会合浑融，不使随呼气外出，则息息归根，存之又存而性命之根荄自固也。不但此也，此法须心肾互相交感，不惟心感肾，肾亦感心。当呼气外出之时，肾中元气原自上升，宜少加主宰之力，俾其上升之机稍大，始能与心中下降之元神欣欣相遇，互相交感，则一念在心，一念在肾，抱朴子所谓"意双则和"也。然此法功候不可太过，使热力炽盛，宜休息行之。又宜清心宽欲，戒谨色欲，涵养真水，与真火相济，始能有效。

或问：子所论交心肾之功，至精至确矣，似与道书所谓"媒合婴儿姹女，以结金丹"之功无异，将毋遵斯道而专心行之，即可为学仙之基础乎？答曰：非也。仙与佛同一宗旨，当于"精明之府"，《内经》脉要精微论曰头者精明之府，常保此无念之正觉，有如日丽中天照临下土，无心而成化也。此中消息自然而然，纯属先天至微至妙，原非浅学所能窥，愚何人斯，敢参末议乎！至愚上所云云者，皆系后天工夫，欲人借以却病也，非妄谈修仙之道，以误人也。

心火之热力大矣哉，闻之肾为先天，脾为后天，二脏不失职，诸脏皆和。然非君火之阳光有以普照之，肾与脾亦无以伸其用。盖肾中相火虽亦能熏蒸脾土，腐熟水谷，不过依君火之末光以成功也。仆自去秋，黎明泄泻，屡治不效，自疑无药可医矣。偶与友弟寿甫言及，寿甫授以吸升呼降，以心温肾之法。初试之四五日间，觉丹田生暖，由斯工夫加密，泄泻遂愈。乃知心为百体所从，令心所至气必至，以心气交肾气，即以心火温肾水。夫斯以水火既济，而病可却也。然非吾友之先觉，剀切指示，何由得焉！疾即愈，喜甚，因志之以示不忘云。

庚戌仲春愚小兄张慎敬亭敬识

天地交，而后阴阳和，万物生。人身一小天地也，心肾常交而身始无病。余患寒饮证，发则喘急，不坐亦不卧，服药无效，间习道家运气之方，亦无大验。戊申冬，友人张君寿甫告以吸升呼降之说，余乃恍然，悟悟而喜甚，如获拱璧，依法习之。今年余矣，觉丹田常暖，热力充于周身，而病遂霍然已。神哉术乎，道家之奥乎，医林之秘乎，抑天地之精乎！非明造化之机者，孰能与于斯，慎之、秘之、非人勿传。然而有心摄养者，细绎此书，当自得之。

庚戌眷日愚弟弋文藻翔高敬题

世谓参赞化育之功，古今人不相及，非也。余素不留心道家书，以其虽能寿身，未能寿世。及读友兄寿甫医学《衷中参西录》，见有炼气治病法，要旨在吸升呼降，亦以为道家吐纳之术，而未之奇也。庚戌春，因事北上，路感风寒，鼻息热而痰涎郁胸。食梨一颗，下焦觉凉，痰热如故。遂于车中试吸升呼降法，约行三十里，觉心爽体舒，外感顿解。炼气之功，神妙竟至此哉！盖人之心火，常与肾气交感，则元气充周，血脉流通，新症即时可除，夙病久将自愈。使人尽得此术，既可保身于预，又可救患于猝，无须用药而能济世活人，参赞化育之功，孰大于斯。然寿甫传之，余幸得之，尚望不仅予得之也，于是乎书。

庚戌孟夏愚弟丁振鹭翊仙敬题

治 心 病 方

定 心 汤

治心虚怔忡。

龙眼肉一两	酸枣仁炒，捣，五钱	萸肉去净核，五钱
柏子仁炒，捣，四钱	生龙骨捣细，四钱	生牡蛎捣细，四钱
生明乳香一钱	生明没药一钱	

心因热怔忡者，酌加生地数钱。若脉沉迟无力者，其怔忡多因胸中大气下陷，详观拙拟升陷汤在第四卷后跋语及诸案自明治法。

《内经》谓"心藏神"，神既以心为舍宇，即以心中之气血为保护，有时心中气血亏损，失其保护之职，心中神明遂觉不能自主而怔忡之疾作焉。故方中用龙眼肉以补心血，枣仁、柏仁以补心气，更用龙骨入肝以安魂，牡蛎入肺以定魄，魂魄者心神之左辅右弼也，且二药与萸肉并用，大能收敛心气之耗散，并三焦之气化亦可因之团聚。特是心以行血为用，心体常有舒缩之力，心房常有启闭之机，若用药一于补敛，实恐于舒缩启闭之运动有所妨碍，故又少加乳香、没药之流通气血者以调和之。其心中兼热用生地者，因生地既能生血以补虚，尤善凉血而清热，故又宜视热之轻重而斟酌加之也。

西人曰：人身心肺关系尤重，与脑相等。凡关系重者，造化主护持之尤谨，故脑则有头额等八骨以保护之，而心肺亦有胸胁诸骨以保护之。心肺体质相连，功用亦相倚赖，心之功用关系全体，心病则全体皆受害，心之重如此。然论其体质，不过赤肉所为，其能力专主舒缩，以行血脉。有左右上下四房，左上房主接肺经赤血；右上房主接周身回血；左下房主发赤血，运行周身；右下房主接上房回血过肺，更换赤血而回左上房；左上房赤血，落左下房入总脉管，以养全体；右上房回血，落右下房上注于肺，以出碳气而接氧气此理与后补络补管汤跋语参看方明。故人一身之血，皆经过于心肺。心能运血周流一身，无一息之停，即时接入，即时发出，其跳跃即其逼发也，以时辰表验试，一瞥眼即一分钟跳七十五次，每半时跳四千五百次，一昼夜计跳十万八千次。然平人跳不自觉，若觉心跳即是心经改易常度。心房之内左厚于右，左下房厚于右下房几一倍。盖左房主接发赤血，功用尤劳，故亦加厚也。心位在胸中居左，当胁骨第四至第七节，尖当胁骨第五第六之间，下于乳头约一寸至半寸，横向胸骨。病则自觉周遭皆跳，凡心经本体之病，或因心房变薄变厚，或心房之门有病，或夹膜有病，或总管有病；亦如眼目之病，或在明角罩，或在瞳人，或在睛珠，非必处处皆病也。大概心病左多于右，因左房功用尤劳故耳。心病约有数端，一者心体变大，有时略大，或大过一半。因心房之户，有病拦阻，血出入不便，心舒缩之劳过常度。劳多则变大，亦与手足过劳则肿大之理相同。大甚则逼血舒缩之用因之不灵矣；一者心房门户变小，或变大，或变窄，或变阔，俱为非宜。盖心血自上房落下房之门，开张容纳血入后，门即翕闭，不令血得回旋上出。其自下房入总管处亦有门，血至则开张使之上出，血出后门即翕闭，不令血得下返。若此处太窄、太小，则血不易出。太大、太阔，则血逼发不尽，或已出复返，运行不如常度矣。再者心跳，凡无病之人心跳每不自觉，若因病而时时自觉，抚之或觉动。然此证有真有假，真者心自病而跳也，或心未必有病，但因身虚而致心跳，亦以真论；若偶然心跳，其人惊惧，防有心病，其实心本无病，即心跳亦暂时之事，是为假心跳证，医者均须细辨。凡心匀跳无止息，侧身而卧，可左可右，呼吸如常，大概心自不病。所虑跳跃不定，或三四次一停，停后复跳不能睡卧，左半身着床愈觉不安，当虑其门户有病，血不回运如常。有停滞妄流而为膨胀者，有累肺而咳嗽、难呼吸或喘者，有累脑而昏蒙头疼、中风慌怯者，有累肝而血聚积满溢者，有累胃不易消化、食后不安、心更跳者，皆心病之关系也。苦心自不病，但因思虑过多，或读书太劳，或用力过度，或惊惧喜怒失度，或色欲醉饱无节，或泄泻失血，或多食泻药，或夜失睡，在妇女或因月事不调，凡遇此等心跳病，医者应审察致病之由。如因房劳者，令戒房事；因饮食者，戒口止酒，更服黄连水、樟脑酒以安心，服鸡那或铁酒以补虚弱，戒勤劳行动，常平卧以安身体，游玩散步以适情意，停止工作以养精神，此治心跳良法也。若胸胁骨之下有时动悸，人或疑为心跳，其实因胃不消化，内有风气，与心跳病无涉，虚弱人及妇女患者最多，略服补胃及微利药可也。若饮食太少，或更过于菲薄，亦可令心跳，宜服鸡那及铁酒，兼多食肉为宜。

按：西人论心跳证有真假，真者手扪之实觉其跳，假者手扪之不觉其跳。其真跳者又分两种，一为心体自病，若心房门户变大、小、窄、阔之类，可用定心汤，将方中乳香、没药皆改用三钱，更加当归、丹参各三钱；一为心自不病，因身弱而累心致跳，当用第一卷治劳瘵诸方治之。至假心跳即怔忡证也。其收发血脉之动力，非大于常率，故以手扪之不觉其跳。特因气血虚而神明亦虚，即心之寻常舒缩，徐徐跳动，神明当之，亦若有冲激之势，多生惊恐，此等证治以定心汤时，磨取铁锈水煎药更佳。至于用铁锈之说，不但如西人之说，取其能补血分，实借其镇重之力以安心神也。第七卷载有一味铁养汤，细观方后治验诸案，自知铁锈之妙用。惟怔忡由于大气下陷者，断不宜用。

又按：西人谓人之知觉运动，皆脑气筋东人名脑髓神经主之。遂谓人神明皆在于脑而与心无涉，且设法能即物之脑而实验之。然西人凡事必实验而后信，若心之能知觉与否，固不能若脑之可实验也。《内经》谓"心者君主之官，神明出焉"；又谓"神游上丹田，在泥丸宫下"。夫脑之中心点，即泥丸宫也。古文"思"字作"恖"，上从"囟"，即顶门骨。徐氏《说文》释此字谓"自囟至心如丝相贯不绝"，是知心与脑相辅而成思。而自脑至心，皆为神明之所贯彻普照也。

此理也，即可以西人之说证之。西人谓脑之左右，各有血脉管两支分布，两支在前，两支在后，此管由心而出，运血养脑，以全体之血计之，脑得七分之一。由其所言形迹论之，心与脑显然相通，岂神明之于中者，犹有隔阂而不相通乎。

又丁韪良者，西人之甚博雅者，曾为同文馆之总教习。然其人于中书亦甚有研究工夫，故所著《天道溯源》一书，凡论思想处，皆归于心，而不仍西人之旧说，此诚研究中书而有得者也。

又明金正希曰："人见一物必留一影于脑中。"此言人脑中如摄影镜子一般，此理虽无处可实验，而实确有可信。愚于此语悟得心与脑虽功用相辅助，有时亦有偏重于一部之时。如人追忆往事，恒作抬头想像之状，此凝神于脑，以印证旧留之影也。若研究新理，恒作低头默思之状，此凝神于心，无所依傍以期深造也。

更以愚自体验者明之。愚素留心算学，而未谙西法，欲学之又无师承。岁在丁酉，遂自购代数、几何诸书，朝夕研究，渐能通晓。而每当食蒜之后研究算学，即觉心上若有蛛丝细网幂住，与算理即有膈膜，因此不敢食蒜。且人陡遇惊恐甚剧之事即心中怔忡，或至手扪之亦觉其跳动。若谓神不在心，何他处不跳动乎！若谓伤脑其人即无知觉，试问果伤其心，其人亦复能知觉乎？

安 魂 汤

治心中气血虚损，兼心下停有痰饮，致惊悸不眠。

龙眼肉_{六钱}　　酸枣仁_{炒，捣，四钱}　　生龙骨_{捣末，五钱}　　生牡蛎_{捣末，五钱}

清半夏_{三钱}　　茯苓片_{三钱}　　生赭石_{轧细，四钱}

若服一、二剂后无效者，可于服汤药之外，临睡时用开水送服西药臭剥性详第七卷加味磁朱丸下一瓦，借其麻痹神经之力，以收一时之效，俾汤剂易于为力也。

方书谓痰饮停于心下，其人多惊悸不寐。盖心火也，痰饮水也，火畏水刑，故惊悸至于不寐也。然痰饮停滞于心下者，多由思虑过度，其人心脏气血恒因思虑而有所伤损。故方中用龙眼肉以补心血，酸枣仁以敛心气，龙骨、牡蛎以安魂魄，半夏、茯苓以清痰饮，赭石以导引心阳下潜，使之归藏于阴，以成瞌睡之功也。

一媪，年五十余，累月不能眠，屡次服药无效。诊其脉有滑象，且其身形甚丰腴，知其心下停痰也。为制此汤，服两剂而愈。

一妇人，年三十许，一月之间未睡片时，自言倦极仿佛欲睡，即无端惊恐而醒。诊其脉左右皆有滑象，遂用苦瓜蒂十枚，焙焦轧细，空心时开水送服，吐出胶痰数碗，觉心中异常舒畅，于临眠之先又送服熟枣仁细末二钱，其夜遂能安睡。后又调以利痰养心安神之药，连服十余剂，其证永不反复矣。

《内经》邪客篇有治目不得瞑方，用流水千里以外者八升，扬之万遍，取其清五升煮之，炊以苇薪。水沸，置秫米一升，制半夏_{制好之半夏}五合，徐炊令竭为一升半，去其渣饮汁一小杯，日三，稍益，以知为度知觉好也。故其病新发者，复杯则卧，汗出而已矣，久则三饮而已也。观此方之义，其用半夏，并非为其利痰，诚以半夏生当夏半，乃阴阳交换之时，实为由阳入阴之候，故能通阴阳和表里，使心中之阳渐渐潜藏于阴，而入睡乡也。秫米即芦稷之米俗名高粱，取其汁浆稠润甘缓，以调和半夏之辛烈也。水用长流水，更扬之万遍，名曰"劳水"，取其甘缓能滋养也。薪用苇薪，取其能畅发肾气上升，以接引心气下降，而交其阴阳也。观古人每处一方，并其所用之薪与水及其煎法、服法，莫不详悉备载，何其用心之周至哉。

按：《内经》之方多奇验，半夏秫米汤，取半夏能通阴阳，秫米能和脾胃，阴阳通、脾胃和，其人即可安睡。故《内经》谓"饮药后，复杯即暝"，言其效之神速也。乃后世因其药简单平常，鲜有用者，则良方竟埋没矣。门生高如璧治天津河北玄纬路刘姓，年四十二，四月未尝少睡，服药无效，问治法于愚，告以半夏秫米汤方。如璧因其心下发闷，遂变通经方，先用鲜莱菔四两切丝，煎汤两茶杯，再用其汤煎清半夏四钱服之。时当晚八点钟，其人当夜即能安睡，连服数剂，心下之满闷亦愈。

治 肺 病 方

黄 芪 膏

治肺有劳病，薄受风寒即喘嗽，冬时益甚者。

生箭芪四钱　　　　生石膏捣细，四钱

鲜茅根锉碎，四钱，如无鲜者，可用干者二钱代之

粉甘草细末二钱　　　生怀山药细末三钱　　　净蜂蜜一两

上药六味，先将黄芪、石膏、茅根，煎十余沸去渣，澄取清汁二杯，调入甘草、山药末同煎，煎时以箸搅之，勿令二末沉锅底，一沸其膏即成。再调入蜂蜜，令微似沸，分三次温服下，一日服完，如此服之，久而自愈。然此乃预防之药，喘嗽未犯时，服之月余，能拔除病根。

肺泡之体，原玲珑通彻者也。为其玲珑通彻，故具阖辟之机，而司呼吸之气，其阖辟之机无碍，即呼吸之气自如也。有时肺脏有所损伤，其微丝血管及肺泡涵津液之处，其气化皆湮淤凝滞，致肺失其玲珑之体，即有碍于阖辟之机，呼吸即不能自如矣。然当气候温和时，肺叶舒畅，呼吸虽不能自如，犹不至甚剧。有时薄受风寒，及令届冱寒之时，肺叶收缩，则瘀者益瘀，能阖而不能辟，而喘作矣。肺中之气化，瘀而且喘，痰涎壅滞，而嗽亦作矣。故用黄芪以补肺之阳，山药以滋肺之阴，茅根以通肺之窍，俾肺之阴阳调和，窍络贯通，其阖辟之力自适均也。用石膏者，因其凉而能散，其凉也能调黄芪之热，其散也能助茅根之通也。用甘草者，因其味甘，归脾益土，即以生金也。用蜂蜜者，因其甘凉滑润，为清肺润肺，利痰宁嗽之要品也。

茅根不但中空，周遭牝上兼有十余小孔，乃通体玲珑之物，与肺泡之形体大有相似，故善通肺泡之窍络。又治病之法，当兼取对宫之药，茅根系萑苇之属，于卦为震，禀初春少阳之气，升而能散，原肺脏对宫，肝家之药也。夫肺金主敛，肝木主散，此证因肺金之敛太过，故用茅根导引肝木之气，入肺以宣散之，俾其阖辟之机自若，而喘嗽均不作矣。

或问：凡药之名膏者，皆用其药之原汁，久经熬炼而成膏。今仅取黄芪、石膏、茅根之清汁，而调以山药、甘草之末与蜜，以成膏者何也？答曰：古人煎药，皆有火候，及药之宜先入、后入，或浸水掺入；及药之宜汤、宜膏、宜

丸、宜散之区别，然今人不讲久矣。如此方黄芪、茅根过炼，则宣通之力微，石膏过炼，则清凉之力减，此三味所以不宜熬膏也。然犹恐药入胃之后，由中焦而直趋下焦，其力不能灌注于肺。故加山药、蜂蜜之润而黏，甘草之和而缓者，调入成膏。使人服之，能留恋胃中不遽下，俾其由胃输脾，由脾达肺也。

或问：调之成膏者，恃山药、蜂蜜也。至甘草何不与黄芪、石膏同煎取汁，而亦为末调入？答曰：西人谓甘草微有苛苛即薄荷辣之味，煎之则甘味减，而苛辣之味转增。是以西人润肺之甘草水，止以开水浸之，取其味甘，且清轻之气上升也。此方将甘草调入汤中，止煎一沸，亦犹西人作甘草水之意也。

清金益气汤

治尪羸少气，劳热咳嗽，肺痿失音，频吐痰涎，一切肺金虚损之病。

| 生黄芪三钱 | 生地黄五钱 | 知　母三钱 | 粉甘草三钱 |
| 玄　参三钱 | 沙　参三钱 | 川贝母去心，二钱 | 牛蒡子炒，捣，三钱 |

一妇人，年四十，上焦发热，咳吐失音，所吐之痰自觉腥臭，渐渐羸瘦，其脉弦而有力。投以清火润肺之药，数剂不效。为制此汤，于大队清火润肺药中，加生黄芪一味以助元气，数剂见轻，十余剂后，病遂痊愈。

或问：脉既有力矣，何以复用补气之药？答曰：脉之有力，有真有假。凡脉之真有力者，当于敦厚和缓中见之，此脾胃之气壮旺，能包括诸脏也脾胃属土，能包括金、木、水、火诸脏腑。其余若脉象洪而有力，多系外感之实热；若滑而有力，多系中焦之热痰；若弦而有力，多系肝经之偏盛，尤为有病之脉，此证之脉是也。盖肺属金，肝属木，金病不能镇木，故脉现弦而有力之象。此肝木横恣，转欲侮金之象也。凡肺痿、肺痈之病，多有胁下疼者，亦系肝木偏胜所致。

一人，年三十余，肺中素郁痰火，又为外感拘束，频频咳嗽，吐痰腥臭，恐成肺痈，求为诊治。其脉浮而有力，关前兼滑。遂先用越婢汤，解其外感，咳嗽见轻，而吐痰腥臭如故。次用葶苈生者三钱纱袋装之大枣七枚劈开汤，泻其肺中壅滞之痰，间日一服。又用三七、川贝、粉甘草、金银花为散，鲜地骨皮煎汤，少少送服，日三次。即用葶苈大枣汤之日，亦服一次。如此调治数日，葶苈大枣汤用过三次，痰涎顿少，亦不腥臭。继用清金益气汤，贝母、牛蒡子各加一钱，连服十余剂，以善其后。

清金解毒汤

治肺脏损烂，或将成肺痈，或咳嗽吐脓血者，又兼治肺结核。

生明乳香三钱　　生明没药三钱　　粉甘草三钱　　　　生黄芪三钱

玄　　参三钱　　沙　参三钱　　牛蒡子三钱炒，捣　　贝　　母三钱

知　　母三钱　　三　七捣细，二钱，药汁送服

将成肺痈者去黄芪，加金银花三钱。

一人，年四十八，咳吐痰涎甚腥臭，夜间出汗，日形羸弱。医者言不可治，求愚诊视。脉数至六至，按之无力，投以此汤，加生龙骨六钱，又将方中知母加倍，两剂汗止，又服十剂痊愈。肺结核之治法，曾详载于参麦汤下在第一卷。然彼所论者，因肺结核而成劳瘵之治法，此方及后方，乃治肺结核而未成劳瘵者也。或服此二方不见效时，亦可兼服阿斯必林，其服法亦详参麦汤下。若兼

服几亚苏薄荷冰丸，其药性及服法，详载于醴泉饮在第一卷下。盐酸规尼涅详第七卷加味小柴胡汤下，亦可为辅用之品，因其善退肺炎，又善治贫血，炎退血生，结核之溃烂者自易愈也，其用量，每次服半瓦，一日可服两次。

安肺宁嗽丸

治肺郁痰火及肺虚热作嗽，兼治肺结核。

嫩桑叶一两　儿茶一两　硼砂一两　苏子一两，炒，捣
粉甘草一两

上药五味为细末，蜜作丸三钱重，早晚各服一丸，开水送下。

肺脏具阖辟之机，治肺之药，过于散则有碍于阖，过于敛则有碍于辟。桑得土之精气而生根皮甚黄燧应夏季是其明征，故长于理肺家之病，以土生金之义也。至其叶凉而宣通，最解肺中风热，其能散可知。又善固气化，治崩带脱肛肺气旺自无诸疾，其能敛可知。敛而且散之妙用，于肺脏阖辟之机尤投合也。硼砂之性凉而滑，能通利肺窍，儿茶之性凉而涩，能安敛肺叶。二药并用，与肺之阖辟亦甚投合。又佐以苏子之降气定喘，甘草之益土生金，蜂蜜之润肺清燥，所以治嗽甚效也。

按：硼砂、儿茶，医者多认为疮家专药。不知其理痰宁嗽，皆为要品。且二药外用，能解毒化腐生肌，故内服亦治肺结核，或肺中损烂，亦甚有效验。

或问：《本经》谓桑根白皮主五劳、六极。此方治劳嗽，不用皮而用叶，且不用霜桑叶，而用嫩叶者何居？答曰：树之有叶，犹人之有肺，是故人以肺为呼吸，植物即以叶为呼吸化学家谓叶能吸碳气吐氧气。以其叶治肺，实有同声相

应，同气相求之妙也。且桑根白皮，虽有补益之力，而与嗽之夹杂外感者，实有不宜。吴鞠通曾详论之，其言固不可废也。至桑叶必用嫩者，因嫩叶含有液质嫩叶采下叶蒂必出白浆，故能于人有所补益。若霜桑叶，乃干枯腐败之物，作柴用之尚可，岂可以之为药乎。

清凉华盖饮

治肺中腐烂，浸成肺痈，时吐脓血，胸中隐隐作疼，或旁连胁下亦疼者。

甘草六钱　　生明没药不去油，四钱　　丹参四钱　　知母四钱

病剧者加三七二钱捣细送服。脉虚弱者，酌加人参、天冬各数钱。

肺痈者，肺中生痈疮也。然此证肺中成疮者，十之一二，肺中腐烂者，十之八九。故治此等证，若葶苈、皂荚诸猛烈之药，古人虽各有专方，实不可造次轻用，而清火解毒化腐生肌之品，在所必需也。甘草为疮家解毒之主药，且其味至甘，得土气最厚，故能生金益肺，凡肺中虚损糜烂，皆能愈之，是以治肺痈便方，有单用生粉草四两煎汤，频频饮之者，而西人润肺药水，亦单有用甘草制成者。特其性微温，且有壅滞之意，而调以知母之寒滑，则甘草虽多用无碍，且可借甘草之甘温，以化知母之苦寒，使之滋阴退热，而不伤胃也。丹参性凉清热，色赤活血，其质轻松，其味微辛，故能上达于肺，以宣通脏腑之毒血郁热而消融之。乳香、没药同为疮家之要药，而消肿止疼之力，没药尤胜，故用之以参赞丹参，而痈疮可以内消。三七化瘀解毒之力最优，且化瘀血而不伤新血，其解毒之力，更能佐生肌药以速于生肌，故于病之剧者加之。至脉虚者，其气分不能运化药力，方虽对证无功，又宜助以人参。而犹恐有肺热

还伤肺之虞，是以又用天冬，以解其热也。

一人，年三十余，昼夜咳嗽，吐痰腥臭，胸中隐隐作疼，恐成肺痈，求为诊治。其脉浮而有力，右胜于左，而按之却非洪实。投以清金解毒汤在前，似有烦躁之意，大便又滑泻一次。自言从前服药，略补气分，即觉烦躁，若专清解，又易滑泄，故屡次延医无效也。遂改用粉甘草两半，金银花一两，知母、牛蒡子各四钱，煎汤一大碗，分十余次温饮下，俾其药力常在上焦，十剂而愈。后两月，因劳力过度旧证复发，胸中疼痛甚于从前，连连咳吐，痰中兼有脓血。再服前方不效，为制此汤，两剂疼止。为脉象虚弱，加野台参三钱，天冬四钱，连服十剂痊愈。

邑孝廉曾钧堂先生，愚之忘年友也。精通医学，曾告愚曰：治肺痈方，林屋山人犀黄丸最效。余用之屡次，皆随手奏功，今录其方于下，以备参观。

《证治全生集》王洪绪所著犀黄丸，用乳香、没药末各一两，麝香钱半，犀牛黄三分，共研细。取黄米饭一两捣烂，入药再捣为丸，莱菔子大，晒干（忌火烘）。每服三钱，热陈酒送下。

徐灵胎曰："苏州钱复庵咳血不止，诸医以血证治之，病益剧。余往诊，见其吐血满地，细审血中似有脓而腥臭。因谓之曰：此肺痈也，脓已成矣。《金匮》云'脓成则死'，然有生者。余遂多方治之，病家亦始终相信，一月而愈。盖余平日，因此证甚多，集唐人以来验方，用清凉之药以清其火，滋肺之药以养其血，滑降之药以祛其痰，芳香之药以通其气，更以珠黄之药解其毒，金石之药填其空，兼数法而行之，屡试必效。今治复庵，亦兼此数法而痊。"

按：此论诚为治肺痈者之准绳，故录之以备参观。

西人、东人，对于肺结核，皆视为至险之证。愚治以中药汤剂，辅以西药阿斯必林，恒随手奏效，参麦汤下论之甚详。而于近今，又得一治法。奉行清丈局科员宿贯中之兄，辽阳人，近年五旬，素有肺病。东人以为肺结核，屡次医治皆无效。一日忽给其弟来电报，言病势已革，催其速还。贯中因来院中，求为疏方，谓前数日来信言，痰嗽较前加剧，又添心中发热，今电文未言及病情，大约仍系前证，而益加剧也。夫病势至此，诚难挽回，因其相求恳切，遂为疏方：玄参、生山药各一两，而佐以川贝、牛蒡、甘草诸药。至家将药煎服，其病竟一汗而愈。始知其病之加剧者，系有外感之证。外感传里，阳明燥热，得凉润之药而作汗，所以愈也。其从前肺病亦愈者，因肺中之毒热随汗外透，暂觉愉快，而其病根实犹伏而未除也。后旬余其肺病复发，咳嗽吐痰腥臭。贯中复来询治法，手执一方，言系友人所赠，问可服否。视之林屋山人犀黄丸也。愚向者原拟肺结核可治以犀黄丸，及徐氏所论治肺痈诸药。为其价皆甚昂，恐病者辞费，未肯轻于试用。今有所见与愚同者，意其方必然有效。怂恿制其丸，服之未尽剂而愈。夫黄、麝原为宝贵之品，吾中医恒用之以救险证，而西人竟不知用何也？

奉天车站开饭馆者赵焕章，年四十许。心中发热、懒食、咳嗽、吐痰腥臭，羸弱不能起床。询其得病之期，至今已迁延三月矣。其脉一分钟八十五至，左脉近平和，右脉滑而实，舌有黄苔满布，大便四五日一行且甚燥。知其外感，稽留于肺胃，久而不去，以致肺脏生炎，久而欲腐烂也。西人谓肺结核证至此已不可治。而愚慨然许为治愈，投以清金解毒汤去黄芪，加生山药六钱、生石膏一两，三剂后热大清减，食量加增，咳嗽吐痰皆见愈。遂去山药，仍加黄芪三钱，又去石膏，以花粉六钱代之，每日兼服阿斯必林四分瓦之一，如此十余日后，病大见愈，身体康健，而间有咳嗽之时，因忙碌遂停药不服。二十日后，咳嗽又剧，仍吐痰有臭，再按原方加减治之，不甚效验。亦俾服犀黄丸病遂愈。

治 呕 吐 方

镇 逆 方

治呕吐，因胃气上逆，胆火上冲者。

生赭石_{轧细，六钱}　　青　黛_{二钱}　　清半夏_{三钱}　　生杭芍_{四钱}

龙胆草_{三钱}　　　吴茱萸_{一钱}　　生　姜_{二钱}　　野台参_{二钱}

薯蓣半夏粥

治胃气上逆，冲气上冲，以致呕吐不止，闻药气则呕吐益甚，诸药皆不能下咽者。

生山药_{一两，轧细}　　清半夏_{一两}

上二味，先将半夏用微温之火淘洗数次，不使分毫有矾味。用做饭小锅，勿用药甑煎取清汤约两杯半，去渣调入山药细末，再煎两三沸，其粥即成，和白砂糖食之。若上焦有热者，以柿霜代砂糖，凉者用粥送服干姜细末半钱许。

按：吐后口舌干燥，思饮水者热也。吐后口舌湿润，不思饮水者凉也。若呕吐既久，伤其津液，虽有凉者亦可作渴，又当细审其脉，滑疾为热，弦迟为凉。滑而无力，为上盛下虚，上则热而下或凉。弦而有力，为冲胃气逆，脉似热却非真热。又当问其所饮食者，消化与否，所呕吐者，改味与否，细心询问体验，自能辨其凉热虚实不误也。

从来呕吐之证，多因胃气冲气并而上逆。半夏为降胃安冲之主药，故《金匮》治呕吐，有大、小半夏汤。特是呕者，最忌矾味，而今之坊间鬻者，虽清半夏亦有矾，故必将矾味洗净，而后以治呕吐，不至同于抱薪救火也。其多用至一两者，诚以半夏味本辛辣，因坊间治法太过，辣味全消，又经数次淘洗，其力愈减，必额外多用之，始能成降逆止呕之功也。而必与山药作粥者，凡呕吐之人，饮汤则易吐，食粥则借其稠黏留滞之力，可以略存胃腑，以待药力之施行。且山药在上大能补肺生津，则多用半夏不虑其燥，在下大能补肾敛冲，则冲气得养，自安其位。且与半夏皆无药味，故用于呕吐甚剧，不能服药者尤宜也。

有因"胆倒"而呕吐不止者。《续名医类案》载许宣治一儿十岁，从戏台倒跌而下，呕吐苦水，绿如菜汁。许曰：此"胆倒"也，胆汁倾尽则死矣。方用温胆汤，加枣仁、代赭石，正其胆腑。可名正胆汤，一服吐止。

按：此证甚奇异，附载于此，以备参考。

治 膈 食 方

参赭培气汤

治膈食第五期《衷中参西录》第三卷论胃病噎膈治法及反胃治法〔1〕宜参看

潞党参六钱　　天门冬四钱　　生赭石轧细，八钱　清半夏三钱

淡苁蓉四钱　　知　母五钱　　当归身三钱

柿霜饼五钱，服药后含化徐徐咽之

人之一身，自飞门以至魄门，一气主之，亦一气悬之。故人之中气充盛，则其贲门胃之上口宽展，自能容受水谷，下通幽门胃之下口以及小肠大肠，出为二便，病何由而作。若中气衰惫，不能撑悬于内，则贲门缩小，以及幽门、小肠、大肠皆为之紧缩。观膈证之病剧者，大便如羊矢，固因液短，实亦肠细也。况中气不旺，胃气不能息息下降，而冲气转因胃气不降，而乘虚上干，致痰涎亦随逆气上并，以壅塞贲门。夫此时贲门已缩如藕孔，又加逆气痰涎以壅塞其间，又焉能受饮食以下达乎。故治此证者，当以大补中气为主，方中之人参是也。以降逆安冲为佐，以清痰理气为使，方中之赭石、半夏、柿霜是也。又虑人参性热、半夏性燥，故又加知母、天冬、当归、柿霜以清热润燥、生津生血也。用苁蓉者，以其能补肾，即能敛冲，冲气不上冲，则胃气易于下降。且患

---

〔1〕　论胃病噎膈治法及反胃治法，由于注释较长，故写在本书附录中，见本书389页。

此证者，多有便难之虞，苁蓉与当归、赭石并用，其润便通结之功，又甚效也。若服数剂无大效，当系贲门有瘀血，宜加三棱、桃仁各二钱。

一叟，年六十余得膈证，向愚求方。自言犹能细嚼焦脆之物，用汤水徐徐送下，然一口咽之不顺，即呕吐不能再食，且呕吐之时，带出痰涎若干。诊其脉关后微弱，关前又似滑实，知其上焦痰涎壅滞也。用此汤加邑武帝台所产旋覆花二钱，连服四剂而愈。

仲景《伤寒论》有旋覆代赭石汤，原治伤寒汗、吐、下解后，心下痞鞕，噫气不除。周扬俊、喻嘉言皆谓治膈证甚效。拙拟此方，重用赭石，不用旋覆花者，因旋覆花《本经》原言味咸，今坊间所鬻旋覆花，苦而不咸，用之似无效验。惟邑武帝台为汉武帝筑台望海之处，地多咸卤，周围所产旋覆花，大于坊间鬻者几一倍，其味咸而兼辛，以治膈食甚效，诚无价之良药也。夫植物之中，含咸味者甚少，惟生于咸卤之地，故能饶有咸味，与他处产者迥异。为僻在海滨，无人采取购买，其处居民亦不识为药物，俗名六月兰，但取其作柴，惜哉！

或问：《本经》旋覆花，未言苦亦未言辛。药坊之苦者，既与《本经》之气味不合，岂武帝台之辛者，独与《本经》之气味合乎？答曰：古人立言尚简，多有互文以见义者。《本经》为有文字后第一书，其简之又简可知。故读《本经》之法，其主治未全者，当于气味中求之；其气味未全者，即可于主治中求之。旋覆花《本经》载其主结气，胁下满，惊悸，除水，去五脏间寒热，补中下气。三复《本经》主治之文，则覆花当为平肝降气之要药，应借金之辛味，以镇肝木，其味宜咸而兼辛明矣。至于苦味，性多令人涌吐，是以旋覆花不宜兼此味也。且其花开于六月，而能预得七月庚金之气，故《尔雅》又名之曰："盗庚"。庚者金也，其味辛也。顾其名而思其义，则旋覆花宜咸而兼辛尤明矣。有用拙拟之方者，有可用之旋覆花，其味不至甚苦，亦可斟酌加入也。

一人，年四十六，素耽叶子戏，至废寝食。初觉有气上冲咽喉，浸至妨碍饮食，时或呕吐不能下行。其脉弦长而硬，左右皆然，知系冲气挟胃气上冲。治以此汤，加武帝台旋覆花二钱、生芡实四钱，降其冲逆之气而收敛之，连服十剂而愈。

族家姑，年五旬有六，初觉饮食有碍，后浸增重，惟进薄粥，其脉弦细无力。盖生平勤俭持家，自奉甚薄，劳心劳力又甚过。其脉之细也，因饮食菲薄而气血衰；其脉之弦也，因劳心过度而痰饮盛也。姑上有两姊，皆以此疾逝世，气同者其病亦同，惴惴自恐不愈。愚毅然以为可治，投以此汤，加白术二钱、龙眼肉三钱，连服十余剂痊愈。

堂侄女，年四十八岁，素羸弱多病。侄婿与两甥皆在外营业，因此自理家务，劳心过度，恒彻夜不寐。于癸卯夏日得膈证。时愚远出，遂延他医调治，屡次无效。及愚旋里，病势已剧。其脉略似滑实，重按无力。治以此汤，加龙眼肉五钱，两剂见轻，又服十余剂痊愈。

奉天北镇县萧叟，年六十七岁，友人韩玉书之戚也。得膈证延医治不愈。迁延五六月，病浸加剧，饮水亦间有难下之时。因玉书介绍，来院求为诊治。其脉弦长有力，右部尤甚。知其冲气上冲过甚，迫其胃气不下降也。询其大便，干燥不易下，多日不行，又须以药通之。投以参赭培气汤，赭石改用一两。数剂后，饮食见顺，脉亦稍和，觉胃口仍有痰涎杜塞，为加清半夏三钱，连服十剂，饮食大顺，脉亦复常，大便亦较易。遂减赭石之半，又服数剂，大便一日两次。遂去赭石、柿霜饼、当归、知母，加于术三钱，数剂后自言，觉胃中消化力稍弱。此时痰涎已清，又觉胃口似有疙瘩，稍碍饮食之路。遂将于术改用六钱，又加生鸡内金捣细二钱，佐于术以健运脾胃，即借以消胃口之障碍，连服十余剂痊愈。

友人吴瑞五奉天铁岭治姜姓叟，年六十余，得膈食证。屡次延医调治，服药半载，病转增进。瑞五投以参赭培气汤，为其脉甚弦硬，知其冲气上冲，又兼血液枯少也。遂加生芡实以收敛冲气，龙眼肉以滋润血液，一剂能进饮食，又连服七八剂，饮食遂能如常。

治吐衄方

寒 降 汤

治吐血、衄血，脉洪滑而长，或上入鱼际，此因热而胃气不降也，以寒凉重坠之药，降其胃气则血止矣。

生赭石轧细，六钱　　清半夏三钱　　蒌仁炒，捣，四钱　　生杭芍四钱

竹　茹三钱　　　牛蒡子炒，捣，三钱　　　　　粉甘草钱半

一童子，年十四，陡然吐血，一昼夜不止，势甚危急，其父通医学，自设有药房亦束手无策。时愚应其邻家延请，甫至其村，急求为诊视。其脉洪长，右部尤重按有力，知其胃气因热不降，血随逆气上升也。为拟此汤，一剂而愈，又服一剂，脉亦和平。

一人，年十八，偶得吐血证，初不甚剧，因医者误治，遂大吐不止。诊其脉如水上浮麻，莫辨至数，此虚弱之极候也。若不用药立止其血，危可翘足而待。遂投以此汤，去竹茹，加生山药一两，赭石改用八钱，一剂血止。再诊其脉，左右皆无，重按亦不见。愚不禁骇然。询之心中亦颇安稳，惟觉疲懒无力。忽忆吕沧洲曾治一发斑证，亦六脉皆无，沧洲谓脉者血之波澜，今因发斑伤血，血伤不能复作波澜，是以不见，斑消则脉出矣。遂用白虎加人参汤，化其斑毒，脉果出详案在第七卷青盂汤下。今此证大吐亡血，较之发斑伤血尤甚，脉之重按不见，或亦血分虚极，不能作波澜欤？其吐之时，脉如水上浮麻者，或因气逆火盛，强迫其脉外现欤？不能闻其诊毕还里相距十里，途中复连连呕吐，岂

因路间失血过多欤？踌躇久之，乃放胆投以大剂六味地黄汤，减茯苓、泽泻三分之二，又加人参、赭石各数钱，一剂脉出。又服平补之药二十余剂，始复初。

《金匮》治心气不足吐衄，有泻心汤，大黄与黄连、黄芩并用，后世未窥仲景制方之意，恒多误解。不知所谓心气不足者，非不足也，若果不足，何又泻之。盖此证因阳明胃腑之热，上逆冲心，以致心中怔忡不安，若有不足之象。仲景从浅处立说，冀人易晓，遂以心气不足名之。故其立方，独本《内经》吐血、衄血责重阳明不降之旨，用大黄直入阳明之腑，以降其逆上之热，又用黄芩以清肺金之热，使其清肃之气下行，以助阳明之降力，黄连以清心火之热，使其元归潜伏，以保少阴之真液，是泻之实所以补之也。且黄连之性肥肠止泻，与大黄并用，又能逗留大黄之力，使之不至滑泻，故吐衄非因寒凉者，服之莫不立愈。且愈后而瘀血全消，更无他患，真良方也。即使心气果系不足，而吐衄不止将有立危之势，先用泻心汤以止其吐衄，而后从容调补，徐复其正，所谓急则治标，亦医家之良图也。乃世人竟畏大黄力猛，不敢轻用，即或用之，病家亦多骇疑。是以愚不是已，拟此寒降汤，重用赭石，以代大黄降逆之力，屡次用之，亦可随手奏效也。

或问：后世本草谓血证忌用半夏，以其辛而燥也。子所拟寒降汤，治吐衄之因热者，何以方中仍用半夏，独不虑其辛燥伤血乎？答曰：血证须有甄别，若虚劳咳嗽，痰中带血，半夏诚为所忌。若大口吐血，或衄血不止，虽虚劳证，亦可暂用半夏以收一时之功，血止以后，再徐图他治。盖吐血之证，多由于胃气挟冲气上逆；衄血之证，多由于胃气、冲气上逆，并迫肺气亦上逆。《内经》厥论篇曰："阳明厥逆，喘咳身热，善惊，衄、呕血"，煌煌圣言，万古不易。是治吐衄者，原当以降阳明之厥逆为主，而降阳明胃气之逆者，莫半夏若也。

斯更可以前哲之言征之。黄坤载曰："人之中气，左右回旋，脾主升清，胃主降浊。在下之气不可一刻而不升，在上之气不可一刻而不降。一刻不升则清气下陷，一刻不降则浊气上逆。浊气上逆，则呕哕痰饮皆作，一切惊悸、眩晕、吐衄、咳喘、心痞、胁胀、膈噎、反胃种种诸病于是生焉。胆为少阳之腑，属甲木而化相火，顺则下行，而温肾水，相火宁秘，故上清而下暖；逆则上行，出水府而升火位，故下寒而上热。然甲木所以息息归根温水脏者，缘于胃腑戊土之下降。戊土不降，甲木失根，神魂飘荡，此惊悸、眩晕所由来也；二火升炎，肺金被克，此燥渴、烦躁所由来也；胆胃上逆，木土壅迫，此痞闷、膈噎所由来也。凡此诸证，悉宜温中燥土之药，加半夏以降之。其火旺金热者，须用清敛金火之品，然肺为病标，胃为病本，胃气不降，金火无下行之路也。半夏辛燥开通，沉重下达，入胃腑而降逆气。胃土右转，浊痰扫荡，肺腑冲和，神气归根，绵绵不竭矣。血原于脏而统于经，升于肝而降于肺。肝脾不升，则血病下陷，肺胃不降，则血病上逆。缘中脘湿寒，胃土上郁，浊气冲塞，肺气隔碍，收令不行，是以吐衄，此与虚劳惊悸，本属同原。未有虚劳之久不生惊悸，惊悸不止不至吐衄者。当温中燥土，煖水敛火，以治其本，而用半夏降摄胃气，以治其标。庸工以为阴虚火动，不宜半夏，率以清凉滋润之法，刊诸纸素。千载一辙，四海同风。《灵枢》半夏秫米之奥旨治目不得瞑，在邪客篇，鲜有解者，可胜叹哉！"

按：因寒因热，皆可使胃气不降。然因热胃气不降者，人犹多知之，因寒胃气不降者，则知者甚鲜。黄氏论胃气不降，专主因寒一面，盖有所感触而言也。曾有一少妇，上焦烦热，不能饮食，频频咳吐，皆系稀涎，脉象弦细无力。知系脾胃湿寒，不能运化饮食下行，致成留饮为恙也。询其得病之初，言偶因咳嗽懒食，延本处名医投以瓜蒌、贝母、麦冬之类，旋愈旋即反复，服药月余竟至如此。遂为开苓桂术甘汤，加干姜、半夏细观第三卷理饮汤后跋语自知，且细为剖析用药之意。及愚旋里，其药竟不敢服，复请前医治之，月余而亡。夫世之所谓名医者，其用药大抵如此，何不读黄氏之论，而反躬自省也哉！

门人高如璧实验一方，赭石、滑石等分研细，热时新汲井泉水送服，冷时开水送服一两或至二两，治吐衄之因热者甚效。如璧又在保阳，治一吐血证甚剧者，诸药皆不效。诊其脉浮而洪，至数微数，重按不实。初投以拙拟保元寒降汤，稍见效，旋又反复。如璧遂放胆投以赭石二两、台参六钱、生杭芍一两，一剂而愈。

唐容川曰："平人之血畅行脉络，充达肌肤，是谓循经，谓循其经之常道也。一旦不循其常，溢出于肺胃之间，随气上逆，于是吐出。盖人身之气游于血中而出于血外，故上则出为呼吸，下则出为二便，外则出于皮毛而为汗。其气冲和，则气为血之帅，血随之而运行；血为气之守，气得之而静谧。气结则血凝，气虚则血脱，气迫则血走，气不止而血欲止不可得矣。方其未吐之先，血失其经常之道，或由背脊走入膈间，由膈溢入胃中。病重者其血之来辟辟弹指，漉漉有声，病之轻则无声响。故凡吐血胸背必疼，是血由背脊而来，气迫之行不得其和，故见背疼之证。又或由两胁下走油膜入小肠，重则潮鸣有声，逆入于胃以致吐出，故凡失血复多腰胁疼痛之证。此二者来路不同，治法亦异。由背上来者，以治肺为主，由胁下来者，以治肝为主。盖肺为华盖，位在背与胸膈，血之来路，既由其界分溢而出，自当治肺为是；肝为统血之脏，位在胁下，血从其地而来，则又以治肝为是。然肝肺虽系血之来路，而其吐出，实则胃主之也。凡人吐痰吐食，皆胃之咎。血虽非胃所生，然同是吐证，安得不责之于胃。况血之归宿在于血海，冲为血海，其脉隶于阳明，未有冲气不逆上，而血逆上者也。仲景治血以治冲为要。冲脉隶于阳明，治阳明即治冲也。阳明之气下行为顺，今乃逆吐，失其下行之令，急调其胃，使气顺吐止，则血不致奔脱矣。此时血之原委不暇究治，惟以止血为第一要法。血止之后，其离经而未吐出者，是为瘀血。既与好血不相合，反与好血不相能，或壅而成热，或变而成痨，或结瘕成刺疼，日久变证未可预料，必亟为消除以免后来诸患，故以消瘀为第二法。止吐消瘀之后，又恐血再潮动，则须用药安之，故以宁血为第三法。邪之所凑，其正必虚，去血既多，阴无有不虚者。阴者阳之守，阴虚则阳无所附，久则阳随而亡，故又以补虚为收功之法。四者乃通治血证之大纲也。"

按：此论甚精当。愚向拟治吐衄诸方，犹未见唐氏书，今补录之以备参观。

温 降 汤

治吐衄脉虚濡而迟，饮食停滞胃口不能消化，此因凉而胃气不降也，以温补开通之药，降其胃气，则血止矣。

白　术三钱　　　清半夏三钱　　生山药六钱　　干　姜三钱

生赭石轧细，六钱　生杭芍二钱　　川厚朴钱半　　生　姜二钱

一童子，年十三四，吐血数日不愈，其吐之时，多由于咳嗽。诊其脉甚迟濡，右关尤甚。疑其脾胃虚寒，不能运化饮食，询之果然。盖吐血之证，多由于胃气不降。饮食不能运化，胃气即不能下降。咳嗽之证，多由于痰饮入肺；饮食迟于运化，又必多生痰饮，因痰饮而生咳嗽，因咳嗽而气之不降者，更转而上逆，此吐血之所由来也。为拟此汤，一剂血止，数剂咳嗽亦愈。

一童子，年十三，从愚读书。一日之间衄血四次。诊其脉甚和平，询之亦不觉凉热。为此证热者居多，且以童子少阳之体，时又当夏令，遂略用清凉止血之品，衄益甚，脉象亦现微弱，遂改用此汤，一剂而愈。

或问：此汤以温降为名，用药宜热不宜凉矣。乃既用干姜之热，复用芍药之凉，且用干姜而更用生姜者何也？答曰：脾胃与肝胆，左右对峙之脏腑也。肝胆属木中藏相火，其性恒与热药不宜。用芍药者，所以防干姜之热力入肝也。且肝为藏血之脏，得芍药之凉润者以养之，则宁谧收敛，而血不妄行。更与生姜同用，且能和营卫，调经络，引血循经，此所以用干姜又用生姜也。

清 降 汤

治因吐衄不止，致阴分亏损，不能潜阳而作热，不能纳气而作喘。甚或冲气因虚上干，为呃逆、为眩晕。心血因虚甚不能内荣，为怔忡、为惊悸不寐。或咳逆，或自汗，诸虚证蜂起之候。

生山药一两　　　　　清半夏三钱　　净萸肉五钱　　生赭石六钱，轧细

牛蒡子炒，捣，二钱　　生杭芍四钱　　甘　草钱半

保元寒降汤

治吐血过多，气分虚甚，喘促咳逆，血脱而气亦将脱。其脉上盛下虚，上焦兼烦热者。

生山药一两　　野台参五钱　　生赭石轧细，八钱　　　知　母六钱

大生地六钱　　生杭芍四钱　　牛蒡子炒，捣，四钱　　三　七二钱，细轧，药汁送服

一叟，年六十四，素有劳疾，因劳嗽太甚，呕血数碗。其脉摇摇无根，或一动一止，或两三动一止。此气血虚极，将脱之候也。诊脉时见其所嗽吐者，痰血相杂。询其从前呕吐之时心中发热。为制此汤，一剂而血止，又服数剂脉亦调匀。

保元清降汤

治吐衄证，其人下元虚损，中气衰惫，冲气胃气因虚上逆，其脉弦而硬急，转似有力者。

野台参五钱　　　　生赭石轧细，八钱　　　生芡实六钱　　生山药六钱

牛蒡子炒，捣，二钱　　生杭芍炒，捣，二钱　　甘草钱半

友人毛仙阁曾治一少年吐血证。其人向经医者治愈，旋又反复。仙阁诊其脉弦而有力，知其为冲胃之气上逆也。遂于治吐血方中，重用半夏、赭石以降逆，白芍、牡蛎不煅以敛冲泻热，又加人参以补其中气，使中气健旺以斡旋诸药成功。有从前为治愈之医者在座，颇疑半夏不可用，仙阁力主服之。一剂血止，再剂脉亦和平，医者讶为异事。仙阁晓知曰："此证乃下元虚损，冲气因虚上逆，并迫胃气亦上逆，脉似有力而非真有力，李士材《四字脉诀》所谓：直上直下，冲脉昭昭者，即此谓也。若误认此脉为实热，而恣用苦寒之药凉其血分，血分因凉而凝，亦可止而不吐，而异日瘀血为恙，竟成劳瘵者多矣。今方中用赭石、半夏以镇冲气，使之安其故宅，而即用白芍、牡蛎以敛而固之，使之永不上逆。夫血为气之配，气为血之主，气安而血自安矣，此所以不治吐血，而吐血自止也。况又有人参之大力者，以参赞诸药，使诸药之降者、敛者，皆得有所凭借以成功乎。"医者闻之，肃然佩服，以为闻所未闻云。

秘　红　丹

治肝郁多怒，胃郁气逆，致吐血、衄血及吐衄之证屡服他药不效者，无论

因凉因热，服之皆有捷效。

　　川大黄细末一钱　　油肉桂细末一钱　　生赭石细末六钱

　　上药三味，将大黄、肉桂末和匀，用赭石末煎汤送下。

　　一妇人，年近三旬，咳嗽痰中带血，剧时更大口吐血，常觉心中发热。其脉一分钟九十至，按之不实。投以滋阴宁嗽降火之药数剂无效。因思此证，若用药专止其嗽，嗽愈其吐血亦当愈。遂用川贝九钱，煎取清汤四茶钟，调入生山药细末一两，煮作稀粥。俾于一日连进二剂，其嗽顿止，此方可为治虚嗽良方，吐血证亦遂愈。数日后，觉血气上潮，肺复作痒而嗽，因此又复吐血。自言夜间睡时，常作生气恼怒之梦，怒极或梦中哭泣，醒后必然吐血。据所云，其肝气必然郁遏，遂改用舒肝连翘薄荷不可多用、泻肝龙胆楝子之品，而以养肝柏子仁生阿胶、镇肝生龙骨生牡蛎之药辅之，数剂病稍减轻，而犹间作恼怒之梦，梦后仍复吐血。欲辞不治，病家又信服难却，再四踌躇，恍悟平肝之药，以桂为最要，肝属木，木得桂则枯也，以桂作钉钉树，其树立枯，而单用之则失于热；降胃止血之药，以大黄为最要观《金匮》治吐衄有泻心汤，重用大黄可知，胃气不上逆，血即不逆行也，而单用之又失于寒，若二药并用，则寒热相济，性归和平，降胃平肝，兼顾无遗。况俗传方，原有用此二药为散，治吐血者详后化瘀理血汤下，用于此证当有捷效，而再以重坠之药辅之，则力专下行，其效当更捷也。遂用大黄、肉桂细末各一钱和匀，再用生赭石细末煎汤送下，吐血顿愈，恼怒之梦，亦从此不作。后又遇吐血者数人，投以此方，皆随手奏效。至其人身体壮实而暴得吐血者，又少变通其方，大黄、肉桂细末各用钱半，将生赭石细末六钱与之和匀，分三次服，白开水送下，约点半钟服一次。生赭石可以研末服之理详前参赭镇气汤下。

　　按：肉桂味辣而兼甜，以甜胜于辣者为佳，辣胜于甘者次之。然约皆从生旺树上取下之皮，故均含有油性，皆可入药，至其薄厚不必计也，若其味不但不甚甜，且不甚辣，又兼甚干枯者，是系枯树之皮，不可用也。

二　鲜　饮

治虚劳证，痰中带血。

鲜茅根四两，切碎　　鲜　藕四两，切片

煮汁常常饮之，旬日中自愈。若大便滑者，茅根宜减半，再用生山药细末两许，调入药汁中，煮作茶汤服之。

茅根善清虚热而不伤脾胃，藕善化瘀血而兼滋新血，合用之为涵养真阴之妙品。且其形皆中空，均能利水，血亦水属，故能引泛滥逆上之血徐徐下行，安其部位也。

堂兄赞宸，年五旬，得吐血证，延医治疗不效。脉象滑数，摇摇有动象，按之不实。时愚在少年，不敢轻于疏方。因拟此便方，煎汤两大碗，徐徐当茶温饮之，当日即见愈，五六日后病遂脱然。自言未饮此汤时，心若虚悬无着，既饮后，觉药力所至，若以手按心，使复其位，此其所以愈也。

按：茅根遍地皆有，春初秋末，其根甚甜，用之尤佳。至于藕以治血证，若取其化瘀血，则红莲者较优；若用以止吐衄，则白莲者胜于红莲者。

三　鲜　饮

治同前证兼有虚热者，即前方加鲜小蓟根二两。

京都名蓟门，故畿内之地，各处皆有大、小蓟。乃以本地土物，医者犹多不能辨认。恒以大蓟为小蓟，小蓟为大蓟，殊属可怪。夫二蓟之形象，最易辨别。大蓟叶绉，初贴地而生，状类蒲公英。嫩时可生啖当菜蔬，老则自叶心出茎，高二三尺，茎上亦有小叶，花黄色亦如蒲公英，俗名曲曲菜。小蓟边有芒刺，故亦名刺蓟，嫩时即生茎，其叶在茎上，高尺许，花紫色状如小绒球，嫩时可作羹，俗名青青菜，亦名刺儿菜。大、小蓟皆能清血分之热，以止血热之妄行，而小蓟尤胜。凡因血热妄行之证，单用鲜小蓟根数两煎汤，或榨取其自然汁，开水冲服，均有捷效，诚良药也。医者多视为寻常土物而忽之，可谓贵耳贱目矣。

小蓟茎中生虫，即结疙瘩如小枣。若取其鲜者十余枚捣烂，开水冲服，治吐衄之因热者甚效。邻村李心泉，愚之诗友也，曾告愚曰："余少年曾得吐血证，屡次服药不效，后得用小蓟疙瘩便方，服一次即愈。因呼之谓清凉如意珠，真药中之佳品也。"

化 血 丹

治咳血，兼治吐衄，理瘀血，及二便下血。

花蕊石煅，存性，三钱　　　三　七二钱　　　血　余煅，存性，一钱

共研细，分两次，开水送服。

世医多谓三七为强止吐衄之药，不可轻用，非也。盖三七与花蕊石同为止血之圣药，又同为化血之圣药，且又化瘀血而不伤新血，以治吐衄，愈后必无他患。此愚从屡次经验中得来，故敢确实言之。即单用三七四五钱，或至一两，以治吐血、衄血及大小便下血，皆效。常常服之，并治妇女经闭成癥瘕。

至血余，其化瘀血之力不如花蕊石、三七，而其补血之功则过之，以其原为人身之血所生，而能自还原化，且煅之为炭，而又有止血之力也。

曾治一童子，年十五，大便下血，数月不愈，所下者若烂炙，杂以油膜，医者诿谓不治。后愚诊视其脉，弦数无力。俾用生山药轧细作粥，调血余炭六、七分服之，日二次，旬日痊愈。

作血余炭法：用壮年剃头的短发，洗净剪碎，以锅炒至融化，晾凉轧细，过罗服之。

补络补管汤

治咳血、吐血，久不愈者。

生龙骨捣细，一两　　生牡蛎捣细，一两　　萸　肉去净核，一两
三　七研细，二钱，药汁送服

服之血犹不止者，可加赭石细末五六钱。

一妇人，年三十许，咳血三年，百药不效，即有愈时，旋覆如故。后愚诊视，其夜间多汗，先用龙骨、牡蛎、萸肉各一两煎服，以止其汗。一剂汗止，再服一剂，咳血之病亦愈。自此永不反复。后又治一少年，或旬日，或浃辰之间，必吐血数口，浸至每日必吐，屡治无效。其脉近和平，微有芤象，亦治以龙骨、牡蛎、萸肉各一两，三剂而愈。张景岳谓："咳嗽日久，肺中络破，其人必咳血。"西人谓胃中血管损伤破裂，其人必吐血。龙骨、牡蛎、萸肉，性皆收涩，又兼具开通之力，三药之性，详第一卷既济汤、来覆汤与第四卷理郁升陷汤，第八卷清带汤下，故能补肺络与胃中血管，以成止血之功，而又不至有遽止之患，致留

瘀血为恙也。又佐以三七者，取其化腐生新，使损伤之处易愈，且其性善理血，原为治衄之妙品也。

咳血之原由于肺，吐血之原由于胃，人之所共知也。而西人于吐血，论之尤详。其说谓胃中多回血管，有时溃裂一二处而血出，其故或因胃本体自生炎证，烂坏血管，或因跌打外伤，胃中血管断裂，其血粽黑而臭秽，危险难治。但此类甚少，常见之证，大概血管不曾溃裂，其血亦可自管中溢出，其血多带黑色。因回血管之血色原紫黑，而溢出在胃，胃中酸汁又能令血色变黑也。若血溢自胃中血管，即时吐出，其色亦可鲜红。其病原，或因胃致病，或因身虚弱血质稀薄，皆能溢出。有胃自不病，或因别经传入于胃，如妇女倒经，是子宫之血传入于胃。又如肝脾胀大，血不易通行，回血管满溢，入胃则吐出，入大、小肠则便出，便与吐之路不同，其理一也。

吐血紫黑者，方书多谓系瘀血，愚向疑其不然，又不能确指其果系何故。今观此论，心始昭然。又论中所谓回血管，乃导回紫血入心之管也。管内有门，门无定处，其体比脉管稍薄，其径稍大，有血则圆，无血则扁。总管二支，由心右上房而出。一支向下以接下身、脏腑、两足之回血，一支向上以接头脑、两手之回血，散布小支，一如脉管之状。但脉管深居肉内者多，而回血管深浅皆有，蓝色无脉者是也。另有一种，名曰微丝血管，目力不能见，以镜显之，见密结如网，骨肉内外遍体皆然，与血脉管、回血管两尾相通，故赤紫两血通行无碍。夫血以赤色为正，其有紫色者何也。凡血运行，由心左下房发源，直出血脉总管，流布周身，长骨肉，养身命。然渐行渐改其性，迨由微丝血管入回血管之中，其色遂变为紫矣。由是紫血由回血管行近至心，流归总血管，以达心右上房，转落右下房。右下房有大血管一支，长寸许，即分为二，以入肺左右叶，运行肺中，随呼气吐出碳气，复随吸气纳进氧气，其色复变为赤。即由肺血管左右各二支回心左上房，转落左下房，复出血脉总管，往来运行，如环无端。

按：化学家谓空气中所含之气，大要可分为二种。一为氧气，一为氮气。

氮气居百分之七十九，氧气居百分之二十一。氧气者，养人之生气也。然氮气多而氧气少者，诚以氧气浓烈，必须以氮气淡之，而后得其和平。人之百体，日有消长，其合骨肉用者，固赖血以生之，不合骨肉用者，又须赖血以出之。何以血行渐改变为紫色，缘其中有碳气也。碳气者，乃身体中无用之物，杂化为气，与氧气合即有毒，与炭气同类，故曰碳气。凡人一呼一吸，合为一息，呼者吐碳气也，吸者吸氧气也。氧气入血则赤，赤为正血，碳气入血则紫，紫为坏血。故紫血必须入肺，运至气胞之上，泄碳气于胞内，气管递而出之，是为一呼。碳气既出，复递生气以入，直抵胞内，血遂摄之，是为一吸。呼吸一停，转流改换，人始无病。

或问：西人回血管之说，甚微妙矣，然其说可确信乎？答曰：其说确有凭据，以其虽为行血之管，而按之无动脉也。心体常动，每呼吸之间，约动四次。每心一动，即激发新血注于脉管中，而周身之脉管，皆随之一动。特其管多深藏肉里，故人周身动脉处无多。至回血管，多浅在肉外，微透青色，世俗误呼为青筋者皆是，虽密络周身，而按之皆不动。与血脉管之行血，实有进退之分。血脉管鼓进新血，随心力运行，故按之常动。回血管收回陈血，不随心力运行，故按之不动。盖运久之血，中含碳气，渐变紫色，赖心部收回，注之于肺，呼出碳气，吸进氧气，仍变为赤，此造化之神妙也。若心于回血管，亦鼓之使动，则其气机外向，即不能收回陈血。是以不借心力鼓之，惟借血脉管之余力，透过微丝血管以运行之，如微弱之水，涓涓徐流，不起波澜，以转回于心部。故曰因其按之无动脉，而可决为回血管也。向尝疑治痧证者，刺血管放血，其血莫不发紫。若谓其证因热甚而血发紫，何以因寒之证其血亦紫。且周身之血既发紫，何以止刺其数处出血少许，病或即愈。今乃知其所刺者皆回血管，其出血无多而病可愈者，放出碳气之力也。

或又问：西人回血管之说既可信，则其膈肺呼出碳气，吸进氧气，血仍变赤，复归于心之说，亦必可信，何以古圣贤皆未言及？答曰：此理《内经》言之，扁鹊《难经》亦言之，而《难经》较详。其书第一节曰"十二经皆有动脉，独取寸口，以决五脏六腑，死生吉凶之法，何谓也？然答词也寸口者脉之大会，手太阴之动脉也。人一呼脉行三寸，一吸脉行三寸，呼吸定息，脉行六寸。人一昼夜凡一万三千五百息，脉行五十度《内经》谓十六丈二尺为一度周于身，漏水下百刻。荣卫行阳二十五度，行阴二十五度，为一周也。故五十度复会于手太阴。寸口者，五脏六腑之所终始，故取法于寸口也。"盖人之脏腑，皆有血脉管与回血管。其回血管之血，由心至肺将碳气呼出，是诸脏腑之回血管至此而终也。迨吸进氧气，其血仍赤，归于心而散于诸脏腑，是诸脏腑之血脉管自此而始也。故曰五脏六腑之所终始也。为肺能终始诸脏腑，是以诸脏腑之病，可于肺之寸口动脉候之，而寸口之动脉，遂可分其部位而应诸脏腑矣。特古书语意浑含，有待于后世阐发耳。

或又问：回血管之说，证以秦越人《难经》益可确信。然据西人之说，谓吐紫黑成块者，亦系回血管之血，何以人之腑中或胁下，素有瘀积，偶有因吐紫黑成块之血而愈者？答曰：此等证，西人亦尝论及，谓有因肝脾瘀血及他处瘀血由胃而出，而胃自不病者，吐后即觉松适，所谓以病医病也。然他处瘀血，既假道于胃而出，虽云胃自不病，而胃中回血管必有溃裂之处，亦宜治以化瘀，兼收涩之药。浓煎龙骨牡蛎汤，送下三七细末，可以顷刻奏效。若但认为瘀血，任其倾吐，未有不危殆者。此有关性命之证，医者切宜知之。

或又问：据西人之说，是他经之血，皆可以借径于胃而吐出。至咳血出于肺，而他处之血，亦或借径于肺而上行否？答曰：此问甚精微，然可实指而确论之也。吾友苏明阳先生，当世之哲学士也著有天地新学说。尝告愚曰：肺管下行连心、连肝及胆。其相连之处，心及肝胆，皆有门与之相通，再下行至脐下，连于气海。气海即《医林改错》谓其状若倒提鸡冠花者是也。然相连之处，仍有膜膈之在若通若不通之间。因气海之中，所存者元气，若与此管不通，则元气不能上达，若与此管过通，元气又不能存蓄也。气海之下，又有管与之相连，亦在若通若不通之间。其管由气海之下，转而上行，循脊梁上贯脑部，复转而下行。气海上之管任脉也，下之管督脉也。人当未生之时，息息得母之气化，以贯注于气海。迨其气化充满，即冲开督任二脉，以灌溉诸脏腑，此人之先天，督任所以常通也。既生之后，气海之来源既停，其中所存之元气，遂蕴蓄其中，以为百年寿命之根。而其所以培养诸脏腑者，端借呼吸与饮食之力，此人之后天，督任所以不通也。愚曾即其言，验诸物类，剖解之时，其形迹亦分毫不谬。由是观之，是心肝之血皆可由喉出也。任脉在下焦，又与冲脉血海相通，斯下焦之血亦可由喉出也。夫喉为肺管，其正支入肺，其分支即为任脉之管。凡血自任脉上溢而出于喉者，虽非借径于肺，与借径于肺者无异也。再者，人之咳嗽不已则气必上升，而血即可随之上溢。其血因嗽可从肺管上溢，久之亦可因嗽自胃管上溢。故凡自上失血之证兼咳嗽者，无论咳血、吐血、衄血，皆当急治愈其咳嗽，为要着也。

或问：《内经》谓阳明厥逆，则吐衄。西人谓胃中血管损伤破裂出血，则吐血。此二说亦相通乎？答曰：阳明厥逆，胃腑气血必有膨胀之弊，此血管之所以易破也。降其逆气，血管之破者自闭。设有不闭。则用龙骨、牡蛎诸收涩之药以补之，防其溃烂，佐以三七、乳香、没药诸生肌之品以养之。此拙拟补络补管汤所以效也。设使阳明未尝厥逆，胃中血管或因他故而破裂，则血在胃中，亦恒随饮食下行自大便出，不必皆吐出也。

此方原无三七，有乳香、没药各钱半。偶与友人景山谈及，景山谓："余治吐血，亦用兄补络补管汤，以三七代乳香、没药，则其效更捷。"愚闻之遂欣然易之。

景山又谓："龙骨、牡蛎能收敛上溢之热，使之下行，而上溢之血，亦随之下行归经。至萸肉为补肝之妙药，凡因伤肝而吐血者，萸肉又在所必需也。且龙骨、牡蛎之功用神妙无穷，即脉之虚弱已甚，日服补药毫无起象，或病虚极不受补者，投以大剂龙骨、牡蛎，莫不立见功效，余亦不知其何以能然也。"愚曰：人身阳之精为魂，阴之精为魄。龙为天地之元阳所生，理详第五卷从龙汤下，故能安魂。牡蛎为水之真阴结成海气结为蚝山即牡蛎山，故能强魄。魂魄安强，精神自足，虚弱自愈也。是龙骨、牡蛎，固为补魂魄精神之妙药也。

邑有吐血久不愈者。有老医于平津先生，重用赤石脂二两，与诸止血药治之，一剂而愈。后其哲嗣锦堂向愚述其事，因诘之曰："重用赤石脂之义何居？"锦堂曰："凡吐血多因虚火上升，然人心中之火，亦犹炉中之火，其下愈空虚，而火上升之力愈大，重用赤石脂，以填补下焦，虚火自不上升矣。"愚曰："兄之论固佳，然犹有剩义。赤石脂重坠之力，近于赭石，故能降冲胃之逆，其黏涩之力，近于龙骨、牡蛎，故能补血管之破。兼此二义，重用石脂之奥妙，始能尽悉。是以愚遇由外伤内，若跌碰致吐血久不愈者，料其胃中血管必有伤损，恒将补络补管汤去萸肉，变汤剂为散剂，分数次服下，则龙骨、牡蛎不但有黏涩之力，且较煎汤服者，更有重坠之力，而吐血血亦即速愈也。"锦堂闻之欣然曰："先严用此方时，我年尚幼，未知详问，今闻兄言觉我多矣。"

邑张某，家贫佣力，身挽辘车运货远行，因枵腹努力太过，遂致大口吐血。卧病旅邸，恐即不起。意欲还里，又乏资斧。乃勉强徒步徐行，途中又复连吐不止，目眩心慌，几难举步。腹中觉饥，怀有干饼，又难下咽。偶拾得山楂十数枚，遂和干饼食之。觉精神顿爽，其病竟愈。盖酸者能敛，而山楂则酸敛之中，兼有化瘀之力。与拙拟补络补管汤之意相近，故获此意外之效也。

化瘀理膈丹

治力小任重，努力太过，以致血瘀膈上，常觉短气。若吐血未愈者，多服补药或凉药，或多用诸药炭，强止其血，亦可有此病，皆宜服此药化之。

三七二钱，捣细　　鸦胆子去皮，四十粒

上药二味，开水送服，日两次。凡服鸦胆子，不可嚼破，若嚼破味即苦不能下咽，强下咽亦多呕出。

一童子，年十四，夏日牧牛野间。众牧童嬉戏，强屈其项背，纳头袴中，倒缚其手，置而弗顾，戏名为看瓜。后经人救出，气息已断。俾盘膝坐，捶其腰背，多时方苏。惟觉有物填塞胸膈，压其胸中大气，妨碍呼吸。剧时气息仍断，两目上翻，身躯后挺。此必因在袴中闷极之时努挣不出，热血随努挣之气力上溢，而停于膈上也。俾单用三七三钱捣细，开水送服，两次痊愈。

一人，年四十七，素患吐血。医者谓其虚弱，俾服补药，连服十余剂，觉胸中发紧，而血溢不止。后有人语以治吐血便方，大黄、肉桂各五分轧细，开水送服，一剂血止。然因从前误服补药，胸中常觉不舒，饮食减少，四肢疲懒无力。愚诊之，脉似沉牢，知其膈上瘀血为患也。俾用鸦胆子五十粒去皮，糖水送服，日两次，数日而愈。

治 消 渴 方

玉 液 汤

治消渴。消渴，即西医所谓糖尿病，忌食甜物。

生山药一两　　生黄芪五钱　　知　母六钱　　生鸡内金捣细，二钱

葛　根钱半　　五味子三钱　　天花粉三钱

消渴之证，多由于元气不升，此方乃升元气以止渴者也。方中以黄芪为主，得葛根能升元气。而又佐以山药、知母、花粉以大滋真阴。使之阳升而阴

应，自有云行雨施之妙也。用鸡内金者，因此证尿中皆含有糖质，用之以助脾胃强健，化饮食中糖质为津液也。用五味者，取其酸收之性，大能封固肾关，不使水饮急于下趋也。

邑人某，年二十余，贸易津门，得消渴证。求津门医者，调治三阅月，更医十余人不效。归家就医于愚。诊其脉甚微细。旋饮水旋即小便，须臾数次。投以此汤，加野台参四钱，数剂渴见止，而小便仍数。又加萸肉五钱，连服十剂而愈。

方书消证，分上消、中消、下消。谓上消口干舌燥，饮水不能解渴，系心移热于肺，或肺金本体自热不能生水，当用人参白虎汤；中消多食犹饥，系脾胃蕴有实热，当用调胃承气汤下之；下消谓饮一斗溲亦一斗，系相火虚衰，肾关不固，宜用八味肾气丸。按：白虎加人参汤，乃《伤寒论》治外感之热传入阳明胃腑，以致作渴之方。方书谓上消者宜用之，此借用也。愚曾试验多次，然必胃腑兼有实热者，用之方的。中消用调胃承气汤，此须细为斟酌，若其右部之脉滑而且实，用之犹可，若其人饮食甚勤，一时不食即心中怔忡，且脉象微弱者，系胸中大气下陷，中气亦随之下陷，宜用升补气分之药，而佐以收涩之品与健补脾胃之品，拙拟升陷汤在第四卷后有治验之案可参观，若误用承气下之，则危不旋踵。至下消用八味肾气丸，其方《金匮》治男子消渴，饮一斗溲亦一斗，而愚尝试验其方，不惟治男子甚效，即治女子亦甚效。曾治一室女得此证，用八味丸变作汤剂，按后世法，地黄用熟地，桂用肉桂，丸中用几两者改用几钱，惟茯苓、泽泻各用一钱，两剂而愈。后又治一少妇得此证，投以原方不效，改遵古法，地黄用干地黄即今生地，桂用桂枝，分量一如前方，四剂而愈。此中有宜古宜今之不同者，因其证之凉热，与其资禀之虚实不同耳。

尝因化学悟出治消渴之理。今试以壶贮凉水置炉上，壶外即凝有水珠，恒至下滴。迨壶热则其水珠即无。盖炉心必有氢气上升，与空气中之氧气合，即能化水，着于凉水壶上，即可成珠下滴。迨壶热则所着之水，旋着旋即涸去，故又不见水。人腹中之气化壮旺，清阳之气息息上升，其中必挟有氢气上升，与自肺吸进之氧气相合，亦能化水，着于肺泡之上，而为津液。津液充足，自能不渴。若其肺体有热，有如炉上壶热，所着之水旋即涸去，此渴之所由来也。当治以清热润肺之品，若因心火热而铄肺者，更当用清心之药；若肺体非热，因腹中气化不升，氢气即不能上达于肺，与吸进之氧气相合而生水者，当用升补之药，补其气化，而导之上升，此拙拟玉液汤之义也。然氢气必随清阳上升，而清阳实生于人身之热力，犹炉心有火，而炉心始有氢气上升也。故消渴之证，恒有因脾胃湿寒、真火衰微者，此肾气丸所以用桂、附，而后世治消渴，亦有用干姜、白术者。尝治一少年，咽喉常常发干，饮水连连不能解渴，诊其脉微弱迟濡，投以四君子汤，加干姜、桂枝尖，一剂而渴止矣。又有湿热郁于中焦作渴者，苍柏二妙散、丹溪越鞠丸，皆可酌用。

滋膵饮

治同前证。

生箭芪五钱　　大生地一两　　生怀山药一两　　净萸肉五钱

生猪胰子切碎，三钱

上五味，将前四味煎汤，送服猪胰子一半，至煎渣时，再送服余一半。若遇中、上二焦积有实热脉象洪实者，可先服白虎加人参汤数剂，将实热消去强半，再服此汤，亦能奏效。

消渴一证，古有上、中、下之分，谓其证皆起于中焦而极于上、下。究之，无论上消、中消、下消，约皆渴而多饮多尿，其尿有甜味。是以《圣济总录》论消渴谓："渴而饮水多，小便中有脂，似麸而甘。"至谓其证起于中焦，是诚有理，因中焦膵病，而累及于脾也。盖膵为脾之副脏，在中医书中，名为"散膏"，即扁鹊《难经》所谓脾有"散膏"半斤也，膵尾衔接于脾门，其全体之动脉又自脾脉分支而来，故与脾有密切之关系。有时膵脏发酵，多酿甜味，由水道下陷，其人小便遂含有糖质。迨至膵病累及于脾，致脾气不能散精达肺《内经》谓脾气散精上达于肺则津液少，不能通调水道《内经》谓肺通调水道，下归膀胱则小便无节，是以渴而多饮多溲也。尝阅《申报》有胡适之者，因病消渴，求治于北平协和医院，久而无效，惧而旋里，亦以为无药可医矣。其友劝其延中医治疗，服药竟愈。所用方中以黄芪为主药，为其能助脾气上升，还其散精达肺之旧也。《金匮》有肾气丸善治消渴。其方以干地黄即生地黄为主，取其能助肾中之真阴，上潮以润肺，又能协同山萸肉以封固肾关也。又向因治消渴，曾拟有玉液汤方在前，方中以生怀山药为主，屡试有效。近阅医报且有单服山药以治消渴而愈者，以其能补脾固肾，以止小便频数。而所含之蛋白质，又能滋补膵脏，使其"散膏"充足。且又色白入肺，能润肺生水，即以止渴也。又俗传治消渴方，单服生猪胰子可愈。盖猪胰子即猪之膵，是人之膵病，而可补以物之膵也。此亦犹鸡内金，诸家本草皆谓其能治消渴之理也。鸡内金与猪胰子，同为化食之物也。愚因集诸药合为一方，以治消渴屡次见效。因敢笔之于书，以公诸医界。

附记：天津卢抑甫君评此方云：按糖尿病一证，在西医病理上之研究，由于膵脏之岛素组织萎缩，制造内分泌物之机能减却，故对于付肾之内分泌物亚笃列那林助肝脏造糖之过胜技能不能制止，因而血液内含糖量过多，以致尿内亦含有糖质，西医起初无适切之治法。自西历一千九百二十年，西医邦廷古氏由牛、马、豕等之膵脏抽出其内分泌物，名之曰依苏林，注射于皮下或静脉内，能使血内过量之糖立即减少，虽至病剧陷于昏睡时，亦有起死回生之望。今先生治糖尿病之处方内，有猪胰一味，属于古来脏器疗法，与现今西医之内分泌疗法暗合。但古人只知以脏补脏，不知其有内分泌物之作用。又内服之法不如注射，因经口入胃，其有效成分为酸性胃液所破坏，即难奏效。注射则成分直达于病所，其奏效必确也。如除去猪胰子之脂肪、结缔组织及蛋白酵素，制成水制流膏，使仅含有抗糖物质，再加碱性液以防制其胃液之酸性，则内服之缺点可以免去。病人不欲行注射者，当以此法为最良矣。中国古方治糖尿病，有黄芪汤与八味丸，以新学理释之，必有使糖量减少之作用。至于何种药味有此作用，尚待研究，此时难以指定也。日医博士上条秀介，曾于中药何首乌抽出一种有效成分，名之曰巴利够宁，以治糖尿病，确有减少糖质作用，发表治验报告，东西医界甚为惊异。我国医家如能于黄芪汤、八味丸抽出某药成分，证明有减糖质作用，则上条秀介不能专美于前矣。然而未能抽出者，科学落后，其程度不如人也。以哲学的药性治哲学的病理，则终于哲学的范围而已。而先生此方由黄芪汤与八味丸脱胎变体而来，有西医制方之精神，又加猪胰子之脏器疗法，暗合于科学之原理，此则为现今医界所未有，而为鄙人所钦佩无已者也。

又先生所著之《医学衷中参西录》中，各种处方类于此方之理想者甚多，鄙人临证采用多收良效，拟撰张氏医方新解，以西医之理发明之，俾西医界中亦可放胆试用，此诚沟通中西之资藉也。以后得暇，当按方循序披露，登于拙撰医学报即医药卫生浅说报，以便使中西医界之参考，庶于当今医学有小补云。

观卢君此段议论，诚当今医界之伟人也。卢君印（谦）先毕业于西医校，后又自精心研究中医，生平临证以西理断病，以中药治病，自命为新医学家。凡所用之中药，皆细心研究其成分，将其有用之成分提出，制成为流液，或制为结晶用之，较诸药片恒有捷效，且将其提出诸药之成分，恒披露于所撰医报中。卢君自命为新医学家，洵非虚语也。

治 癃 闭 方

宣 阳 汤

治阳分虚损，气弱不能宣通，致小便不利。

野台参四钱　　威灵仙钱半　　寸麦冬六钱，带心　　地肤子一钱

济 阴 汤

治阴分虚损，血亏不能濡润，致小便不利。

怀熟地一两　　生龟板五钱，捣碎　　生杭芍五钱　　地肤子一钱

阴分阳分俱虚者，二方并用，轮流换服，如下案所载服法，小便自利。

一媪，年六十余，得水肿证，延医治不效。时有专以治水肿名者，其方秘而不传。服其药自大便泻水数桶，一身肿尽消。言忌咸百日，可保永愈。数日又见肿，旋复如故。服其药三次皆然，而病人益衰惫矣。盖未服其药时，即艰于小便，既服药后，小便滴沥全无，所以旋消而旋肿也。再延他医，皆言服此药，愈后复发者，断乎不能调治。后愚诊视，其脉数而无力。愚曰：脉数者阴分虚也，无力者阳分虚也。膀胱之腑，有下口无上口，水饮必随气血流行，而

后能达于膀胱，出为小便。《内经》所谓"州都之官，津液存焉，气化则能出"者是也。此脉阴阳俱虚，致气化伤损，不能运化水饮以达膀胱，此小便所以滴沥全无也。《易》系辞曰："日往则月来，月往则日来，日月相推，而明生焉。寒往则暑来，暑往则寒来，寒暑相推，而岁成焉。往者屈也，来者信伸音也，屈信相感，而利生焉。"此天地之气化，即人身之气化也。爰立两方，一方以人参为君，辅以麦冬以济参之热，灵仙以行参之滞，少加地肤子为向导药，名之曰宣阳汤，以像日像暑；一方以熟地为君，辅以龟板以助熟地之润，芍药以行熟地之滞，芍药善利小便，故能行熟地之泥，亦少加地肤子为向导药，名之济阴汤，以像月像寒。二方轮流服之，以像日月寒暑相推、往来屈伸相感之义。俾先服济阴汤，取其贞下起元也。服至三剂小便稍利，再服宣阳汤，亦三剂小便大利，又再服济阴汤，小便直如泉涌，肿遂尽消。病家疑而问曰："前服济阴汤，小便微通，此时又服之，何其功效百倍于从前？"答曰：善哉问也。前服济阴汤，似于冬令，培草木之根荄，以厚其生长之基也，于服宣阳汤数剂后，再服济阴汤，如纯阳月后，一阴二阴甫生，时当五六月大雨沛行，万卉之畅茂，有迥异寻常者矣。

或问：西人谓膀胱有进水之口，在出水之口下，其口斜透膀胱，且有油膜绕护，故不易辨认。西人实验最精，其说必不差谬。子论膀胱，何以仍遵古说？答曰：西人之说虽得之实验，然必以中法参之，始能尽脏腑之微奥。唐容川曰："三焦之根，出于肾系。两肾之间，有油膜一条连于脊骨，自下而上，第七节命门穴处，即肾系也。由肾系下生连网油膜俗名网油，西人名连网，是为下焦，中生板油，是为中焦，上生膈膜，是为上焦。盖三焦即人身之油膜，上络心肺、中络脾胃、下络肠与肾连膀胱。食入于胃由肠而下，饮入于胃，则胃之四面皆有微丝血管将水吸出，散走油膜之上，即三焦也。水缘三焦下行，由肾漉过，以达膀胱。"今试取物胕验之，其出水口下，油膜绕护之处，即与三焦连网相连之处，初无外露之口。三焦气化流行，自能运转水饮，由连网而达于膀胱。《内经》所谓"三焦者决渎之官，水道出焉"者是也。由斯观之，其进水之口，原在若有若无之间，谓之有可也，谓之无亦无不可也。彼西人驳三焦之说，而不知其所谓连网即三焦，且不知连网生于肾系，是实验虽精而犹未精也。

一妇人，年三十许，因阴虚小便不利，积成水肿甚剧，大便亦旬日不通。一老医投以八正散不效，友人高夷清为出方，用生白芍六两，煎汁两大碗，再用阿胶二两，熔化其中，俾病人尽量饮之。老医甚为骇疑，夷清力主服之，尽剂而二便皆通，肿亦顿消。后老医与愚觌面，为述其事，且问此等药何以能治此病。答曰：此必阴虚不能化阳，以致二便闭塞。白芍善利小便，阿胶能滑大便，二药并用，又大能滋补真阴，使阴分充足，以化其下焦偏胜之阳，则二便自能通利也。

长子荫潮治一水肿证。其人年六旬，二便皆不通利，心中满闷，时或烦躁。知其阴虚积有内热，又兼气分不舒也。投以生白芍三两，橘红、柴胡各三钱，一剂二便皆通。继服滋阴理气，少加利小便之药而愈。

一妇人，年四十许，得水肿证，百药不效，偶食绿豆稀饭，觉腹中松畅，遂连服数次，小便大利而愈。有人向愚述其事，且问所以能愈之故。答曰：绿豆与赤小豆同类，故能行水利小便，且其性又微凉，大能滋阴退热。凡阴虚有热，致小便不利者，服之皆有效也。

白茅根汤

治阴虚不能化阳，小便不利，或有湿热壅滞，以致小便不利，积成水肿。

白茅根掘取鲜者，去净皮与节间小根，细切。一斤

将茅根用水四大碗煮一沸，移其锅置炉旁，候十数分钟，视其茅根若不沉

水底，再煮一沸，移其锅置炉旁，须臾视其根皆沉水底，其汤即成。去渣温服多半杯，日服五六次，夜服两三次，使药力相继，周十二时，小便自利。

茅根形象中空，颇类苇根。鲜者煮稠汁饮之，则其性微凉，其味甘而且淡。为其凉也，故能去实火；为其甘也，故能清虚热；为其淡也，故能利小便。且其根不但中空，周遭扎上有十二小孔细视可见，像人十二经络。故又能宣通脏腑，畅达经络，兼治外感之热，而利周身之水也。然必须如此煮法，服之方效。若久煎，其清凉之性及其宣通之力皆减，服之即无效矣。所煮之汤，历一昼夜即变绿色，若无发酵之味，仍然可用。

一妇人，年四十余，得水肿证，其翁固诸生，而精于医者，自治不效，延他医诊治亦不效，偶与愚遇，问有何奇方，可救此危证。因细问病情，知系阴虚有热，小便不利。遂俾用鲜茅根煎浓汁，饮旬日痊愈。

一媪，年六十年，得水肿证。医者用药，治愈三次皆反复，再服前药不效。其子商于梓匠，欲买棺木。梓匠固其亲属，转为求治于愚。因思此证反复数次，后服药不效者，必是病久阴虚生热，致小便不利。细问病情，果觉肌肤发热，心内作渴，小便甚少。俾单用鲜白茅根煎汤，频频饮之，五日而愈。

一妇人，年四十许，得水肿证。其脉象大致平和，而微有滑数之象。俾浓煎鲜茅根汤饮之，数日病愈强半。其子来送信，愚因嘱之曰：有要紧一言，前竟忘却。患此证者，终身须忌食牛肉。病愈数十年，食之可以复发。执意其子未返，已食牛肉，且自觉病愈，出坐庭中，又兼受风，其证陡然反复，一身尽肿，两目因肿甚不能开视。愚用越婢汤发之，以滑石易石膏，用越婢汤原方，常有不汗者，若以滑石易石膏则易得汗，一剂汗出，小便顿利，肿亦见消。再饮白茅根汤，数日病遂痊愈。

按：白茅根，拙拟二鲜饮与三鲜饮，用以治吐衄，此方又用以治水肿，而其功效又不止此也。愚治伤寒温病，于大便通后，阳明之盛热已消，恒俾浓煮鲜茅根汤，渴则饮之，其人病愈必速，且愈后即能饮食，更无反复之患。盖寒温愈后，其人不能饮食与屡次复病者，大抵因余热未尽，与胃中津液未复也。

白茅根甘凉之性，既能清外感余热，又能滋胃中津液。至内有郁热，外转觉凉者，其性又善宣通郁热使达于外也。

又按：凡膨胀，无论或气、或血、或水肿，治愈后，皆终身忌食牛肉。盖牛肉属土，食之能壅滞气血，且其彭亨之形，有似腹胀，故忌之也。医者治此等证，宜切嘱病家，慎勿误食。

温 通 汤

治下焦受寒，小便不通。

椒　目炒，捣，八钱　　小茴香炒，捣，二钱　　威灵仙三钱

人之水饮，由三焦而达膀胱。三焦者，身内脂膜也。曾即物类验之，其脂膜上皆有微丝血管，状若红绒毛，即行水之处。此管热则膨胀，凉则凝滞，皆能闭塞水道。若便浊兼受凉者，更凝结稠黏堵塞溺管，滴沥不通。故以椒目之滑而温、茴香之香而热者，散其凝寒，即以通其窍络。更佐以灵仙温窜之力，化三焦之凝滞，以达膀胱，即化膀胱之凝滞，以达溺管也。凉甚者，肉桂、附子、干姜皆可酌加。气分虚者，更宜加人参助气分以行药力。

加味苓桂术甘汤

治水肿小便不利，其脉沉迟无力，自觉寒凉者。

于　术三钱　　桂枝尖二钱　　茯苓片二钱　　甘　草一钱

干　姜三钱　　人　参三钱　　乌附子二钱　　威灵仙一钱五分

肿满之证，忌用甘草，以其性近壅滞也，惟与茯苓同用，转能泻湿满，故方中未将甘草减去。若肿胀甚剧，恐其壅滞者，去之亦可。

服药数剂后，小便微利，其脉沉迟如故者，用此汤送服生硫磺末四、五厘。若不觉温暖，体验渐渐加多，以服后移时觉微温为度。

人之水饮，非阳气不能宣通。上焦阳虚者，水饮停于膈上。中焦阳虚者，水饮停于脾胃。下焦阳虚者，水饮停于膀胱。水饮停蓄既久，遂渐渍于周身，而头面肢体皆肿，甚或腹如抱瓮，而膨胀成矣。此方用苓桂术甘汤，以助上焦之阳。即用甘草协同人参、干姜以助中焦之阳。又人参同附子名参附汤能固下焦元阳将脱，协同桂枝更能助下焦之阳桂枝上达胸膈，下通膀胱，故肾气丸用桂枝不用肉桂。三焦阳气宣通，水饮亦随之宣通，而不复停滞为患矣。至灵仙与人参并用，治气虚小便不利甚效此由实验而知，故前所载宣阳汤并用之，而其通利之性，又能运化术、草之补力，俾胀满者服之，毫无滞碍，故加之以为佐使也。若药服数剂后，脉仍如故，病虽见愈，实无大效。此真火衰微太甚，恐非草木之品所能成功，故又用生硫磺少许，以补助相火。诸家本草，谓其能使大便润，小便长，补火之中大有行水之力，故用之，因凉成水肿者尤良也。第八卷载有服生硫磺法，其中有治水肿之验案宜参观。

脉沉水肿与脉浮水肿迥异。脉浮者，多系风水，腠理闭塞，小便不利。当以《金匮》越婢汤发之，通身得汗，小便自利，若浮而兼数者，当是阴虚火动，宜兼用凉润滋阴之药。脉沉水肿，亦未可遽以凉断，若沉而按之有力者，系下焦蕴热未化，仍当用凉润之药，滋阴以化其阳，小便自利，惟其脉沉而且迟，微弱欲无，询之更自觉寒凉者，方可放胆用此汤无碍，或但服生硫磺，试验渐渐加多，亦可奏效。特是肿之剧者，脉之部位皆肿，似难辨其沉浮与有力无力，必重按移时，使按处成凹始能细细辨认。

按：苓桂术甘汤，为治上焦停饮之神方。《金匮》曰："短气有微饮，当从小便去之，苓桂术甘汤主之，肾气丸亦主之。"喻嘉言注云："呼气短，宜用苓桂术甘汤以化太阳膈上之气；吸气短，宜用肾气丸以纳少阴肾经之气。"推喻氏之意，以为呼气短，则上焦阳虚，吸气短，则下焦阴虚，故二方分途施治。然以之为学者说法，以自明其别有会心则可；以之释《金匮》，谓其文中之意本如是则不可。何者？仲景当日著书立言，原期后世易于率由，使二方果如此分用，仲景何竟统同言之，致令后世费如许推测。盖膈上与膀胱相隔虽远，实皆太阳寒水之所统贯。太阳者天地，膈上也。寒水者水也，肾之腑膀胱也。水气上升而为云，复得天气下降而为水，天水相连，升降一气，此太阳寒水所以相并而为一经也。愚临证体验多年，见有膈上气旺而膺胸开朗者，必能运化水饮下达膀胱，此用苓桂术甘汤治饮之理也，见有肾气旺而膀胱流通者，又必能吸引水饮下归膀胱，此用肾气丸治饮之理也。故仲景于上焦有微饮而短气者，并出两方，任人取用其一，皆能立建功效。况桂枝为宣通水饮之妙药，茯苓为淡渗水饮之要品，又为二方之所同乎。且《金匮》之所谓短气，乃呼气短，非吸气短也。何以言之，吸气短者，吸不归根即吐出，《神农本经》所谓吐吸，即喘之替言也。《金匮》之文，有单言喘者，又有短气与喘并举者。若谓短气有微饮句，当兼呼气短与吸气短而言，而喘与短气并举者，又当作何解耶惟论溢饮变其文曰气短似言吸气短。

用越婢汤治风水，愚曾经验，遇药病相投，功效甚捷。其方《金匮》以治风水恶风，一身悉肿，脉浮不渴，续自汗出，无大热者。而愚临证体验以来，即非续自汗出者用之亦可，若一剂而汗不出者，可将石膏易作滑石分量须加重。

寒 通 汤

治下焦蕴蓄实热，膀胱肿胀，溺管闭塞，小便滴沥不通。

滑 石一两　　生杭芍一两　　知 母八钱　　黄 柏八钱

一人，年六十余，溺血数日，小便忽然不通，两日之间滴沥全无。病人不能支持，自以手揉挤，流出血水少许，稍较轻松。揉挤数次，疼痛不堪揉挤。彷徨无措，求为诊治。其脉沉而有力，时当仲夏，身覆厚被，犹觉寒凉，知其实热郁于下焦，溺管因热而肿胀不通也。为拟此汤，一剂稍通，又加木通、海金沙各二钱，服两剂痊愈。

升麻黄芪汤

治小便滴沥不通，偶因呕吐咳逆，或侧卧欠伸，可通少许，此转胞也。用升提药，提其胞而转正之，胞系不了戾，小便自利。

生黄芪五钱　　当 归四钱　　升 麻二钱　　柴 胡二钱

一妇人，产后小便不利，遣人询方。俾用生化汤加白芍，治之不效。复来询方，言有时恶心呕吐，小便可通少许。愚恍悟曰：此必因产时努力太过，或撑挤太甚，以致胞系了戾，是以小便不通。恶心呕吐，则气机上逆，胞系有提转之势，故小便可以稍通也。遂为拟此汤，一剂而愈。

三焦之气化不升则不降。小便不利者，往往因气化下陷，郁于下焦，滞其升降流行之机也。故用一切利小便之药不效，而投以升提之药恒多奇效。是以拙拟此汤，不但能治转胞，并能治小便癃闭也。

古方有但重用黄芪治小便不利，积成水肿者。陆定圃《冷庐医话》载："海宁许珊林观察，精医理。官平度州时，幕友杜某之戚王某，山阴人。夏秋间，忽患肿胀，自顶至踵，大倍常时，气喘声嘶，大小便不通，危在旦夕。因求观察诊之。令用生黄芪四两，秫米一酒盅，煎一大碗，用小匙逐渐呷服。至盏许，气喘稍平，即于一日间服尽，移时小便大通，溺器易三次，肿亦随消，惟脚面消不及半。自后仍服此方，黄芪自四两至一两，随服随减。佐以祛湿平胃之品，两月复元，独脚面有钱大一块不消。恐次年复发，劝其归，届期果患前证。延绍城医士诊治，痛诋前方，以为不死乃是大幸。遂用除湿猛剂，十数服而气绝。次日，将及盖棺，其妻见其两目微动，呼集众人环视，连动数次。复用芪米汤灌救，至满口不能下，少顷眼忽一睁，汤俱下咽，从此便出声矣。服黄芪至数斤，并脚面之肿全消而愈。观察之弟，辛未曹部，谓此方治验多人。先是嫂吴氏，患子死腹中，浑身肿胀，气喘身直，危在顷刻。余兄遍检名人医案，得此方遵服，便通肿消，旋即产下，一无所苦。后在平度有姬顾姓，患肿胀脱胎，此方数服而愈。继又治愈数人，王某更在后矣。"盖黄芪实表，表虚则水聚皮里膜外，而成肿胀，得黄芪以开通水道，水被祛逐，胀自消矣。

按：水肿之证，有虚有实，实者似不宜用黄芪。然其证实者甚少，而虚者居多。至其证属虚矣，又当详辨其为阴虚阳虚，或阴阳俱虚。阳虚者气分亏损，可单用重用黄芪，若医话中所云云者。阴虚者其血分枯耗，宜重用滋阴之药，兼取阳生阴长之义，而以黄芪辅之。至阴阳俱虚者，黄芪与滋阴之药，可参半用之。医者不究病因，痛诋为不可用，固属卤莽，至其连用除湿猛剂，其卤莽尤甚。盖病至积成水肿，即病因实者，其气血至此，亦有方损。猛悍药，或一再用犹可。若不得已而用至数次，亦宜以补气血之药辅之。况其证原属重用黄芪治愈之虚证乎。至今之医者，对于此证，纵不用除湿猛剂，亦恒多用利水之品，不知阴虚者，多用利水之药则伤阴；阳虚者，多用利水之药亦伤阳。夫利水之药，非不可用。然贵深究其病因，而为根本之调治，利水之药，不过用作向导而已。

附方：葛稚川《肘后方》治小便不通，用大蝼蛄二枚，取下体，以水一升渍饮，须臾即通。又《寿域方》用土狗后半，焙研调服半钱，小便即通，生研亦可。又《唐氏经验方》用土狗后截和麝香捣，纳脐中缚定，即通。

按：土狗即蝼蛄，《日华本草》谓其治水肿，头面肿。李时珍谓其通大小便，治石淋，诚为利小便要药。凡小便不通者，无论凉热虚实，皆可加于药中以为向导。即单服之亦甚有效验。然观古方，皆用其后半截。盖其前半，开破之力多，后半利水力多。若治二便皆不通者，当全用之。

俗传治小便不通闻药方：用明雄黄一钱，蟾酥五分焙发，麝香六厘，共研细，鼻闻之，小便即通。

西法曰：膀胱失却舒缩功用，而成瘫证。小便或全不出，或满积后，略出涓滴。因膀胱无力，不能使小便畅出。或因中风所致，或因下身截瘫，或偏瘫所累。亦有老人无瘫证，忽然膀胱自失功用。又有脑证、热证溺秘不出者。凡病人自言溺不利，不能全出，有时涓滴而出，无力畅送，医者即应推究，膀胱中积溺多少，有无关系。小腹胀大，旁击之觉有水，是有积溺也。治法用引溺银管，自阴茎透入膀胱，将溺引出，立觉轻松。引溺银管，以银为之，外面须极光滑，有大小、长短、曲直，或大曲、略曲，须各种俱备，今各种皆有卖者。临证常用微弯者，约长七八寸，略似鹅毛管，弯端左右，有细眼五六，溺自眼入，即可引出。若膀胱偶失功用，无别证者，引一二次即愈。若兼别证，须另治病源，仍用引出法以松适之可也。引溺后，服斑蝥酒数药，腰贴斑蝥膏药，多着衣令身暖，食润物，如胡麻子水及粥之类。

又谓：有溺管变窄证，有初起略通，渐窄而塞；有忽然变窄，初起即塞住溺道。其故或因炎证，或因流白浊。致病之源，或饮酒房劳过度，或伤于饮食，致溺质改变，溺管不安而病生，此变窄所由也。治分二法，忽然变窄溺管素无病者，鸦片膏四、五厘，浆和贮水节中，射入溺管，如无水节，鸦片膏作丸，纳入肛门，更用深澡盆满盛热水，下身坐浸一二刻时，上身用棉被拥护发表，当有小便出也，内服胡麻子水或胡麻子粥，戒饮酒，戒食酸，宜服微利药，勿令大便秘；一法用朴硝一钱，樟脑一二分，滚水冲服。凡患此者，身宜温暖，勿触犯冷气，慎饮食为最要。初起略通，渐窄而塞者，因溺管多生炎证，更多流白浊，或外被打踢跌落所伤，内皮硬厚，管塞阻溺。或在肾囊肛门之间，或在龟头内寸许或在龟头口，或在膀胱蒂前，有一处者，有二三处者。治法用银引溺管，略逼深送入膀胱，溺出后稍停片刻抽出，日用一两次，用时管须以手搓热，擦以香油，令极滑易入。初用小者，溺管渐开，渐换大者。其大小须有多种备用。

按：引溺管法甚妙，邑有患小便难者，初不甚剧，渐至仅通滴沥，屡次服药无效，示愚诊治。愚曰：此证但服药不能疗，当用西人引溺法。彼依愚言，求西人用引溺管治之，旬日而愈。

一人年近五旬，小便陡然不通，用一切利小便药无效，求为诊治，投以升麻黄芪汤，亦不效。自言小便之口，有物堵塞，若小鱼尿胞，俾用针挑破，小便涌出。

又一妇人，小便陡然不通，滴沥全无，窘迫之际，其夫以细挺探其便处，小便即时通下。此其夫见愚，为述其事，且问何以得此，小便即时通下？答曰：此西人所谓溺道陡然变窄，宜治以引溺管之理也。按：此证与前证，虽皆未治以引溺管，而皆为引溺管可治愈之证。故连类及之，以征引溺管之确乎可用也。

鸡 胵 汤

治气郁成臌胀，兼治脾胃虚而且郁，饮食不能运化。

生鸡内金去净瓦石糟粕，捣碎，四钱　　于　术三钱　　生杭芍四钱
柴　胡二钱　　　　　　　　　广陈皮二钱　　生　姜三钱

《内经》谓："诸湿肿满，皆属于脾。"诚以脾也者，与胃相连以膜，能代胃行其津液。且地居中焦，为中焦油膜所包，更能为四旁宣其气化。脾若失其所司，则津液气化凝滞，肿满即随之矣。是臌胀者，当以理脾胃为主也。西人谓脾体中虚，内多回血管。若其回血管之血因脾病不能流通，瘀而成丝成块，原非草木之根荄所能消化。鸡内金为鸡之脾胃，中有瓦石铜铁皆能消化，其善化有形瘀积可知。故能直入脾中，以消回血管之瘀滞。而又以白术之健补脾胃者以驾驭之，则消化之力愈大。柴胡《本经》谓"主肠胃中饮食积聚，能推陈致新"，其能佐鸡内金消瘀可知，且与陈皮并用，一升一降，而气自流通也。用芍药者，因其病虽系气臌，亦必挟有水气，芍药善利小便，即善行水，且与生姜同用，又能调和营卫，使周身之气化流通也。夫气臌本为难治之证，从拟此方之后，连治数证皆效。后治一叟年六旬，腹胀甚剧。治以此汤数剂，其效不速。用黑丑一钱炒研细，煎此汤送下，两剂大见功效。又去黑丑，再服数剂痊愈。若小便时觉热，且色黄赤者，宜酌加滑石数钱。

按：鸡内金虽饶有消化之力，而诸家本草，实有能缩小便之说，恐于证之挟有水气者不宜。方中用白芍以利小便，所以济鸡内金之短也。

《内经》谓：按之窅而不起者，风水也。愚临证体验以来，知凡系水臌，按之皆不能即起。气臌则按之举手即起。或疑若水积腹中，不行于四肢，如方书所谓单腹胀者，似难辨其为气为水。不知果为水证，重按移时，举手则有微痕，而气证则无也。且气臌证，小便自若，水臌证，多小便不利，此又其明征也。

鸡胵茅根汤

治水臌气臌并病，兼治单腹胀，及单水臌胀，单气臌胀。

生鸡内金去净瓦古糟粕，轧细，五钱　　　生于术分量用时斟酌　　　鲜茅根二两，剉细

先将茅根煎汤数茶盅不可过煎，一两沸后慢火温至茅根沉水底汤即成。先用一盅半，加生姜五片，煎鸡内金末，至半盅时，再添茅根汤一盅，七八沸后，澄取清汤不拘一盅或一盅多服之。所余之渣，仍用茅根汤煎服。日进一剂，早晚各服药一次。初服小便即多，数日后大便亦多。若至日下二三次，宜减鸡内金一钱，加生于术一钱。又数日，胀见消，大便仍勤，可减鸡内金一钱，加于术一钱。又数日，胀消强半，大便仍勤，可再减鸡内金一钱，加于术一钱。如此精心随病机加减，俾其补破之力，适与病体相宜，自能痊愈。若无鲜茅根，可用药房中干茅根一两代之。无鲜茅根即可不用生姜。所煎茅根汤，宜当日用尽，煎药后若有余剩，可当茶温饮之。

鸡内金之功效，前方下已详论之矣。至于茅根最能利水，人所共知。而用于此方，不但取其利水也。《易》系辞谓：震，于植物为萑苇。茅根中空，其四围爿上，且有十余小孔，与萑苇为同类。而春日发生最早，是禀一阳初生之气，而上升者也。故凡气之郁而不畅者，茅根皆能畅达之。善利水又善理气，故能佐鸡内金以奏殊功也。加生姜者，恐鲜茅根之性微寒也。且其味辛能理气，其皮又善利水也。继加于术，减鸡内金者，因胀已见消，即当扶正以胜邪，不敢纯用开破之品，致伤其正气也。或疑此方，初次即宜少加于术者。而愚曾经试验，早加于术，固不若如此晚加之有效也。

或问：茅根能清热利小便，人所共知，至谓兼理气分之郁，诸家本草皆未言及，子亦曾单用之，而有确实之征验乎？答曰：此等实验已不胜记。曾治一

室女，心中常觉发热，屡次服药无效。后愚为诊视，六脉皆沉细。诊脉之际，闻其太息数次，知其气分不舒也。问其心中胁下，恒隐隐作疼。遂俾剖取鲜茅根，剉细半斤，煎数沸当茶饮之。两日后，复诊其脉，已还浮分，重诊有力，不复闻其太息。问其胁下，已不觉疼，惟心中仍觉发热耳。再饮数日，其心中发热亦愈。又尝治少年，得肺鼠疫病，鼠疫分肺鼠疫、腺鼠疫、败血鼠疫。其咽喉唇舌异常干燥，精神昏昏似睡，周身饥肤不热，脉象沉微。问其心中，时常烦闷。此鼠疫之邪，闭塞其少阴，致肾气不能上达也。问其大便，四日未行。遂投以大剂白虎加人参汤。先用茅根数两煎汤，以之代水煎药，取汁三盅，分三次饮下。其脉顿起，变作洪滑之象，精神已复，周身皆热，诸病亦皆见愈。俾仍按原方将药煎出，每饮一次，调入生鸡子黄一枚，其病遂痊愈。盖茅根生于水边，原兼禀寒水之气，且其出地之时，作尖锐之锥形，故能直入少阴，助肾气上达，与心相济，则心即跳动有力，是以其脉，遂洪滑外现也。再加生鸡子黄，以滋少阴之液，俾其随气上升，以解上焦之因燥生热，因热生烦，是以诸病皆愈也。此二案皆足征茅根理气之效也。

第三卷

治黄疸方

审定《金匮》黄疸门硝石矾石散方

（第五期《衷中参西录》论黄疸治法[1]宜参观）

仲景治黄疸方甚多，有治外感之黄疸者，《伤寒论》治发黄诸方是也；有治内伤之黄疸者，《金匮》黄疸门诸方是也。其中治女劳疸，硝石矾石散方，为治女劳疸之的方，实可为治内伤黄疸之总方。其方硝石，俗名火硝，亦名焰硝、矾石等分为散，大麦粥汁和服方寸匕约重一钱，日三服，病随大小便去，小便正黄色、大便正黑色是也。特是方中矾石，释者皆以白矾当之，不无遗议？尝考《本经》，矾石一名羽涅，《尔雅》又名涅石，许氏《说文》释涅字，谓黑土在水中，当系染黑之色。矾石既为涅石，亦当为染黑色所需之物，岂非今之皂矾乎！是知皂矾、白矾，古人皆名为矾石，而愚临证体验以来，知以治黄疸，白

---

[1] 论黄疸治法，由于注释较长，故写在本书附录中，见本书 394 页。

矾之功效，诚不如皂矾。盖黄疸之证，中法谓由脾中蕴蓄湿热；西法谓由胆汁溢于血中。皂矾退热燥湿之力不让白矾，故能去脾中湿热，而其色绿而且青，亦名绿矾，又名青矾，能兼入胆经，借其酸收之味，以敛胆汁之妄行。且此物化学家原可用硫酸水化铁而成，是知矿中所产之皂矾，亦必多含铁质。尤可借金铁之余气，以镇肝胆之木也。硝石性寒，能解脏腑之实热，味咸入血分，又善解血分之热。且其性善消，遇火即燃，又多含氧气。人身之血，得氧气则赤。又借硝石之消力，以消融血中之渣滓，则血之因胆汁而色变者，不难复于正矣。矧此证大便难者甚多，得硝石以软坚开结，湿热可从大便而解。而其咸寒之性，善清水腑之热，即兼能使湿热自小便解也。至用大麦粥送服者，取其补助脾胃之土以胜湿，而其甘平之性，兼能缓硝矾之猛峻，犹白虎汤中之用粳米也。

按：原方矾石下注有"烧"字，盖以矾石酸味太烈，制为枯矾则稍和缓。而愚实验以来，知径用生者，其效更速。临证者，相其身体强弱，斟酌适宜可也。

或曰：硝石、朴硝性原相近，仲景他方皆用朴硝，何此方独用硝石？答曰：朴硝味咸，硝石则咸而兼辛，辛者金之味也。就此一方观之，矾石既含有铁质，硝石又具有金味，既善理脾中之湿热，又善制胆汁之妄行，中西医学之理，皆包括于一方之中，所以为医中之圣也。且朴硝降下之力多，硝石消融之力多，理详后砂淋丸下。胆汁之溢于血中者，布满周身难尽降下，实深赖硝石之善消融也。又朴硝为水之精华结聚，其咸寒之性，似与脾湿者不宜。硝石遇火则燃，兼得水中真阳之气。其味之咸不若朴硝，且兼有辛味，似能散湿气之郁结，而不致助脾湿也。

戊午仲秋，愚初至奉天，有小北门里童子朱文奎者，年十三岁，得黄疸证月余，服药无效，浸至不能饮食，其脉甚沉细，治以此散。为其年幼，一次止服六分。旬日病愈，而面目犹微黄。改用生山药、生薏米各八钱，茯苓三钱，连服数剂痊愈。文奎虽在髫龄，已善书画，自书对联酬愚，字态韶秀，仿王梦楼也。

或谓西人谓胆汁能渗入小肠，消化食物。若过少则大便色白，食物不化。若过多则呕吐绿水、苦涎。若溢于血分，则成黄疸。今既论疸证，兼采其说。

想其能助小肠消食之说，亦可信欤？答曰：其说殊有理，小肠虽为心之腑，而与胃相连，同为消化食物之具，亦当从胃之气化，与胃均以土论。五行之理，木能疏土。胆之汁亦木也，故能疏通小肠之气化，助之消化食物。有如柴胡为肝胆之药，而《本经》谓其"主肠胃中饮食积聚，能推陈致新"也。即使小肠经络与心相表里当以火论，而以木助火。是亦五行相生之理也。西人又谓甜肉汁与胆汁同入小肠，以助小肠化食。甜肉系胰子，胰子善消油，能入小肠，助小肠以化脂肪。而食物以谷为主，五谷皆属土，淀粉乃谷之重要分子；故胆汁能助小肠以化淀粉也。

按：近今所谓西人方书，黄疸又名白血病，似不专主其胆汁溢于血中之说也。又有名为脾疳者，似亦改从中法，脾有湿热之说也。其治法用盐酸规尼涅，每日一瓦至二瓦，瓦量详第二卷清金解毒汤下，分三次服下，规尼涅即鸡纳霜，详第七卷加味小柴胡汤下。其药以硫酸制者，名硫酸规尼涅，以盐酸制者，名盐酸规尼涅，皆有透表之力，善治间歇热，盐酸者似稍优，或治以林擒铁丁，系林擒精液与铁浸酒所制，性能补血化滞，清热解烦。然二药以治外感黄疸犹可，以治内伤黄疸则迥不如硝石矾石散也。

治 淋 浊 方

理 血 汤

治血淋及溺血，大便下血证之由于热者。

生山药一两　　生龙骨捣细，六钱　　生牡蛎捣细，六钱　　海螵蛸捣细，四钱

茜　草二钱　　生杭芍三钱　　白头翁三钱　　真阿胶不用炒，三钱

溺血者，加龙胆草三钱。大便下血者，去阿胶，加龙眼肉五钱。

血淋之症，大抵出之精道也。其人或纵欲太过而失于调摄，则肾脏因虚生热。或欲盛强制而妄言采补，则相火动无所泄，亦能生热。以致血室男女皆有，男以化精，女以系胞中血热妄动，与败精溷合化为腐浊之物，或红、或白，成丝、成块，溺时堵塞牵引作疼。故用山药、阿胶以补肾脏之虚，白头翁以清肾脏之热，茜草、螵硝以化其凝滞而兼能固其滑脱，龙骨、牡蛎以固其滑脱而兼能化其凝滞，四药详解在第八卷清带汤下，芍药以利小便而兼能滋阴清热，所以投之无不效也。此证，间有因劳思过度而心热下降，忿怒过甚而肝火下移以成者，其血必不成块，惟溺时牵引作疼。此或出之溺道。不必出自精道也，投以此汤亦效。

一人，年三十许，患血淋。溲时血块堵塞，努力始能溲出，疼楚异常。且所溲者上多浮油，胶黏结于器底，是血淋而兼膏淋也。从前延医调治，经三十五人，服药年余，分毫无效，尪羸已甚。后愚诊视，其脉弦细，至数略数，周身肌肤甲错，足骨凸处，其肉皮皆成旋螺高寸余，触之甚疼。盖卧床不起者，已半载矣。细询病因，谓得之忿怒之余误坠水中，时当秋夜觉凉甚，遂成斯证。知其忿怒之火，为外寒所束，郁于下焦而不散，而从前居室之间，又有失保养处也。拟投以此汤，为脉弦，遂以柏子仁炒，捣八钱代方中山药，以其善于养肝也。疏方甫定，其父出所服之方数十纸，欲以质其同异。愚曰：无须细观，诸方与吾方同者，惟阿胶、白芍耳，阅之果然。其父问何以知之？愚曰：吾所用之方，皆苦心自经营者，故与他方不同。服三剂血淋遂愈，而膏淋亦少减。改用拙拟膏淋汤在后，连服二十余剂，膏淋亦愈，而小便仍然频数作疼。细询其疼之实状，谓少腹常觉疼而且坠，时有欲便之意，故有尿即不能强忍，知其又兼气淋也。又投以拙拟气淋汤在后，十剂痊愈。周身甲错，足上旋螺尽脱。

或问：柏子仁《本经》谓其能安五脏，未尝专言治肝，子独谓其善养肝者何也？答曰：凡植物皆喜阳光。故树杪皆向东南，而柏树则独向西北，西北金水之方也。其实又隆冬不雕，饱经霜露，得金水之气甚多。肝脏属木，中含相火，性甚暴烈，《内经》名为将军之官，如骄将悍卒，必恩威并用，而后能统驭之。柏子仁既禀金水之气，水能滋肝，金能镇肝，滋之、镇之，肝木自得其养也。曾治一少年，其肝脏素有伤损，左关脉独微弱，一日忽胁下作疼。俾单用柏子仁两许，煎汤服之立愈。观此，则柏子仁之善于养肝可知矣。

或问：白头翁与羌活、独活皆名独摇草，以其有风不动，无风独摇也。审是则白头翁当善祛风，与二活同性，何为其功专在于理血乎？答曰：白头翁仲春贴地开花，状如小莲，花谢然后生叶，数叶一梗，其梗甚硬，其叶之蒂又甚软。为其叶之蒂软，微风吹嘘，他草未动，此叶亦动，所谓无风自动也。为其梗甚硬，虽在大风中亦不动。而其叶因蒂软，随风偏于一边，无自反之力，亦似不动也。是知白头翁亦名独摇草，原系古人之误也。盖此药多生于冈埠之阴，其性寒凉，其味苦而兼涩，凉血之中大有固脱之力也。

或问：白头翁既兼有收涩固脱之力，《金匮》白头翁汤何以治热痢下重？答曰：白头翁头顶白毛，形如其名，必具有金气。热痢下重，系肝火下迫大肠，借金气以制肝木之盛，则肝火自消，下重自除矣。唐容川谓白头翁通身皆有白毛，似与白头翁命名之义不符，且与坊间鬻者亦异。然或别有此种，想其所具之金气愈全也。

阿胶系用黑驴皮熬以阿井之水而成，人之所共知也。然必冬至后取其水熬者方为合法。盖阿井为济水之伏流，其水原重于他水，而冬至后取之，则素日盛水百斤之器，又可加重二斤。故以之熬胶，沉重下达，滋补肝肾，伏藏血脉。特是井中之泉不旺，终日不过取水数石，且又俟冬至后取之，所熬之胶，何能济一世之用。且非自视熬之，亦不知其真假也。大抵用阿井水熬者，无论何时皆可为真者。其胶以舌饴之，甘淡异常，不甚黏滞，且无别臭，能澄浊水为清。至于其本色，熬老则黄而暗，嫩则微黄而亮。若黑者，乃熬时搀以黑色也，然此亦难得。今坊间所鬻之阿胶，若果经夏不软，捭之可碎，乃济南济水熬成，虽非真者，用之亦有效验，以济水与阿井原系一脉也。不宜炒用者，恐炒则涸其原汁，且难辨其真伪也。

溺血之证，不觉疼痛，其证多出溺道，间有出之精道者。大抵心移热于小肠，则出之溺道。肝移热于血室，则出之精道。方中加生地黄者，泻心经之热也。若系肝移热于血室者，加龙胆草亦可。

按：溺血之证，热者居多，而间有因寒者，则此方不可用矣。曾治一人，年三十余，陡然溺血，其脉微弱而迟，自觉下焦凉甚。知其中气虚弱，不能摄血，又兼命门相火衰微，乏吸摄之力，以致肾脏不能封固，血随小便而脱出也。投以四君子汤，加熟地、乌附子，连服二十余剂始愈。又有非凉非热，但因脾虚不能统血而溺血者。方书所谓失于便溺者，太阴之不升也。仍宜用四君子汤，以龙骨、牡蛎佐之。

大便下血者，大抵由于肠中回血管或血脉管破裂。方中龙骨、牡蛎之收涩，原可补其破裂之处，而又去阿胶者，防其滑大肠也。加龙眼肉者，因此证间有因脾虚不能统血而然者，故加龙眼肉以补脾。若虚甚者，又当重用白术，或更以参、芪佐之。若虚而且陷者，当兼佐以柴胡、升麻。若虚而且凉者，当兼佐以干姜、附子，减去芍药、白头翁。一少妇，大便下血月余，屡次服药不效。愚为诊视，用理血汤，去阿胶，加龙眼肉五钱治之。而僻处药坊无白头翁。权服一剂，病稍见愈。翌日至他处药坊，按方取药服之，病遂痊愈。则白头翁之功效，何其伟哉。

膏 淋 汤

治膏淋。

生山药一两　　　生芡实六钱　　　生龙骨捣细，六钱　　　生牡蛎捣细，六钱

大生地切片，六钱　　　潞党参三钱　　　生杭芍三钱

膏淋之证，小便混浊，更兼稠黏，便时淋涩作疼。此证由肾脏亏损，暗生内热。肾脏亏损则蛰藏不固，精气易于滑脱；内热暗生，则膀胱薰蒸，小便改其澄清。久之，三焦之气化滞其升降之机，遂至便时牵引作疼，而混浊稠黏矣。故用山药、芡实以补其虚，而兼有收摄之功。龙骨、牡蛎以固其脱，而兼有化滞之用，理详第八卷清带汤下。地黄、芍药以清热利便。潞参以总提其气化，而斡旋之也。若其证混浊，而不稠黏者，是但出之溺道，用此方时，宜减龙骨、牡蛎之半。

气 淋 汤

治气淋。

生黄芪五钱　　　知 母四钱　　生杭芍三钱　　柴 胡二钱
生明乳香一钱　　生明没药一钱

气淋之证，少腹常常下坠作疼，小便频数，淋涩疼痛。因其人下焦本虚，素蕴内热，而上焦之气化又复下陷，郁而生热，则虚热与湿热，互相结于太阳之腑，滞其升降流通之机，而气淋之证成矣。故以升补气化之药为主，而以滋阴利便流通气化之药佐之。

劳 淋 汤

治劳淋。

生山药一两　　生芡实三钱　　知　母三钱　　真阿胶不用炒，三钱

生杭芍三钱

　　劳淋之证，因劳而成。其人或劳力过度，或劳心过度，过房劳过度，皆能暗生内热，耗散真阴。阴亏热炽，薰蒸膀胱，久而成淋，小便不能少忍。便后仍复欲便，常常作疼。故用滋补真阴之药为主，而少以补气之药佐之，又少加利小便之药作向导。然此证得之劳力者易治，得之劳心者难治，得之房劳者尤难治。又有思欲无穷，相火暗动而无所泄，积久而成淋者。宜以黄柏、知母以凉肾，泽泻、滑石以泻肾，其淋自愈。

　　或问：以上治淋四方中，三方以山药为君，将山药之性与淋证最相宜乎？答曰：阴虚小便不利者，服山药可利小便。气虚小便不摄者，服山药可摄小便。盖山药为滋阴之良药，又为固肾之良药，以治淋证之淋涩频数，诚为有一无二之妙品。再因证而加以他药辅佐之，所以投之辄效也。

砂　淋　丸

治砂淋，亦名石淋。

黄色生鸡内金鸡鸭皆有肫皮，而鸡者色黄宜去净砂石。一两　　　生黄芪八钱

知　母八钱　　生杭芍六钱　　硼　砂六钱　　朴　硝五钱　　硝　石五钱

　　共轧细，炼蜜为丸桐子大，食前开水送服三钱，日两次。石淋之证，因三焦气化瘀滞，或又劳心、劳力过度，或房劳过度，膀胱暗生内热，内热与瘀滞

煎熬，久而结成砂石，堵塞溺道，疼楚异常。其结之小者，可用药化之，若大如桃、杏核以上者，不易化矣，须用西人剖取之法。此有关性命之证，剖取之法虽险，犹可于险中求稳也。

鸡内金为鸡之脾胃，原能消化砂石。硼砂可为金银铜焊药，其性原能柔五金、治骨鲠，故亦善消硬物。朴硝《本经》谓其能化七十二种石。硝石《本经》不载，而《别录》载之，亦谓其能化七十二种石。想此二物性味相近，古原不分，即包括于朴硝条中。至陶隐居始别之，而其化石之能则同也。然诸药皆消破之品，恐于元气有伤，故加黄芪以补助气分，气分壮旺，益能运化药力。犹恐黄芪性热，与淋证不宜，故又加知母、芍药以解热滋阴，而芍药之性，又善引诸药之力至膀胱也。

西人用硫磺九分，朴硝一分可制为黄强水，又用黄强水与朴硝等分可制为硝强水。二水皆能化石质之物，由此理推之，若去方中黄芪，加生硫磺四钱，取其与朴硝化合，更加生石膏两半，以解硫磺之热，其有效当更捷。

醋之性善化硬物，如鸡、鸭蛋皮，醋浸久可至消化。若于食料中多调以醋，亦可为思患预防之法。或患此者，多食醋亦佳。按化学之理，钙一分、碳一分、氧三分，化合则为石。钙者石灰也，水中皆有石灰原质，开水中之白屑是也。由此理推之，水至膀胱，与人身氧气、碳气浑合，而适符化合之数，即可结为石淋。人不能须臾离氧气，而碳气则可蠲除也。预防此证，当以蠲除碳气为第一要着。

按：氧碳二气浑合，其性必热。方书谓此证因膀胱蓄热，煎熬小便而成，洵不诬也。

又：此证有救急之法。当石堵塞不通时，则仰卧溺之可通。若仍不通，或侧卧、或立，而以手按地，俾石离其堵塞之处即可通。

《坚夷志》曰：唐与正能以意治病，吴巡检病不得溲，卧则微通，立则不能涓滴，遍用通药不效。唐询其平素自制黑锡丹常服。因悟曰：此必结砂时硫磺飞去，铅质不化，铅砂入膀胱；卧则偏重犹可溲，立则正塞水道故不通。取金液丹硫磺所制三百粒，分十次服，瞿麦汤送下。铅得硫则化，水道遂通。按：此为罕见之证，其堵塞溺道与石淋相似。附记于此，以备参观。

寒 淋 汤

治寒淋。

生山药一两　　小茴香炒，捣，二钱　　当　归三钱　　生杭芍二钱

椒　目炒，捣，二钱

上所论五淋，病因不同而证皆兼热外，此实有寒热凝滞，寒多热少之淋。其证喜饮热汤，喜坐暖处，时常欲便，便后益抽引作疼。治以此汤服自愈。

秘 真 丸

治诸淋证已愈，因淋久气化不固，遗精白浊者。

五倍子去净虫粪，一两　　粉甘草八钱

上二味共轧细，每服一钱，竹叶煎汤送下，日再服。

毒　淋　汤

治花柳毒淋，疼痛异常，或兼白浊，或兼溺血。

金银花六钱　　海金沙三钱　　石　韦二钱　　牛蒡子炒，捣，二钱

甘草梢二钱　　生杭芍三钱　　三　七捣细，二钱　　鸦胆子去皮，三十粒

上药八味，先将三七末、鸦胆子仁开水送服，再服余药所煎之汤。

此证若兼受风者，可加防风二三钱。若服药数剂后，其疼瘥减，而白浊不除，或更遗精者，可去三七、鸦胆子，加生龙骨、生牡蛎各五钱。

今人治毒淋，喜用西药猛悍之品，以其善消淋证之毒菌也。不如中药原有善消此等毒菌，更胜于西药者，即方中之鸦胆子是也。盖鸦胆子味至苦，而又善化瘀解毒清热，其能消毒菌之力，全在于此。又以三七之解毒化腐生肌者佐之，以加于寻常治淋药中，是以治此种毒淋，更胜于西药也。

清毒二仙丹

治花柳毒淋，无论初起日久，凡有热者，服之皆效。

丈菊子捣碎，一两　　鸦胆子去皮四十粒，仁破者勿用，服时宜囫囵吞下

上药二味，将丈菊子煎汤一盅，送服鸦胆子仁。

丈菊俗名向日葵，其花善催生，子善治淋，详解在第八卷大顺汤后。邻村一少年，患此证，便时膏淋与血液相杂，疼痛颇剧，语以此方，数次痊愈。

鲜小蓟根汤

治花柳毒淋，兼血淋者。

鲜小蓟根洗净剉细，一两

上一味，用水煎三四沸，取清汤一大茶盅饮之，一日宜如此饮三次。若畏其性凉者，一次六七钱亦可。

曾治一少年，患此证，所便者血溺相杂，其血成丝成块，间有脂膜，疼痛甚剧，且甚腥臭。屡次医治无效，授以此方，连服五日痊愈。

小蓟之形状，于三鲜饮在第二卷下曾言之。然彼则用治吐血，此则用治毒淋中之血淋，皆极效验，而其功用实犹不止此也。一十五六岁童子，项下起疙瘩数个，大如巨栗，皮色不变，发热作疼。知系阳证，俾浓煎鲜小蓟根汤，连连饮之，数日全消。盖其善消血中之热毒，又能化瘀开结，故有如此功效也。

朱砂骨湃波丸

治花柳毒淋久不愈者。

骨湃波_{十瓦}　　朱　砂_{研细三钱}

将骨湃波与朱砂调和，再用熟麦粉与之调和适宜，可以为丸，即分作九十丸。丸成后，再用一大盘，盘中满铺麦粉，将药丸置盘中旋转之，俾外面以麦粉为衣，骨湃波之油质不外透，易于晒干。每日服九丸，分三次服下。

骨湃波，南美热带地方所产，决明科树中树脂也。西人谓脂油之类曰拔尔撒谟，故亦名为骨湃波拔尔撒谟。其性最善治淋，而以治毒淋尤效。丁仲祜谓其自古迄今，占治淋药之首位。惟其性近于热，淋证初得挟热者，似有不宜。以朱砂之凉而解毒者济之，则无所用而不宜矣。此方愚用过多次皆效，而以治毒淋之久不愈者尤效也。

按：朱砂为水银、硫磺二原质合成。此二原质，皆善消除毒菌。化合为朱砂，尤善防腐除炎，解毒生肌。且又色赤入心，能解心经之热。《内经》谓："诸痛疮痒，皆属于心。"心中热轻减，而淋证之尿管疼或兼如疮疡之腐烂者，自能轻减矣。

西医治淋恒用之方，白檀香油二瓦，乌罗透品一瓦，撒鲁儿一瓦，和为丸，分作二十粒，每服二粒，日服三次，颇有效验。

按：白檀香油出于前印度及印度群岛白檀香木心蒸馏水之挥发油，色黄质稠厚，难溶解于水，易溶于强酒精，其香气特异而窜透，长久留存，稀释之则芳香似蔷薇味，苛烈而稍苦，为治淋要品。然其性降下，且有碍消化，对于慢性淋疾似无效验。用时以其二十滴少加薄荷油，一日之间分三次服下。乌罗透品未详何基之药。撒鲁儿即杨曹，译痢疾门_{见第三卷所附载西药中}。

丁仲祜谓德国所制山推而善治五淋白浊，并开胃益神，固精健体，历经试验甚效。用量一日三回，每回二粒。又谓英国伦敦大药厂所制之檀香五淋白浊丸，凡淋证初起，刺疼难忍，继有白浊，此丸能将白浊之微生物排出，数日即觉小便通畅，淋浊自止。用量：初服每点钟一粒，服三日后，一日仅服三回，每回一粒至三粒。

按：西人治淋之药，恒统言治五淋。究之惟宜于治毒淋，而毒淋原不在五淋之内也。即以治毒淋，亦恒有不效之时。如毒淋之兼血淋者，但用西药多不效，而与鸦胆子、三七、鲜小蓟根并用则效。至于淋久滑脱之甚者，亦必须与中药同用。曾治一人，从前患毒淋，服各种西药两月余，淋已不疼，白浊亦大见轻，然两日不服药，白浊仍然反复。愚俾用膏淋汤，送服秘真丹，两次而愈。

澄 化 汤

治小便频数，遗精白浊，或兼疼涩，其脉弦数无力，或咳嗽，或自汗，或阴虚作热。

生山药一两　　生龙骨捣细，六钱　　牡　蛎捣细，六钱　　牛蒡子炒，捣，三钱

生杭芍四钱　　粉甘草钱半　　　　生车前子布包，三钱

清 肾 汤

治小便频数疼涩，遗精白浊，脉洪滑有力，确系实热者。

知　母四钱　　　黄　柏四钱　　生龙骨捣细，四钱　　生牡蛎炒，捣，三钱

海螵蛸捣细，三钱　茜　草二钱　　生杭芍四钱　　　　生山药四钱

泽　泻钱半

或问：龙骨、牡蛎收涩之品也，子治血淋，所拟理血汤中用之，前方治小便频数或兼淋涩用之，此方治小便频数疼涩亦用之，独不虑其收涩之性有碍于疼涩乎？答曰：龙骨、牡蛎敛正气而不敛邪气，凡心气耗散、肺气息贲、肝气浮越、肾气滑脱，用之皆有捷效。即证兼瘀、兼疼或兼外感，放胆用之，毫无妨碍。拙拟补络补管汤在第二卷、理郁升陷汤在第四卷、从龙汤在第五卷、清带汤在第七卷，诸方中论之甚详，皆可参观。

一叟，年七十余，遗精白浊，小便频数，微觉疼涩。诊其六脉平和，两尺重按有力，知其年虽高，而肾经确有实热也。投以此汤，五剂痊愈。

一人，年三十许，遗精白浊，小便时疼如刀剺，又甚涩数。诊其脉滑而有力，知其系实热之证。为其年少，疑兼花柳毒淋。遂投以此汤，加没药不去油三钱、鸦胆子去皮四十粒药汁送服，数剂而愈。

舒 和 汤

治小便遗精白浊，因受风寒者，其脉弦而长，左脉尤甚。

桂枝尖四钱　　生黄芪三钱　　续　断三钱　　桑寄生三钱

知　母三钱

服此汤数剂后病未痊愈者，去桂枝，加龙骨、牡蛎皆不用煅各六钱。

东海渔者，年三十余，得骗白证甚剧。旬日之间，大见衰惫，惧甚，远来求方。其脉左右皆弦，而左部弦而兼长。夫弦长者，肝木之盛也。木与风为同类，人之脏腑，无论何处受风，其风皆与肝木相应。《内经》阴阳应象论所谓"风气通于肝"者是也。脉之现象如此，肝因风助，倍形其盛，而失其和也。况病人自言因房事后小便当风，从此外肾微肿，遂有此证，尤为风之明征乎！盖房事后，肾脏经络虚而不闭，风气乘虚袭入，鼓动肾脏不能蛰藏《内经》谓肾主蛰藏，而为肾行气之肝木，又与风相应，以助其鼓动，而大其疏泄《内经》肝主疏泄，故其病若是之剧也。为拟此汤，使脉之弦长者变为舒和。服之一剂见轻，数剂后遂痊愈。以后凡遇此等症，其脉象与此同者，投以此汤无不辄效。

治 痢 方

化 滞 汤

治下痢赤白，腹疼，里急后重初起者。若服药后病未痊愈，继服后方。

生杭芍一两　　当　归五钱　　山　楂六钱　　莱菔子炒，捣，五钱
甘　草二钱　　生　姜二钱

若身形壮实者，可加大黄、朴硝各三钱下之。

燮 理 汤

治下痢服前药未痊愈者。若下痢已数日，亦可径服此汤。又治噤口痢。

生山药八钱　　金银花五钱　　生杭芍六钱　　牛蒡子炒，捣，二钱

甘　草二钱　　黄　连钱半　　肉　桂去粗皮钱半，将药煎至数十沸再入

单赤痢加生地榆二钱，单白痢加生姜二钱，血痢加鸦胆子二十粒去皮，药汁送服。

痢证古称滞下，所谓滞下者，诚以寒火凝结下焦，瘀为脓血，留滞不下，而寒火交战之力又逼迫之，以使之下也。故方中黄连以治其火，肉桂以治其寒，二药等分并用，阴阳爕理于顷刻矣。用白芍者，《伤寒论》诸方腹疼必加芍药协同甘草，亦爕理阴阳之妙品。且痢证之噤口不食者，必是胆火逆冲胃口，后重里急者，必是肝火下迫大肠，白芍能泻肝胆之火，故能治之。矧肝主藏血，肝胆火戢，则脓血自敛也。用山药者，滞下久则阴分必亏，山药之多液，可滋脏腑之真阴。且滞下久，则气化不固，山药之收涩，更能固下焦之气化也。又白芍善利小便，自小便以泻寒火之凝结。牛蒡能通大便，自大便以泻寒火之凝结。金银花与甘草同用，善解热毒，可预防肠中之溃烂。单白痢则病在气分，故加生姜以行气。单赤痢则病在血分，故加生地榆以凉血。至痢中多带鲜血，其血分为尤热矣，故加鸦胆子，以大清血分之热。拙拟此方以来，岁遇患痢者不知凡几，投以此汤，即至剧者，连服数剂亦必见效。

痢证，多因先有积热，后又感凉而得。或饮食贪凉，或寝处贪凉，热为凉迫，热转不散。迨历日既多，又浸至有热无凉，犹伤于寒者之转病热也。所以此方虽黄连、肉桂等分并用，而肉桂之热，究不敌黄连之寒。况重用白芍，以为黄连之佐使，是此汤为爕理阴阳之剂，而实则清火之剂也。

或问：以此汤治痢，虽在数日之后，或服化滞汤之后，而此时痢邪犹盛，遽重用山药补之，独无留邪之患乎？答曰：山药虽饶有补力，而性略迟钝，与参、芪之迅速者不同。在此方中，虽与诸药同服，约必俟诸药之凉者、热者、通者、利者，将痢邪消融殆尽，而后大发其补性，以从容培养于诸药之后，俾邪去而正已复，此乃完全之策，又何至留邪乎？且山药与芍药并用，大能泻上

焦之虚热，与痢之噤口者尤宜。是以愚用此汤，遇痢之挟虚与年迈者，山药恒用至一两，或至一两强也。

　　或问：地榆方书多炒炭用之，取其黑能胜红，以制血之妄行。此方治单赤痢加地榆，何以独生用乎？答曰：地榆之性，凉而且涩，能凉血兼能止血，若炒之则无斯效矣，此方治赤痢所以必加生地榆也。且赤痢之证，其剧者，或因肠中溃烂。林屋山人治汤火伤，皮肤溃烂，用生地榆末和香油敷之甚效。夫外敷能治皮肤因热溃烂，而内服亦当有此效可知也。鸦胆子，苦参所结之子也。不但善治血痢，凡诸痢证皆可用之。即纯白之痢，用之亦有效验，而以治噤口痢、烟后痢尤多奇效，并治大小便因热下血。其方单用鸦胆子去皮，择成实者五六十粒，白砂糖化水送服，日两次，大有奇效。若下血因凉者，亦可与温补之药同用。其善清血热，而性非寒凉，善化瘀滞，而力非开破，有祛邪之能，兼有补正之功，诚良药也。坊间将鸦胆子去皮，用益元散为衣，治二便下血如神，名曰菩提丹，赞有其神灵之功也。

　　一人，年五十余，素吸鸦片。当霍乱盛行之时，忽然心中觉疼，恶心呕吐，下痢脓血参半，病家惧甚，以为必是霍乱暴证。诊其脉毫无闭塞之象，惟弦数无力，左关稍实。愚曰：此非霍乱，乃下焦寒火交战，故腹中作疼，下痢脓血。上焦虚热壅迫，故恶心呕吐，实系痢证之剧者。遂投以白芍六钱，竹茹、清半夏各三钱，甘草、生姜各二钱，一剂呕吐即愈，腹疼亦轻，而痢独不愈，不思饮食，俾单用鸦胆子五十粒，一日连服两次，病若失。审斯，鸦胆子不但善理下焦，即上焦虚热用之亦妙。此所以治噤口痢而有捷效也。

　　一人，年四十八，资禀素弱，亦吸鸦片。于季秋溏泻不止，一日夜八九次，且带红色，心中怔忡，不能饮食。日服温补之药，分毫无效。延愚诊治，其脉左右皆微弱，而尺脉尤甚，知系下焦虚寒。为其便带红色，且从前服温补之药无效，俾先服鸦胆子四十粒，泻愈其半，红色亦略减，思饮食。继用温补下焦之药煎汤，送服鸦胆子三十粒，后渐减至十粒，十剂痊愈。盖此证虽下焦虚寒，而便带红色，实兼有痢证也。故单服鸦胆子，而溏泻已减半。然亦足征鸦胆子虽善清热化瘀，而实无寒凉开破之弊，洵良药也。

沧州友人滕玉可，壬寅之岁，设教邻村，于中秋下赤痢，且多鲜血。医治两旬不愈。适愚他出新归，过访之，求为诊治。其脉象洪实，知其纯系热痢。遂谓之曰：此易治。买苦参子百余粒，去皮，分两次服下即愈矣。翌日愚复他出，二十余日始归。又访之，言曾遍问近处药坊，皆无苦参子。后病益剧，遣人至敝州取来，如法服之，两次果愈，功效何其神哉。愚曰：前因粗心，言之未详，苦参子即鸦胆子，各药坊皆有，特其见闻甚陋，不知系苦参所结之子耳。玉可因病愈喜甚，遂作诗以存纪念。其诗曰："一粒苦参一粒金，天生瑞草起疴沉，从今觉得活人药，九转神丹何用寻。"后玉可旋里，其族人有适自奉天病重归来者，大便下血年余，一身悉肿，百药不效。玉可授以此方，如法服之，三次痊愈。

按：鸦胆子味甚苦，服时若嚼破，即不能下咽。若去皮时破者，亦不宜服。恐服后若下行不速，或作恶心呕吐。故方书用此药，恒以龙眼肉包之，一颗龙眼肉包七数，以七七之数为剂，以像大衍之用数《易》系辞曰：大衍之数，五十其用四十有九。然病重身强者，犹可多服，常以八八之数为剂，然亦不必甚拘。

又按：鸦胆子连皮捣细，醋调，敷疔毒甚效，立能止疼。其仁捣如泥，可以点痣。拙拟毒淋汤在前，又尝重用之，以治花柳毒淋。其化瘀解毒之力如此，治痢所以有奇效也。

解毒生化丹

治痢久郁热生毒，肠中腐烂，时时切疼，后重，所下多似烂炙，且有腐败之臭。

金银花一两　　生杭芍六钱　　粉甘草三钱　　三　七捣细，二钱

鸦胆子去皮，拣成实者，六十粒

上药五味，先将三七、鸦胆子，用白砂糖化水送服。次将余药煎汤服。病重者，一日须服两剂始能见效。

按：此证，乃痢之最重者。若初起之时，气血未亏，用拙拟化滞汤，或加大黄、朴硝下之即愈。若未痊愈，继服燮理汤数剂，亦可痊愈。若失治迁延日久，气血两亏，浸至肠中腐烂，生机日减，致所下之物色臭皆腐败，非前二方所能愈矣。此方则重在化腐生肌，以救肠中之腐烂，故服之能建奇效也。

一人，年五十二，因大怒之后，中有郁热，又寝于冷屋之中，内热为外寒所束，愈郁而不散，大便下血。延医调治，医者因其得于寒凉屋中，谓系脾寒下陷，投以参、芪温补之药，又加升麻提之。服药两剂，病益增重，腹中切疼，常常后重，所便之物，多如烂炙。更延他医，又以为下元虚寒，而投以八味地黄丸，作汤服之，病益加重。后愚诊视，其脉数而有力，两尺愈甚。确知其毒热郁于肠中，以致肠中腐烂也，为拟此方，两剂而愈。

一妇人，年五十许，素吸鸦片，又当恼怒之余，初患赤痢，滞下无度。因治疗失宜，渐至血液腐败，间如烂炙，恶心懒食，少腹切疼。其脉洪数，纯是热象。亦治以此汤，加知母、白头翁各四钱，当日煎渣。又另取鸦胆子六十粒、三七二钱，送服。每日如此服药两次，三日痊愈。

天水涤肠汤

治久痢不愈，肠中浸至腐烂，时时切疼，身体因病久羸弱者。

生山药_{一两}　　滑　石_{一两}　　生杭芍_{六钱}　　潞党参_{三钱}

白头翁_{三钱}　　粉甘草_{二钱}

　　一媪，年六十一岁，于中秋痢下赤白，服药旋愈旋又反复，如此数次，迁延两月。因少腹切疼，自疑寒凉，烧砖熨之。初熨时稍觉轻，以为对证。遂日日熨之，而腹中之疼益甚。昼夜呻吟，噤口不食。所下者痢与血水相杂，且系腐败之色。其脉至数略数，虽非洪实有力，实无寒凉之象。舌上生苔，黄而且厚。病人自谓下焦凉甚，若用热药温之疼当愈。愚曰：前此少腹切疼者，腹中欲腐烂也，今为热砖所熨而腹疼益甚，败血淋漓，则肠中真腐烂矣。再投以热药，危可翘足而待。病人亦似会悟，为制此方。因河间天水散即六一散原为治热痢之妙药，此方中重用滑石、甘草，故名之天水涤肠汤。连服四剂，疼止，痢亦见愈。减去滑石四钱，加赤石脂四钱，再服数剂，病愈十之八九。因上焦气微不顺，俾用鲜藕四两，切细丝煎汤，频频饮之，数日而愈。

　　按：此证亦痢中至险之证，而方中用人参者，因痢久体虚，所下者又多腐败，故于滋阴清火解毒药中，特加人参以助其生机。而其产于潞者，性平不热，于痢证尤宜也。

　　又按：此证若服此汤不效，则前方之三七、鸦胆子、金银花亦可酌加，或加生地榆亦可。试观生地榆为末，香油调，涂汤火伤神效，其能治肠中因热腐烂可知也。

通变白头翁汤

治热痢下重腹疼，及患痢之人，从前曾有鸦片之嗜好者。

生山药一两　　白头翁四钱　　秦　皮三钱　　　生地榆三钱

生杭芍四钱　　甘　草二钱　　旱三七轧细，三钱　鸦胆子去皮，拣成实者，六十粒

上药共八味，先将三七、鸦胆子用白蔗糖水送服一半；再将余煎汤服。其相去之时间，宜至点半钟。所余一半，至煎汤药渣时，仍如此服法。

《伤寒论》治厥阴热痢下重者，有白头翁汤。其方以白头翁为主，而以秦皮、黄连、黄柏佐之。陈古愚解曰：厥阴标阴病则为寒下，厥阴中见中见少阳病则为下利下重者，经所谓"暴注"是也。白头翁临风偏静，特立不挠，用以为君者，欲平走窍之火，必先定动摇之风也。秦皮浸水青蓝色，得厥阴风木之化，而性凉能泻肝家之热，故用以为臣。以黄连、黄柏为使者，其性寒能除热，其味苦又能坚肠也。总使风木遂其上行之性，则热痢下重自除。风火不相煽而燎原，则热渴饮水自止也。

唐容川解曰："白头翁一茎直上，四面细叶，茎高尺许，通体白芒，其叶上下亦皆白芒，花微香，味微苦，乃草中秉金性者。能无风动摇，以其得木气之和也；有风不动，以其秉金性之刚也。故用以平木熄风。又其一茎直上，故治下重，使风上达，而不迫注也。"

愚用此方，而又为之通变者。因其方中尽却病之药，而无扶正之药，于证之兼虚者不宜。且连、柏并用，恐其苦寒之性妨碍脾胃，过侵下焦也。矧伤寒白头翁汤，原治时气中初得之痢。如此通变之，至痢久而肠中腐烂者，服之亦可旋愈也。

唐氏论白头翁详矣，而犹有剩义，拙拟理血汤在第三卷下，于白头翁另有发明，可与唐氏之论参观。再者白头翁入药，宜用其根，且宜用其全根，至根上端之白茸，则用不用皆可也。乃关外东三省药房中所鬻之白头翁，但根端白茸下带根之上端少许，亦有不带根者。问其根作何用，乃谓其根系漏芦，卖时作漏芦，不作白头翁也。愚闻之，不禁哑然失笑。夫漏芦与白头翁迥异，而竟以白头翁充之耶。于是在东三省诊病，欲用白头翁处方时，即开漏芦。然医药所

关非轻，愚愿东三省之业医者咸知之，欲用白头翁时，勿为药房所误。

　　陆军团长王剑秋，奉天铁岭人，年四十许。己未孟秋，自郑州病归，先泻后痢，腹疼重坠，赤白稠黏，一日夜十余次。先入奉天东人所设医院中，东人甚畏此证，处以隔离所，医治旬日无效。遂出院归寓，求为诊治。其脉弦而有力，知其下久阴虚，肝胆又蕴有实热也。投以此汤，一剂痢愈。仍变为泻，日四五次，自言腹中凉甚。愚因其疾原先泻，此时痢愈又泻，且恒以温水袋自熨其腹，疑其下焦或有伏寒，遂少投以温补之药。才服一剂，又变为痢，下坠腹疼如故，惟次数少减。知其病原无寒，不受温补，仍改用通变白头翁汤。一剂痢又愈，一日犹泻数次。继用生山药一两，龙眼、莲子各六钱，生杭芍三钱，甘草、茯苓各二钱，又少加酒曲、麦芽、白蔻消食之品，调补旬日痊愈。

　　奉天省议长李亚侨，年近四旬。因有事，连夜废寝。陡然腹疼，继而泄泻，兼下痢。其痢赤多于白，上焦有热，不能饮食。其脉弦而浮，按之不实。先投以三宝粥方在后腹疼与泻痢皆见轻，仍不能饮食。继用通变白头翁汤方，连服两剂，痢愈可进饮食，腹疼泄泻犹未痊愈。后仍用三宝粥方，去鸦胆子，日服两次，数日病痊愈。

三　宝　粥

治痢久，脓血腥臭，肠中欲腐，兼下焦虚惫，气虚滑脱者。

　　生山药轧细，一两　　　三　七轧细，二钱　　　鸦胆子去皮，五十粒

　　上药三味，先用水四盅，调和山药末煮作粥。煮时，不住以箸搅之，一两沸即熟，约得粥一大碗。即用其粥送服三七末、鸦胆子。

　　己巳之岁，愚客居德州，有庐雅雨公曾孙女，年五十六。于季夏下痢赤白，迁延至仲冬不愈。延医十余人，服药百剂，皆无效验，亦以为无药可医矣。其弟月潭，素通医学，偶与愚观面谈及。愚曰：此病非难，愿用药何如耳。因诊之，脉象微弱，至数略数，饮食减少，头目时或眩晕，心中微觉烦热，便时下坠作疼，然不甚剧。询其平素，下焦畏凉，是以从前服药，略加温补，上即烦热，略为清理，下又腹疼泄泻也。为拟此方，一日连服两次，其病遂愈。后旬余，因登楼受凉，旧证陡然反复，日下十余次，腹疼觉剧。其脉象微弱如前，至数不数。俾仍用山药粥，送服生硫磺末，服生硫磺详解在第八卷三分，亦一日服两次，病愈强半。翌日又服一次，心微觉热。继又改用前方，两剂痊愈。

　　戊午秋日，愚初至奉天，有铁岭李济臣年二十八。下痢四十余日，脓血杂以脂膜，屡次服药，病益增剧，羸弱已甚。诊其脉，数而细弱，两尺尤甚，亦治以此方。服后两点钟腹疼一阵，下脓血若干。病家言从前腹疼不若是之剧，所下者亦不若是之多，似疑药不对证。愚曰：腹中瘀滞下尽即愈矣。俾再用白蔗糖化水，送服去皮鸦胆子五十粒。此时已届晚九点钟，一夜安睡，至明晨，大便不见脓血矣。后间日大便，又少带紫血，俾仍用山药粥送服鸦胆子二十粒，数次痊愈。

　　又斯秋中元节后，愚自汉口赴奉，路过都门小住数日。有刘发起者，下痢两月不愈，持友人名片，造寓求为诊治。其脉近和平，按之无力。日便五六次，血液腐败，便时不甚觉疼，后重亦不剧，亦治以此方，一剂病愈强半。翌日将行，嘱以再按原方服两剂当愈。后至奉，接其来函，言服第二剂，效验不如从前；至三剂，病转似增重。因恍悟，此证下痢两月，其脉毫无数象，且按之无力，其下焦当系寒凉。俾仍用山药粥送服炒熟小茴香末一钱，连服数剂痊愈。

　　或问：西人谓痢为肠中生炎。所谓炎者，红热肿疼，甚则腐烂也。观此案与治庐姓之案，皆用热药成功，亦可谓之肠炎乎？既非肠炎，何以其肠亦欲腐烂乎？答曰：痢证，原有寒有热。热证不愈，其肠可至腐烂，寒证久不愈，其肠亦可腐烂。譬如疮疡，红肿者阳而热，白硬者阴而寒，其究竟皆可变为脓血。尝观《弢园随笔录》，言其曾患牙疳，医者治以三黄、犀角纯寒之品，满口肉烂尽，而色白不知疼。后医者，改用肉桂、附子等品，一服知疼，连服十余剂而愈。夫人口中之肌肉，犹肠中之肌肉也。口中之肌肉，可因寒而腐烂，肠中之肌肉，独不可因寒而腐烂乎？曾治一人，因久居潮湿之地致下痢三月不愈。所下者紫血杂以脂膜，腹疼后重。或授以龙眼肉包鸦胆子方服之，下痢与腹疼益剧。后愚诊视，其脉微弱而沉，左部几不见。俾用生硫磺研细，掺熟面少许作丸。又重用生山药、熟地、龙眼肉煎浓汤送服。连服十余剂，共计服生硫磺两许，其痢始愈。由是观之，即纯系赤痢亦诚有寒者，然不过百中之二三耳。且尝实验痢证，若因寒者，虽经久不愈犹可支持。且其后重、腹疼，较因热者亦轻也。且《伤寒论》有桃花汤，治少阴病下利，便脓血者，原赤石脂与干姜并用，此为以热药治寒痢之权舆。注家不知，谓少阴之火伤阴络所致，治以桃花汤，原系从治之法。又有矫诬药性，谓赤石脂性凉，重用至一斤，干姜虽热，止用一两，其方仍以凉论者。今试取其药十分之一，煎汤服之，果凉乎？热乎？此皆不知《伤寒论》此节之义，而强为注解者也。

通变白虎加人参汤

治下痢，或赤、或白、或赤白参半，下重腹疼，周身发热，服凉药而热不休，脉象确有实热者。

生石膏捣细，二两　　生杭芍八钱　　生山药六钱

人　参五钱。用野党参按此分量，若辽东真野参宜减半，至高丽参则断不可用

甘　草二钱

上五味，用水四盅，煎取清汤两盅，分二次温饮之。

此方即《伤寒论》白虎加人参汤，以芍药代知母、山药代粳米也。痢疾身热不休，服清火药而热亦不休者，方书多诿为不治。夫治果对证，其热焉有不休之理。此乃因痢证夹杂外感，其外感之热邪，随痢深陷，永无出路，以致痢为热邪所助，日甚一日而永无愈期。惟治以此汤，以人参助石膏，能使深陷之邪，徐徐上升外散，消解无余。加以芍药、甘草以理下重腹疼。山药以滋阴固下。连服数剂，无不热退而痢愈者。

按：外感之热已入阳明胃腑，当治以苦寒，若白虎汤、承气汤是也。若治以甘寒，其病亦可暂愈，而恒将余邪锢留胃中，变为骨蒸劳热，永久不愈《世补斋医书》论之甚详，石膏虽非苦寒，其性寒而能散若煅用之则敛矣，故石膏不可煅用且无汁浆，迥与甘寒黏泥者不同。而白虎汤中，又必佐以苦寒之知母，即此汤中，亦必佐以芍药，芍药亦味苦《本经》微寒之品，且能通利小便。故以佐石膏，可以消解阳明之热而无余也。

一叟，年六十七，于中秋得痢证，医治二十余日不效。后愚诊视，其痢赤白胶滞，下行时觉肠中热而且干，小便亦觉发热，腹痛下坠，并迫其脊骨尽处亦下坠作痛。且时作眩晕，其脉洪长有力，舌有白苔甚厚。愚曰：此外感之热挟痢毒之热下迫，故现种种病状，非治痢兼治外感不可。遂投以此汤两剂，诸病皆愈。其脉犹有余热，拟再用石膏清之。病家疑年高，石膏不可屡服，愚亦应聘他往。后二十余日，痢复作。延他医治疗，于治痢药中，杂以甘寒濡润之品，致外感之余热，永留肠胃不去，其痢虽愈，而屡次反复。延至明年仲夏，反复甚剧。复延愚诊治，其脉象、病证皆如旧。因谓之曰：去岁若肯多服石膏数两，何至有以后屡次反复，今不可再留邪矣。仍投以此汤，连服三剂，病愈而脉亦安和。

一人，年四十二，患白痢，常觉下坠，过午尤甚，心中发热，间作寒热。医者于治痢药中，重用黄连一两清之，热如故，而痢亦不愈。留连两月，浸至不起。诊其脉，洪长有力，亦投以此汤。为其间作寒热，加柴胡二钱，一剂热退痢止，犹间有寒热之时。再诊其脉，仍似有力，而无和缓之致，知其痢久，而津液有伤也。遂去白芍、柴胡，加玄参、知母各六钱，一剂寒热亦愈。

一媪，年六旬，素多疾病。于夏季晨起，偶下白痢，至暮十余次。秉烛后，忽然浑身大热，不省人事，循衣摸床，呼之不应。其脉洪而无力，肌肤之热烙指。知系气分热痢，又兼受暑，多病之身，不能支持，故精神昏愦如是也。急用生石膏三两、野台参四钱，煎汤一大碗，徐徐温饮下，至夜半尽剂而醒，痢亦遂愈。诘朝煎渣再服，其病脱然。

一人，年五十余，于暑日痢而且泻，其泻与痢俱带红色，下坠腹疼，噤口不食。医治两旬，病势浸增，精神昏愦，气息奄奄。诊其脉，细数无力，周身肌肤发热。询其心中亦觉热，舌有黄苔，知其证夹杂暑温。暑气温热，弥漫胃口，又兼痢而且泻，虚热上逆，是以不能食也。遂用生山药两半，滑石一两，生杭芍六钱，粉甘草三钱，一剂诸病皆见愈，可以进食。又服一剂痊愈。此证用滑石不用石膏者，以其证兼泻也。为不用石膏，即不敢用人参，故倍用山药以增其补力。此就通变之方，而又为通变也。

痢证，又有肝胆肠胃先有郁热，又当暑月劳苦于烈日之中，陡然下痢，多带鲜血，脉象洪数，此纯是一团火气。宜急用大苦大寒之剂，若芩、连、知、柏、胆草、苦参之类，皆可选用。亦可治以白虎汤，方中生石膏必用至二两，再加生白芍一两。若脉大而虚者，宜再加人参三钱。若其脉洪大甚实者，可用大承气汤下之，而佐以白芍、知母。

有痢久而清阳下陷者，其人或间作寒热，或觉胸中短气。当于治痢药中加生黄芪、柴胡以升清阳。脉虚甚者，亦可酌加人参。又当佐以生山药以固下焦，然用药不可失于热也。有痢初得，兼受外感者，宜于治痢药中，兼用解表之品。其外邪不随痢内陷，而痢自易治。不然则成通变白虎加人参汤所主之证矣。

痢证初得虽可下之，然须确审其无外感表证，方可投以下药。其身体稍弱，又宜少用参、芪佐之。

痢证忌用滞泥之品，然亦不可概论。外祖母，年九旬。仲夏下痢赤白甚剧，脉象数而且弦。愚用大熟地、生杭芍各一两煎汤，服下即愈。又服一剂，脉亦和平。后寿至九十四岁。

痢证间有凉者，然不过百中之一耳。且又多系纯白之痢。又必脉象沉迟，且食凉物，坐凉处则觉剧者。治以干姜、白芍、小茴香各三钱，山楂四钱，生山药六钱，一两剂即愈。用白芍者，诚以痢证必兼下坠腹疼。即系凉痢，其凉在肠胃，而其肝胆间必有伏热，亦防其服热药而生热也。

凡病人酷嗜之物，不可力为禁止。尝见患痢者，有恣饮凉水而愈者，有饱食西瓜而愈者。总之，人之资禀不齐，病之变态多端，尤在临证时，精心与之消息耳。曾治一少年，下痢，昼夜无数，里急后重。投以清火通利之药数剂，痢已减半而后重分毫不除。疑其肠中应有阻隔，投以大承气汤，下燥粪长数寸而愈。设此证，若不疑其中有阻隔，则燥粪不除，病将何由愈乎。

有奇恒痢者，张隐庵谓其证三阳并至，三阴莫当，九窍皆塞，阳气旁溢，咽干喉塞痛，并于阴则上下无常，薄为肠澼。其脉缓小迟涩，血温身热者死，热见七日者死。盖因阳气偏剧，阴气受伤，是以脉小沉涩。此证急宜用大承气汤，泻阳养阴，缓则不救。若不知奇恒之因，见脉气平缓而用平易之剂，必至误事。

陈修园曰："嘉庆戊午，夏泉郡王孝廉，患痢七日，忽于寅卯之交，声微哑，谵语，半刻即止，酉刻死。七月榕城叶广文观风之弟，患同前证来延。言伊弟患此亦不重，饮食如常，惟早晨咽干微疼，如见鬼状，午刻即止。时届酉刻，余告以不必往诊，令其速回看视，果于酉戌之交死，此皆奇恒痢也。若投以大承气汤，犹可挽回。"

按：此证愚实未见。修园所遇二证，皆在戊午年。天干戊为火运，地支午又为少阴君火司天，火气太盛，故有此证。其危在七日者，火之成数也。由斯观之，《内经》岁运之说，原自可凭。唐容川曰："《内经》以痢属于肝热，故曰：诸呕吐酸，暴注下迫，皆属于热。下迫与吐酸同言，则知其属于肝热也。"仲景于下利后重，便脓血者，亦详于厥阴篇中，皆以痢属肝经也。盖痢多发于秋，乃肺金不清、肝木遏郁。肝主疏泄，其疏泄之力太过，则暴注里急，有不能待之势。然或大肠开通，则直泻下矣。乃大肠为肺金之腑，金性收涩，秋日当令，而不使泻出，则滞涩不得快利，遂为后重。治宜开利肺气，使金性不收，则大肠通快，而不后重矣。枳壳、桔梗、粉葛、枇杷叶，皆须为用。又宜清润肝血，使木火不郁，则肝木疏泄而不暴注矣。白芍、当归、生地、丹皮、地榆皆须为用。至于肠胃之热，皆从肝肺而生，西医名肠中发炎，言其色红肿也。故黄连、黄芩、胆草、黄柏能退肝火，石膏、知母、天冬、麦冬、花粉、连翘、银花、白菊能清肺火，皆可择用。此清肺气调肝血之法也。至噤口痢，世多不知治法，惟仲景存胃津液足以救之，此即胃炎欲腐烂之候也。非大寒凉中加人参、花粉不能助救。故凡噤口痢，但得舌上津回，则能进食而生矣。至于大黄，惟满实者可暂用之，其余蕴酿之热，皆宜苦坚为法，不可用猛悍药也。仲景治痢，主白头翁汤，夫白头翁一茎直上，中空有瓤，能通达木气，而遍体有毛，无风动摇，有风不动，其色纯白此形象与坊间鬻者不同，兼禀金气，总为金木交合之物。予从白头翁，悟出清肝木达风气之法。又从下利肺痛《金匮》之文一"肺"字，悟出肝之对面即是肺金，清金以和大肠，又为屡效之法矣。

西人治痢，先用蓖麻子油或甘汞即水银粉降之。不愈者，继用杨曹、硝苍、单那而并、那布答林诸药，以清热解毒，防腐生肌。兼用血清灌肠诸方以佐之。

东人衍西人之法，谓赤痢初期，肠中毒热肿疼，决不可用收敛之剂。至第二期，肠中腐烂有若溃疡，可用硝苍鸦片之剂。盖在初期，当务去肠内之刺激，流通粪便，以防病势之上进，为赤痢疗治第一义。故病有上进之象，当相机而投以下剂。但下剂易增进患者之衰弱，不可不谨慎用之。至灌肠及注肠，不惟足以疏通肠内之停滞，且有缓解里急后重之效，是以用之最宜。但于炎症期，则当但行食盐水之灌肠。于溃疡期，则可用硝酸银、单宁酸等收敛，兼以消除毒菌。

按：东人之论如此，用以治痢者，有效有不效。大概体壮者可愈，体弱者仍然危险。至痢证之夹杂外感温病者，尤不能见效。东人志贺洁著有《赤痢新论》，载有未治愈之案两则，一为宫野某女，五十六岁。下腹部及左腹部忽发疼痛，继乃发热头疼，翌日腹疼下痢，一小时内约排三次之黏血便。诊之，则体格及营养皆佳良。体温三十七度八分。脉搏七十至。食思缺损，舌有苔，时呕吐头疼，为注射血清。翌日，舌苔干燥而龟裂，体温三十八度，脉搏七十二至，痢下二十次。又翌日，体温三十八度七分，诸证依然，便通二十五次，注射血清。又翌日，口渴及食思缺乏如故，心机亢进，体温三十八度七分，脉搏至百一十至，神识朦胧，言语不清，衰弱较前为甚。又翌日，时时呃逆呕吐，舌肿大干燥，舌苔剥离，下唇糜烂，心音微弱，脉搏极微若无，注射食盐水。又二日，衰弱益甚，午前二时，遂虚脱而死。其一为田中某女，二十一岁。腹疼下痢，又发剧热。便性为黏液，便间混有血液。其肠之曲折处及盲肠管，觉有压疼。发病第五日之夜，发躁狂状之举动，精神发扬。第六日之夜亦然。嗣后即不复发。而时发谵妄，人事不省，为昏睡状。至第三星期后，精神证状痊愈，诸证轻快。乃未几，而体温再升，达于四十度二分，复发谵妄。经过二十八日，虚脱而死。

细观东人所载二案，皆痢而夹杂温病者也。东人对于前案，但知治痢不知治温，所以不愈。至后案，虽未明载治法，其治法大抵与前案等。至三星期而见愈者，因温病，即不治而常有自愈者。至其后，体温再升，达于四十度二分，屡发谵妄，显系温病反复，热入阳明之腑。西人不能治温，安能治温之重发，况此重发者，又为久痢体虚之人乎！然而，治此二案之证，固非难事，以前所载通变白虎加人参汤投之，一二剂皆可愈矣。次取通变白虎加人参汤下，所治验之案，与此二案对勘自明也。

杨曹一名撒里矢尔酸那笃留谟，一名撒里矢尔酸曹达，一名水杨酸曹达，一名水杨酸那笃留谟，省文曰杨曹，亦曰撒曹。为白色无臭鳞屑状结晶，或为结晶质粉末。味甘咸而稍带辛辣，其原质出于杨柳皮及美洲所产植物中，化以安息香酸，为撒里矢尔酸亦名撒鲁儿再用撒里矢尔酸精制为杨曹。大抵外用及涤肠剂，皆用撒里矢尔酸，内服则用杨曹。其性退热防腐，愈偏头疼，为治赤痢要药。

硝苍为次硝酸苍铅之省文，一名盐基性硝酸苍铅，一名硝强铋，一名铋氧氮氧五。为白色结晶性粉末，检视于显微镜下，现有光辉细小棱柱形结晶，为金属收敛药，含有多量苍铅、少量硝酸之制品也。其性能制异常发酵，保护肠胃不受异物之刺激。善治胃癌、胃溃疡、赤痢等证。一日服三四次，每次可服半瓦，多至一瓦。

重曹即重酸曹达之省文，又名重碳酸那笃留谟，为白色结晶性粉末，系用水浸出木炭之汁，炼为碳酸那笃留谟，再用碳酸那笃留谟精制为重曹。能治脏腑中慢性加答儿，胃中分泌过多，消化不良，肝脏硬化证之初起，腹部脏器静脉瘀积所致之诸般障碍。止呕吐、退黄疸、利肺疾、解尿酸。于诸般之浮肿水肿，用为利便药，又为大便之缓下剂。每服半瓦，其极量可至二瓦。

单那儿并即单宁酸亚尔布明，乃蛋白化单宁酸，单宁酸之原质存于没石子中，为褐色无味臭之粉末，其药服至胃中，不甚溶解，下至肠中，始分为蛋白及单宁酸，呈单宁酸之收敛作用，故不害胃之消化机能，为大小肠之收敛药，专用于大小肠加答儿，兼治肠滤囊之溃疡机转、肺劳者之下利、慢性赤痢、夏期小儿下利无味易服等。代单宁酸为灌肠剂，用量每次可服半瓦，多至一片，日服数次，可少少增加。

那布答林为无色有光泽之版状结晶，有特异窜透臭气与烧味，乃生化于有机物石灰干馏之际，在最高热馏出之碳水素之一也。其性最能消除各种毒菌，饶防腐之力。内疡溃烂，能催肉芽速长。治膀胱加答儿、小儿蛔虫。外用和脂油，能除疥癣。于创伤溃疡，为干燥绷带药，能除恶臭，促肉芽之发生。用于室中，可以逐秽祛邪。置于书簏、衣筒，可以避蠹驱虫。每服三分之一瓦，或半瓦，其极量不过一瓦。

在所录东西人治痢之药，其解毒清血之力，远不如鸦胆子；其防腐生肌之力，远不如三七。且于挟虚之痢，而不知辅以山药、人参；于挟热之痢，而不知重用石膏。宜其视赤痢为至险之证，而治之恒不愈也。

东人志贺洁谓，热带之地有阿米巴赤痢，其证间或传于温带地方。阿米巴者，为虫类生殖之毒菌，传染于人则为阿米巴赤痢。阿米巴之现状为球形或椭圆形之结核，与寻常赤痢菌之为杆状者不同。外有包为玻璃透明形，其内结之核为球，间有脓球。取新便下之混血黏液一滴，置玻璃片上，加生理盐水，更以小玻璃片轻覆其上，以显微镜视之，若有假足之伸缩，助其活动，即为阿米巴赤痢之毒菌。其剧者，痢中混有坏疽溃疡片，而带腐肉样之臭气，或为污泥色。至其症状之经过，与慢性赤痢大略相似。其身体大率无过热之温度，故迟之累月累年不愈，而犹有可支持者。此证治法宜日服甘汞十分瓦之一至十分瓦之三，当连服七八日。但须注意于中毒状，若稍发现中毒形状，宜速停止。又可服硫磺半瓦，一日三次。又宜用鸡纳霜为注肠剂，惟不可自始即用浓厚之液。最初当用五千倍之溶液，继乃可用千倍水者，数日后则可用五百倍水者。

　　愚未至热带，东人所论阿米巴赤痢未经治过，然彼又云间有传至温带者，至所载其证之剧者一段云云，愚上所治痢证案中，似有具此状况者，而未用其治法，亦皆应手奏效。至其谓内服可用硫磺，上所治痢证案中，已载两则，其为阿米巴痢与否，尚不敢断定，而当其时临证疏方，固未闻有阿米巴痢也。惟度其证宜投以硫磺，且再四踌躇，若不用硫磺，它药恐难于建功，故遂放胆用之耳。治痢之方，再参看五期《衷中参西录〉第六卷，论痢证治法[1]方备。

治 燥 结 方

硝菔通结汤

　　治大便燥结久不通，身体兼羸弱者。

---

〔1〕 论痢证治法，由于注释较长，故写在附录中，见本书 398 页。

净朴硝四两 鲜莱菔五斤

将莱菔切片，同朴硝和水煮之。初次煮，用莱菔片一斤，水五斤，煮至莱菔烂熟捞出。就其余汤，再入莱菔一斤。如此煮五次，约得浓汁一大碗，顿服之。若不能顿服者，先饮一半，停一点钟，再温饮一半，大便即通。若脉虚甚，不任通下者，加人参数钱，另炖同服。

软坚通结，朴硝之所长也。然其味咸性寒，若遇燥结甚实者，少用之则无效，多用之则咸寒太过，损肺伤肾。其人或素有劳疾，或下元虚寒者，尤其所宜也。惟与莱菔同煎数次，则朴硝之咸味，尽被莱菔提出，莱菔之汁浆，尽与朴硝融化。夫莱菔味甘，性微温，煨熟食之，善治劳嗽短气，方附在第一卷水晶桃下，其性能补益可知。取其汁与朴硝同用，其甘温也，可化朴硝之咸寒，其补益也，可缓朴硝之攻破。若或脉虚不任通下，又借人参之大力者，以为之扶持保护。然后师有节制，虽猛悍亦可用也。

一媪，年近七旬，伤寒。初得无汗，原是麻黄汤证，因误服桂枝汤，遂成白虎汤证，上焦烦热太甚，闻药气即呕吐，但饮所煎石膏清水亦吐。俾用鲜梨片蘸生石膏细末嚼咽之。药用石膏两半，阳明之大热遂消，而大便旬日未通，其下焦余热仍无出路，欲用硝黄降之，闻药气仍然呕吐。且其人素患劳嗽，身体羸弱，过用咸寒，尤其所忌。为制此方，煎汁一大碗，仍然有朴硝余味，复用莱菔一个，切成细丝，同葱添油醋，和药汁调作羹。病人食之香美，并不知是药，大便得通而愈。

一媪，年七旬，劳嗽甚剧。饮食化痰涎，不化津液，致大便燥结，十余日不行，饮食渐不能进，亦拟投以此汤，为羸弱已甚，用人参三钱另炖汁，和药服之。一剂便通，能进饮食。复俾煎生山药稠汁，调柿霜饼服之，劳嗽亦见愈。

按：用朴硝炼玄明粉法，原用莱菔。然此法今人不讲久矣，至药坊所鬻者，乃风化硝，非玄明粉也。今并载其法，以备参观。实心救人者，亦可照法炼之，以备施用。其法于冬至后，用洁净朴硝十斤，白莱菔五斤切片，同入锅中，用水一斗五升，煮至莱菔烂熟，将莱菔捞出。用竹筛一个，铺绵纸二层，架托于新缸之上，将硝水滤过。在庭露三日，其硝凝于缸边；将余水倾出，晒干。将硝取出，用沙锅熬于炉上，融化后，搅以铜铲，熬至将凝，用铲铲出。再装于瓷罐，未满者寸许，盖以瓦片。用钉三个，钉地作鼎足形，钉头高二寸，罐置其上。用砖在罐周遭，砌作炉形，多留风眼，炉砖离罐三寸。将木炭火置于炉中，罐四围上下都被炭火壅培，以煅至硝红为度。次日取出，再用绵纸铺于静室地上，将硝碾细，用绢罗筛于纸上厚一分。将户牖皆遮蔽勿透风，三日后取出，其硝洁白如粉，轻虚成片。其性最能降火化痰，清利脏腑，怪证服之可蠲，狂躁用之即愈。搜除百病，安敛心神。大人服二三钱，小儿服五分至一钱，用白汤或葱汤融化，空心服之。服药之日，不宜食他物，惟饮稀粥。服二三次后，自然精神爽健，脏腑调和，津液顿生，百病如失矣。惟久病泄泻者，服之不宜。

赭遂攻结汤

治宿食结于肠间不能下行，大便多日不通。其证或因饮食过度，或因恣食生冷，或因寒火凝结，或因呕吐既久，胃气、冲气皆上逆不下降。

生赭石轧细，二两 朴硝五钱 甘遂钱半，轧细，药汁送服 干姜二钱

热多者，去干姜。寒多者，酌加干姜数钱。呕多者，可先用赭石一两，干姜半钱煎服，以止其呕吐。呕吐止后，再按原方煎汤，送甘遂末服之。

朴硝虽能软坚，然遇大便燥结过甚，肠中毫无水分者，其软坚之力，将无所施。甘遂辛窜之性，最善行水，能引胃中之水直达燥结之处，而后朴硝因水

气流通，乃得大施其软坚之力，燥结虽久，亦可变为溏粪，顺流而下也。特是甘遂力甚猛悍，以攻决为用，能下行亦能上达，若无以驾驭之，服后恒至吐泻交作。况此证多得之涌吐之余，或因气机不能下行，转而上逆，未得施其攻决之力，而即吐出者。故以赭石之镇逆，干姜之降逆，协力下行，以参赞甘遂成功也。且干姜性热，朴硝性寒，二药并用，善开寒火之凝滞。寒火之凝滞于肠间者开，宿物之停滞于肠间者亦易开也。愚用此方救人多矣，即食结中脘、下脘，亦未有不随手奏效者。

乙卯之岁，客居广平，忽有车载病人，造寓求诊者。其人年过五旬，呻吟不止，言自觉食物结于下脘，甚是痛楚，数次延医调治，一剂中大黄用至两半不下。且凡所服之药，觉行至所结之处，即上逆吐出，饮食亦然。此时上焦甚觉烦躁，大便不通者已旬日矣。诊其脉，虽微弱，至数不数，重按有根，知犹可任攻下。因谓之曰："此病易治。"特所服药中，有猛悍之品，服药时必吾亲自监视方妥。然亦无须久淹，能住此四点钟，结处即通下矣。遂用此汤去干姜，方中赭石改用三两，朴硝改用八钱。服后须臾，腹中作响，迟两点半钟，大便通下而愈。后月余，又患结证如前，仍用前方而愈。

通结用葱白熨法

治同前证。

大葱白四斤，切作细丝　　干米醋多备待用

将葱白丝和醋炒至极热，分作两包，乘热熨脐上。凉则互换，不可间断。其凉者，仍可加醋少许，再炒热，然炒葱时，醋之多少，须加斟酌，以炒成布包后，不至有汤为度。熨至六点钟，其结自开。

一孺子，年六岁。因食肉过多，不能消化，郁结肠中，大便不行者六七日，腹中胀满，按之硬如石，用一切通利药皆不效。为用此法熨之，至三点钟，其腹渐软。又熨三点钟，大便通下如羊矢，其胀遂消。

一童子，年十五六。因薄受外感，腹中胀满，大便数日不通。然非阳明之实热燥结也。医者投以承气汤，大便仍不通，而腹转增胀。自觉为腹胀所迫，几不能息，且时觉心中怔忡。诊其脉甚微细，按之即无。脉虚证实，几为束手。亦用葱白熨法，腹胀顿减。又熨三点钟觉结开，行至下焦。继用猪胆汁导法，大便得通而愈。

按：猪胆汁导法，乃《伤寒论》下燥结之法也。原用猪胆汁和醋少许，以灌谷道中。今变通其法，用醋灌猪胆中，手捻令醋与胆汁融和。再用以通气长竹管，一端装猪胆中，用细绳扎住，一端纳谷道中。用手将猪胆汁由竹管挤入谷道。若谷道离大便犹远，宜将竹管深探至燥粪之处。若结之甚者，又必连用二三个。若畏猪胆汁凉，或当冷时，可将猪胆置水中温之。若无鲜猪胆，可将干者用醋泡开，再将醋灌猪胆中，以手捻至胆汁之凝结者皆融化，亦可用。若有灌肠注射器，则用之更便。

一人，年四十许，素畏寒凉。愚俾日服生硫磺服生硫磺法在第八卷如黑豆粒大两块，大见功效，已年余矣。偶因暑日劳碌，心中有火，恣食瓜果，又饱餐肉食，不能消化，肠中结而不行，且又疼痛，时作呕吐。医者用大黄附子细辛汤降之不效，又用京都薛氏保赤万应散，三剂并作一剂服之，腹疼减去，而仍不通行。后愚诊视，其脉近和平，微弦无力。盖此时不食数日，不大便十日矣。遂治以葱白熨法，觉腹中松畅，且时作开通之声。而仍然恶心，欲作呕吐，继用赭石二两，干姜钱半，俾煎服以止其恶心。仍助以葱白熨法，通其大便。外熨内攻，药逾五点钟，大便得通而愈。

按：《金匮》大黄附子细辛汤，诚为开结良方。愚尝用以治肠结腹疼者甚效。即薛氏保赤万应散，三剂作一剂服之，以治大人，亦为开结良方。愚用过屡次皆效。而以治此证，二方皆不效者，以其证兼呕吐，二方皆不能止其呕吐故也。病人自言，从前所服之药，皆觉下行未至病所，即上逆吐出。独此次服药，则沉重下达，直抵病结之处，所以能攻下也。

一人，年四十三。房事后，恣食生冷，忽然少腹抽疼，肾囊紧缩。大便四日不通，上焦兼有烦躁之意。医者投以大黄附子细辛汤，两胁转觉疼胀。诊其脉，弦而沉，两尺之沉尤甚。先治以葱白熨法，腹中作响，大有开通之意，肾囊之紧缩见愈，而大便仍未通。又用赭石二两，附子五钱，当归、苏子各一两煎汤，甫饮下，即觉药力下坠。俾复煎渣饮之，有顷，降下结粪若干，诸病皆愈。

按：此证用葱白熨之，虽未即通，而肠中之结已开。至所服之药，重用赭石者，因此证原宜用热药以温下焦，而上焦之烦躁与大便之燥结，又皆与热药不宜，惟重用赭石以佐之，使其热力下达，自无潜上之患。而其重坠之性，又兼有通结之功，上焦之浮热因之归根，下焦之凝寒因之尽化矣。

古方治小便忽然不通者，有葱白灸法。用葱白一握，捆作一束，将两端切齐，中留二寸，以一端安脐上，一端用炭火灸之，待灸至脐中发热，小便自通。此盖借其温通之性，自脐透达，转入膀胱，以启小便之路也。然仅以火灸其一端，则热力之透达颇难，若以拙拟葱白熨法代之，则小便之因寒不通，或因气滞不通者，取效当更速也。

又此熨法，不但可通二便，凡疝气初得，用此法熨之，无不愈者。然须多熨几次，即熨至疝气消后，仍宜再熨二，三次。或更加以小茴香、胡椒诸末，同炒亦佳用胡椒末时不宜过五钱，小茴香可多用。

西人降下之药，习用蓖麻子油、硫苦、旃那叶。按：蓖麻子油，即用蓖麻子制成。其药来自英国，晶洁稠黏，所制甚精。每服二钱，多至五钱，通结甚效。惟其臭稍劣，且蓖麻子性近巴豆壮人不过服五粒，制为油仍含有毒性，故服后间有作呕吐者。硫苦，即硫酸麻倔涅叟谟，亦名泻利盐。系用朴硝制成，为白色透明之细粒结晶。其咸苦之味减于朴硝，而其软坚降下之力亦稍弱于朴硝。每服二钱至四钱。至旃那叶，为印度热带地方所产之决明科。其叶之干燥者，状若小竹叶，毫无臭味，其色嫩而绿者良，老而微黄者稍弱。每服一钱，置碗中开水浸饮之，下便结甚效。其力虽近猛，而服后肠胃安然，不觉攻激，自然通下，较前二药为独良也。

治 泄 泻 方

益 脾 饼

治脾胃湿寒，饮食减少，长作泄泻，完谷不化。

白术四两　　干姜二两　　鸡内金二两　　熟枣肉半斤

上药四味，白术、鸡内金皆用生者，每味各自轧细焙熟，先轧细而后焙者，为其焙之易匀也。再将干姜轧细，共和枣肉，同捣如泥，做小饼。木炭火上炙干，空心时，当点心，细嚼咽之。曾为友人制此方，和药一料，服之而愈者数人。后屡试此方，无不效验。

药坊鸡内金，因拣择不净，恒有包瓦石者。若入丸散剂中，甚非所宜。临轧此药时，须先亲自检点。

一妇人，年三十许，泄泻数月。用一切治泻诸药皆不效。其脉不凉，亦非完谷不化。遂单用白术、枣肉，如法为饼，服之而愈，此证并不用鸡内金者，因鸡内金虽有助脾胃消食之力，而究与泻者不宜也。

扶 中 汤

治泄泻久不止，气血俱虚，身体羸弱，将成劳瘵之候。

于 术炒，一两　　生山药一两　　龙眼肉一两

小便不利者加椒目炒，捣，三钱

一妇人，年四十许。初因心中发热，气分不舒，医者投以清火理气之剂，逐泄泻不止。更延他医，投以温补之剂，初服稍轻，久服则泻仍不止。一日夜四五次，迁延半载，以为无药可治。后愚为诊视，脉虽濡弱，而无弦数之象，知犹可治。但泻久身弱，虚汗淋漓，心中怔忡，饮食减少。踌躇久之，为拟此方，补脾兼补心肾。数剂泻止，而汗则加多。遂于方中加龙骨、牡蛎皆不用煅各六钱，两剂汗止，又变为漫肿。盖从前泻时，小便短少，泻止后，小便仍少。水气下无出路，故蒸为汗，汗止又为漫肿也。斯非分利小便，使水下有出路不可。特其平素常觉腰际凉甚，利小便之药，凉者断不可用。遂用此方，加椒目三钱，连服十剂痊愈。

龙眼肉，味甘能补脾，气香能醒脾，诚为脾家要药。且心为脾母，龙眼肉色赤入心，又能补益心脏，俾母旺自能荫子也。愚治心虚怔忡，恒俾单购龙眼肉斤许，饭甑蒸熟，徐徐服之，皆大有功效，是能补心之明征。又大便下血者，多因脾虚不能统血，亦可单服龙眼肉而愈，是又补脾之明征也。

薯蓣粥

治阴虚劳热，或喘，或嗽，或大便滑泻，小便不利，一切羸弱虚损之证。

生怀山药 一斤，轧细，过罗

上药一味，每服用药七八钱，或至一两，和凉水调入锅内，置炉上，不住以箸搅之，二三沸，即成粥服之。若小儿服，或少调以白糖亦可。

此粥多服久服，间有发闷者。掺以西药白布圣一瓦同服，则无此弊。且更多进饮食。

按：白布圣，乃取吃乳之小猪、小牛胃中津液，而制为白粉者也。其性善助胃消化，每食后服二瓦，则化食甚速。然久服之，生脾胃依赖性，与健补脾胃之药同服，则无斯弊。此药东人更以糖制之，名含糖白布圣，以治小儿尤便。

门生吴书林，年二十一。羸弱发热，脉象虚数，不能饮食，俾早晚服山药粥，加白布圣。晌午单服玄参三钱，煎汤服。如此数日，食量增加，发热亦愈，自此健壮。

一妇人，年三十余。泄泻数月不止，病势垂危。倩人送信于其父母，其父将往瞻视，询方于愚。言从前屡次延医治疗，百药不效。因授以山药煮粥方，日服三次，两日痊愈。又服数日，身亦康健。

一娠妇，日发痫风。其脉无受娠滑象，微似弦而兼数。知阴分亏损，血液短少也。亦俾煮山药粥服之即愈。又服数次，永不再发。

奉天大东关，关氏少妇，素有劳疾。因产后暴虚，喘嗽大作。治以此粥，日服两次，服至四五日，喘嗽皆愈。又服数日，其劳疾自此除根。

奉天大东关，学校教员郑子绰之女，年五岁。秋日为风寒所束，心中发热。医者不知用辛凉表散，而纯投以苦寒之药，连服十余剂，致脾胃受伤，大便滑泻，月余不止，而上焦之热益炽。医者皆辞不治，始求愚为诊视。其形状羸弱已甚，脉象细微浮数，表里俱热，时时恶心，不能饮食，昼夜犹泻十余次。治以此粥，俾随便饮之，日四五次，一次不过数羹匙，旬日痊愈。

农村小儿，于秋夏之交，多得滑泻证。盖农家此时多饮凉水，而小儿尤喜饮之。农家此时多食瓜果，而小儿尤喜食之。生冷之物，皆伤脾胃，脾胃伤，则滑泻随之，此自然之理也。而滑泻之证，在小儿为最难治。盖小儿少阳之体，阴分未足；滑泻不止，尤易伤阴分。往往患此证者，数日即浑身发热，津短燥渴，小便不利，干呕懒食，惟嗜凉物。当此之际，欲滋其阴，而脾胃愈泥；欲健其脾，而真阴愈耗，凉润温补，皆不对证，而小儿又多苦服药，病家又多姑息，以婉随小儿之意，以致迁延岁月，竟成不治者多矣。惟山药脾肾双补，在上能清，在下能固，利小便而止大便，真良药也。且又为寻常服食之物，以之作粥，少加砂糖调和，小儿必喜食之。一日两次煮服，数日必愈。若系哺乳稚子，不能食粥，即食之亦不能多者，但浓煮生山药汁饮之亦可。愚以此方治小儿多矣。志在救人者，甚勿以为寻常服食之物而忽之也。

山药之功效，一味薯蓣饮在第一卷后曾详言之。至治泄泻，必变饮为粥者，诚以山药汁本稠黏，若更以之作粥，则稠黏之力愈增，大有留恋肠胃之功也。忆二十年前，岁试津门，偶患泄泻，饮食下咽，觉与胃腑不和，须臾肠中作响，遂即作泻。浓煎甘草汤，调赤石脂细末，服之不效。乃用白粳米慢火煮烂熟作粥，尽量食之，顿觉脾胃舒和，腹中亦不作响，泄泻遂愈。是知无论何物作粥，皆能留恋肠胃。而山药性本收涩，故煮粥食之，其效更捷也。且大便溏泻者，多因小便不利。山药能滋补肾经，使肾阴足，而小便自利，大便自无溏泻之患。

按：生芡实轧细作粥，收涩之力过于山药，而多服久服易作满闷，不若山药作粥，可日日服之也。

薯蓣鸡子黄粥

治泄泻久，而肠滑不固者。即前薯蓣粥，加熟鸡子黄三枚。

一人，年近五旬。泄泻半载不愈，羸弱已甚。遣人来询方，言屡次延医服药，皆分毫无效，授以薯蓣粥方。数日又来，言服之虽有效验，泻仍不止。遂俾用鸡子数枚煮熟，取其黄捏碎，调粥中服之，两次而愈。盖鸡子黄，有固涩大肠之功，且较鸡子白，易消化也。以后此方用过数次，皆随手奏效。

薯蓣苤苜粥

治阴虚肾燥，小便不利，大便滑泻，兼治虚劳有痰作嗽。

生山药轧细，一两　　生车前子四钱

上二味，同煮作稠粥服之，一日连服三次，小便自利，大便自固。盖山药能固大便，而阴虚小便不利者服之，又能利小便。车前子能利小便，而性兼滋阴，可为补肾药之佐使五子衍宗丸中用之，又能助山药以止大便。况二药皆汁浆稠黏，同作粥服之，大能留恋肠胃，是以效也。治虚劳痰嗽者，车前宜减半。盖用车前者，以其能利水，即能利痰，且性兼滋阴，于阴虚有痰者尤宜。而仍不敢多用者，恐水道过利，亦能伤阴分也。

按：车前子能利小便，而骤用之亦无显然功效。惟将车前子炒熟此药须买生者自家经手炒，以微熟为度，过熟则无力，嚼服少许，须臾又服，约六点钟服尽一两，小便必陡然利下，连连不止。此愚实验而得之方也。

又单用车前子两半，煮稠粥，顿服之，治大便滑泻亦甚效验。邻村黄姓媪，大便滑泻，百药不效。或语以此方，一服即愈。然必用生者煮之，始能成粥，若炒熟者，则不能成粥矣。

加味天水散

作汤服，治暑日泄泻不止，肌肤烧热，心中燥渴，小便不利，或兼喘促。小儿尤多此证，用此方更佳。

生山药一两　　滑　石六钱　　粉甘草三钱

此久下亡阴，又兼暑热之证也。故方中用天水散以清涤暑之热。而甘草分量，三倍原方原方滑石六，甘草一，故亦名六一散，其至浓之味，与滑石之至淡者相济，又能清阴虚之热。又重用山药之大滋真阴、大固元气者以参赞之。真阴足，则小便自利；元气固，则泄泻自止。且其汁浆稠黏，与甘草之甘缓者同用，又能逗留滑石，不至速于淡渗。俾其清凉之性由胃输脾，由脾达肺，水精四布，下通膀胱，则周身之热与上焦之燥渴喘促，有不倏然顿除者乎！

小儿少阳之体，最不耐热，故易伤暑。而饮食起居，喜贪寒凉，故又易泄泻。泻久则亡阴作热，必愈畏暑气之热，病热循环相因，所以治之甚难也。此方药止三味而用意周匝，内伤外感兼治无遗。一两剂后，暑热渐退，即滑石可以渐减，随时斟酌用之，未有不应手奏效者。小儿暑月泻久，虚热上逆，与暑热之气相并，填塞胃口，恒至恶心呕吐，不受饮食。此方不但清暑滋阴，和中止泻，其重坠之性，又能镇胃安冲，使上逆之热与暑气之热，徐徐下行，自小便出，而其恶心呕吐自止。初定此方时，授门人高如璧录之。翌日，如璧还里，遇一孺子，泄泻月余，身热燥渴，嗜饮凉水，强与饮食即恶心呕吐，多方调治不愈。如璧投以此汤，一剂，燥渴与泄泻即愈其半，又服一剂，能进饮食，诸病皆愈。

加味四神丸

治黎明腹疼泄泻。

补骨脂酒炒，六两　　吴茱萸盐炒，三两　　五味子炒，四两　　肉豆蔻面裹煨，四两

花　椒微焙，一两　　生硫磺六钱　　大　枣八十一枚　　生　姜切片，六两

先煮姜十余沸，入枣同煮，至烂熟去姜，余药为细末，枣肉为丸，桐子大。

人禀天地之气而生，人身一小天地也。天地之一阳生于子，故人至夜半之时，肾系命门之处，有气息萌动，即人身之阳气也。至黎明寅时，为三阳之候，人身之阳气，亦应候上升，自下焦而将达中焦。其人或元阳之根柢素虚，当脐之处，或兼有凝寒遮蔽，即互相薄激，致少腹作疼。久之阳气不胜凝寒，上升之机转为下降，大便亦即溏下。此黎明作泻之所由来也。夫下焦之阳气少火也，即相火也，其火生于命门，而寄于肝胆。故四神方中，用补骨脂以补命门，吴茱萸以补肝胆，此培火之基也。然泻者关乎下焦，实又关乎中焦，故又用肉豆蔻之辛温者，以暖补脾胃，且其味辛而涩，协同五味之酸收者，又能固涩大肠，摄下焦气化。且姜、枣同煎，而丸以枣肉，使辛甘化合，自能引下焦之阳，以达于中焦也。然此药病轻者可愈，病重者服之，间或不愈，以其补火之力犹微也，故又加花椒、硫磺之大补元阳者以助之，而后药力始能胜病也。硫磺生用，理详第八卷服生硫磺方下。

治 痰 饮 方

理 饮 汤

治因心肺阳虚,致脾湿不升,胃郁不降,饮食不能运化精微,变为饮邪,停于胃口为满闷,溢于膈上为短气,渍满肺窍为喘促,滞腻咽喉为咳吐黏涎。甚或阴霾布满上焦,心肺之阳不能畅舒,转郁而作热。或阴气逼阳外出为身热,迫阳气上浮为耳聋。然必诊其脉,确乎弦迟细弱者,方能投以此汤。

于　术四钱　　干　姜五钱　　桂枝尖二钱　　炙甘草二钱

茯苓片二钱　　生杭芍二钱　　橘　红钱半　　川厚朴钱半

服数剂后,饮虽开通,而气分若不足者,酌加生黄芪数钱。

一妇人,年四十许。胸中常觉满闷发热,或旬日,或浃辰之间,必大喘一、二日。医者用清火理气之药,初服稍效,久服转增剧。后愚诊视,脉沉细几不可见。病家问系何病因?愚曰:此乃心肺阳虚,不能宣通脾胃,以致多生痰饮也。人之脾胃属土,若地舆然。心肺居临其上,正当太阳部位膈上属太阳,观《伤寒论》太阳篇自知,其阳气宣通,若日丽中天暖光下照。而胃中所纳水谷,实借其阳气宣通之力,以运化精微而生气血,传送渣滓而为二便。清升浊降,痰饮何由而生。惟心肺阳虚,不能如离照当空,脾胃即不能借其宣通之力,以运化传送,于是饮食停滞胃口。若大雨之后,阴雾连旬,遍地污淖,不能干渗,则痰饮生矣。痰饮既生,日积月累,郁满上焦则作闷,渍满肺窍则作喘,阻遏心肺阳气，不能四布则作热。医者不识病源，犹用凉药清之，勿怪其久而增剧也。遂为制此汤，方中用桂枝、干姜以助心肺之阳而宣通之；白术、茯苓、甘草以理脾胃之湿而淡渗之，<small>茯苓、甘草同用最泻湿满</small>；用厚朴者，叶天士谓"厚朴多用则破气，少用则通阳"，欲借温通之性，使胃中阳通气降，运水谷速于下行也；用橘红者，助白术、茯苓、甘草以利痰饮也。至白芍，若取其苦平之性，可防热药之上僭<small>平者主降</small>，若取其酸敛之性，可制虚火之浮游<small>《本经》谓芍药苦平，后世谓芍药酸敛，其味实苦而微酸</small>。且药之热者，宜于脾胃，恐不宜于肝胆。又取其凉润之性，善滋肝胆之阴，即预防肝胆之热也。况其善利小便，小便利而痰饮自减乎。服之一剂，心中热去，数剂后转觉凉甚。遂去白芍，连服二十余剂，胸次豁然，喘不再发。

一妇人，年三十许。身形素丰，胸中痰涎郁结，若碍饮食，上焦时觉烦热，偶服礞石滚痰丸有效，遂日日服之。初则饮食加多，继则饮食渐减，后则一日不服，即不能进饮食。又久服之，竟分毫无效，日仅一餐，进食少许，犹不能消化。且时觉热气上腾，耳鸣欲聋，始疑药不对证。求愚诊治，其脉象浮大，按之甚软。愚曰："此证心肺阳虚，脾胃气弱，为服苦寒攻泻之药太过，故病证脉象如斯也。"拟治以理饮汤。病家谓，从前医者，少用桂、附即不能容受，恐难再用热药。愚曰："桂、附原非正治心肺脾胃之药，况又些些用之，病重药轻，宜其不受。若拙拟理饮汤，与此证针芥相投，服之必无他变。若畏此药，不敢轻服，单用干姜五钱试服亦可。病家依愚言，煎服干姜后，耳鸣即止，须臾觉胸次开通。继投以理饮汤，服数剂，心中亦觉凉甚。将干姜改用一两，又服二十余剂，病遂除根。

一妇人，年四十许。上焦满闷烦躁，思食凉物，而偶食之，则满闷益甚，且又黎明泄泻。日久不愈，满闷益甚，将成膨胀。屡次延医服药，多投以半补半破之剂，或佐以清凉，或佐以收涩，皆分毫无效。后愚诊视，脉象弦细而迟。知系寒饮结胸，阻塞气化。欲投以理饮汤，病家闻而迟疑，似不敢服。亦俾先煎干姜数钱服之，胸中烦躁顿除。为其黎明泄泻，遂将理饮汤去厚朴、白芍，加生鸡内金钱半，补骨脂三钱，连服十余剂，诸病皆愈。

一妇人，年近五旬，常觉短气，饮食减少。屡次延医服药，或投以宣通，或投以升散，或投以健补脾胃，兼理气之品，皆分毫无效，浸至饮食日减，羸弱不起，奄奄一息，病家亦以为不治之证矣。后闻愚在其邻村，屡救危险之证，复延愚诊视。其脉弦细欲无，频吐稀涎。询其心中，言觉有物堵塞胃口，气不上达，知其为寒饮凝结也。遂投以理饮汤，方中干姜改用七钱，连服三剂，胃口开通。又觉呼吸无力，遂于方中加生黄芪三钱，连服十余剂，病痊愈。方书谓，饮为水之所结，痰为火之所凝。是谓饮凉而痰热也。究之饮证亦自分凉热，其热者，多由于忧思过度，甚则或至癫狂，虽有饮而恒不外吐。其凉者，则由于心肺阳虚，如方名下所言种种诸情状。且其证，时吐稀涎，常觉短气，饮食廉少，是其明征也。后世谓痰之稀者为饮，稠者为痰，与《金匮》所载四饮名义不同。

邑韩蕙圃医学传家，年四十有四，偶得奇疾。卧则常常发搐，旋发旋止，如发寒战之状，一呼吸之间即愈。即不发搐时，人偶以手抚之，又辄应手而发。自治不效，广求他医治疗皆不效。留连半载，病势浸增。后愚诊视，脉甚弦细，询其饮食甚少，知系心肺脾胃阳分虚惫，不能运化精微，以生气血。血虚不能荣筋，气虚不能充体，故发搐也。必发于卧时者，卧则气不顺也。人抚之而辄发者，气虚则畏人按也。授以理饮汤方，数剂，饮食加多，搐亦见愈。二十剂后，病不再发。

理 痰 汤

治痰涎郁塞胸膈，满闷短气。或渍于肺中为喘促咳逆；停于心下为惊悸不寐；滞于胃口为胀满哕呃；溢于经络为肢体麻木或偏枯，留于关节、着于筋骨为腑仰不利、牵引作疼；随逆气肝火上升为眩晕不能坐立。

生芡实—两　　清半夏四钱　　黑脂麻炒，捣，三钱　　柏子仁炒，捣，二钱

生杭芍二钱　　陈　皮二钱　　茯苓片二钱

世医治痰，习用宋《局方》二陈汤，谓为治痰之总剂。不知二陈汤能治痰之标，不能治痰之本，何者？痰之标在胃，痰之本原在于肾。肾主闭藏，以膀胱为腑者也。其闭藏之力，有时不固，必注其气于膀胱。膀胱膨胀，不能空虚若谷，即不能吸引胃中水饮，速于下行而为小便，此痰之所由来也。又肾之上为血海，奇经之冲脉也。其脉上隶阳明，下连少阴。为其下连少阴也，故肾中气化不摄，则冲气易于上干。为其上隶阳明也，冲气上干，胃气说多上逆，不能息息下行以运化水饮，此又痰之所由来也。此方以半夏为君，以降冲胃之逆。即重用芡实，以收敛冲气，更以收敛肾气，而厚其闭藏之力。肾之气化治，膀胱与冲之气化，自无不治，痰之本原清矣。用脂麻、柏实者，润半夏之燥，兼能助芡实补肾也。用芍药、茯苓者，一滋阴以利小便；一淡渗以利小便也。用陈皮者，非借其化痰之力，实借其行气之力，佐半夏以降逆气，并以行芡实、脂麻、柏实之滞腻也。

初制此方时，愚年未及壮，医术无所知名。有李龙章先生，邑之宿医也。见之大赞异，谓异日必成名医。后果用此方屡次建奇功效。即痰证垂危，服之亦可挽救。

友人毛仙阁，曾治一妇人，年四十余。上盛下虚，痰涎壅滞，饮食减少，动则作喘。他医用二陈汤加减治之，三年，病转增剧。后延仙阁诊视，投以此汤，数剂病愈强半。又将芡实减去四钱，加生山药五钱，连服二十余剂，痰尽消，诸病皆愈。至今数年，未尝反复。

仙阁又尝治一少妇，患痫风。初两三月一发，浸至两三日一发。脉滑、体丰，知系痰涎为恙。亦治以此汤，加赭石三钱，数剂竟能被除病根。后与愚亲面述之，愚喜曰："向拟此汤时，原不知能治痫风，经兄加赭石一味，即建此奇

功，大为此方生色矣。"

　　按：此方若治痫风，或加朱砂，或加生铁落，或用磨刀水煎药，皆可。

龙蚝理痰汤

治因思虑生痰，因痰生热，神志不宁。

清半夏四钱　　　生龙骨捣细，六钱　　　生牡蛎捣细，六钱　　　生赭石轧细，三钱

朴　　硝二钱　　　黑脂麻炒，捣，三钱　　　柏子仁炒，捣，三钱　　　生杭芍三钱

陈　　皮二钱　　　茯　　苓二钱

　　此方，即理痰汤，以龙骨、牡蛎代芡实，又加赭石、朴硝也。其所以如此加减者，因此方所主之痰，乃虚而兼实之痰。实痰宜开，礞石滚痰丸之用硝、黄者是也；虚痰宜补，肾虚泛作痰，当用肾气丸以逐之者是也；至虚而兼实之痰，则必一药之中，能开痰亦能补虚，其药乃为对证，若此方之龙骨、牡蛎是也。盖人之心肾，原相助为理。肾虚则水精不能上输以镇心，而心易生热，是由肾而病及心也；心因思虑过度生热，必暗吸肾之真阴以自救，则肾易亏耗，是由心而病及肾也。于是心肾交病，思虑愈多，热炽液凝，痰涎壅滞矣。惟龙骨、牡蛎能宁心固肾，安神清热，而二药并用，陈修园又称为治痰之神品，诚为见道之言。故方中用之以代芡实。而犹恐痰涎过盛，消之不能尽消，故又加赭石、朴硝以引之下行也。

　　一人，年三十余。常觉胆怯，有时心口或少腹瞤动后，须臾觉有气起自下焦，上冲胸臆，郁而不伸，连作呃逆，脖项发热，即癫狂唱呼。其夹咽两旁内，突起若瘰疬，而不若瘰疬之硬。且精气不固，不寐而遗，上焦觉热，下焦觉凉。

其脉左部平和，微嫌无力，右部直上直下，李士材《脉诀》云：直上直下，冲脉昭昭，仿佛有力，而按之非真有力。从前屡次医治皆无效。此肾虚，致冲气挟痰上冲，乱其心之神明也。投以此汤，减厚朴之半，加山萸肉去净核五钱，数剂诸病皆愈，惟觉短气。知系胸中大气下陷，理详第四卷升陷汤下，投以拙拟升陷汤，去升麻、柴胡，加桂枝尖二钱，两剂而愈。盖此证，从前原有逆气上干，升麻、柴胡能升大气，恐兼升逆气，桂枝则升大气，兼降逆气，故以之代升、柴也。

一媪，年六十二，资禀素羸弱。偶当外感之余，忽然妄言妄见，惊惧异常，手足扰动，饥渴不敢饮食，少腹塌陷，胸膈突起。脉大于平时一倍，重按无力。知系肝肾大虚，冲气上逆，痰火上并，心神扰乱也。投以此汤，去朴硝，倍赭石，加生山药、山萸肉去净核、生地黄各六钱，又磨取铁锈水煎药，理详第七卷一味铁养汤下，一剂即愈。又服一剂，以善其后。

健脾化痰丸

治脾胃虚弱，不能运化饮食，以至生痰。

生白术二两　　　生鸡内金去净瓦石糟粕，二两

上药二味，各自轧细过罗，各自用慢火焙熟不可焙过，炼蜜为丸，梧桐子大。每服三钱，开水送下。白术纯禀土德，为健补脾胃之主药，然土性壅滞，故白术多服久服，亦有壅滞之弊；有鸡内金之善消瘀积者以佐之，则补益与宣通并用。俾中焦气化，壮旺流通，精液四布，清升浊降，痰之根柢蠲除矣。又此方不但治痰甚效，凡廉于饮食者，服之莫不饮食增多。且久服之，并可消融腹中一切积聚。

初拟此方时，原和水为丸，而久服者，间有咽干及大便燥结之时。后改用蜜丸，遂无斯弊。

期 颐 饼

治老人气虚不能行痰，致痰气郁结，胸次满闷，胁下作疼。凡气虚痰盛之人，服之皆效，兼治疝气。

生芡实_{六两}　　　生鸡内金_{三两}　　　白　面_{半斤}　　　白砂糖_{不拘多少}

先将芡实用水淘去浮皮，晒干，轧细，过罗。再将鸡内金_{中有瓦石糟粕，去}净，分量还足轧细，过罗，置盆内浸以滚水，半日许。再入芡实、白糖、白面，用所浸原水，和作极薄小饼，烙成焦黄色，随意食之。然芡实、鸡内金须自监视，如法制好，不可委之于坊间也。

鸡内金鸡之脾胃也，其中偶有瓦石铜铁，皆有消化痕迹，脾胃之坚壮可知。故用以补助脾胃，大能运化饮食，消磨瘀积。食化积消，痰涎自除。再者，老人痰涎壅盛，多是下焦虚惫，气化不摄，痰涎随冲气上泛。芡实大能敛冲固气，统摄下焦气化。且与麦面同用，一补心，一补肾，使心肾相济，水火调和，而痰气自平矣。

或问：老人之痰，既由于气虚不行，何不加以补助气分之品？答曰：凡补气之药，久服转有他弊。此方所用药品，二谷食，一肉食，复以砂糖调之，可作寻常服食之物，与他药饵不同。且食之，能令人饮食增多，则气虚者自实也。

此方去芡实，治小儿疳积痞胀，大人癥瘕积聚。

西人治老年之痰，喜用阿摩尼亚。其法，阿摩尼亚散七厘，或至十厘，白砂糖化水送服，日两三次，大能愈老人咳嗽多吐痰涎。又方阿摩尼亚散一钱，黄连膏半钱，作二十粒，每服一二粒，日再服，大能补人精神。咳嗽有虚热者，服之甚宜。

按：阿摩尼亚，西人取之有三法。一在骆驼粪中，一在兽骨中，一在火山之麓所产石中，与盐强水相连。西人设法，令离开，取出入药。或作散，或作水。散色白而气浓，功力补火补精神。头昏嗅之即时苏。头疼因身虚软弱者，亦宜嗅。但病人未觉时，不可令久嗅，防坏鼻肉也。其外用法，猪油调和，擦皮令红热，能引炎外出，与贴斑蝥膏药同意。或用阿摩尼亚酒三、四钱，樟脑一钱，热油一二两，融和擦皮，大有功力。肢体因风湿，交节作疼，及喉病宜擦项间，并宜擦之。收贮且用玻璃瓶，塞住瓶口，勿透气。

西人又谓鹿茸为峻补之药，因其中有阿摩尼亚。峻补功力不在鹿茸而在阿摩尼亚也。阿摩尼亚得火则飞去，故服食鹿茸法，应切片浸服。若不知此理，以火炙或汤煮，阿摩尼亚因火而飞，服之即无效矣。且鹿茸价昂，真者难得。以自他物中，取出之阿摩尼亚代之，则功力相同，而价又甚廉，贫者亦可服矣。

按：鹿角所生之处，实为督脉经过之处。鹿之督脉最强，故其角最大，而长又甚速。鹿茸为角之胚胎，是以善补督脉，而督脉贯脑，故又善补脑也。人之脑髓属阴，脑神属阳。鹿茸中之阿摩尼亚，能补人脑中之阳。鹿茸中之赤血_{鹿茸初生皆含赤色，督脉之血所灌注也}与胶_{角有胶茸即有胶}，能补人脑中之阴。鹿茸经炙与煮，阿摩尼亚或有飞去，而其中滋养之料，仍可补脑中阴分，迨其阴分充足，阳亦萌生。所谓一阴一阳互为之根也。西人用药，多取目前捷效，而不为根本久远之谋，故其论鹿茸，如此云云。然既有此说，炙与煮或亦鹿茸所忌，生轧细服之亦可。至其谓自他物中取出之阿摩尼亚可代鹿茸，然止能代鹿茸之补阳也。夫鹿茸初生，原系血胞，后渐成茸，成茸之后，犹含血液，其兼能滋阴分可知。陈修园曰："朱紫坊黄姓之女，年二十二岁。始因经闭，服行经之药不效。后泄泻不止，食少骨瘦如柴，服四神、八味之类，泻益甚，而五更至天明数次，便后带血。余主用《金匮》黄土汤，以干姜易附子，每服加生鹿茸五钱。意以先止其泄泻便红，然后再调其经水。连服八剂，泄泻如故，而经水通矣。又服五剂，泻血俱止。后服六君子汤，加干姜收功。可知鹿茸入冲、任、督三脉，大能补血，非无情之草木所可比也。"观修园此案，则鹿茸之功用，诚非西人所能尽知矣。

西药又有阿摩尼亚茴香精，系阿摩尼亚与茴香之精液化合之黄液。用之自一滴至十滴，和于二百倍之馏水中，服之亦善利痰，又能治肺痿、胃疼及小儿瘾疹、吐泻诸证。

治痰点天突穴法

附：捏结喉法、明矾汤、麝香香油灌法。

点天突穴以治痰厥，善针灸者，大抵知之。而愚临证体验，尤曲尽点法之妙。穴在结喉项间高骨下宛宛中。点时屈手大指指甲长须剪之，以指甲贴喉，指端着穴，直向下用力勿斜向里，其气即通。指端当一起一点，令痰活动，兼频频挠动其指端，令喉痒作嗽，其痰即出。

一妇人，年二十许。数日之前，觉胸中不舒，一日忽然昏昏似睡，半日不醒。适愚自他处归，过其村。病家见愚喜甚，急求诊治。其脉沉迟，兼有闭塞之象，唇瞤动。凡唇动者，为有痰之征；脉象当系寒痰壅滞上焦过甚。遂令人扶之坐，以大指点其天突穴，俾其喉痒作嗽。约点半点钟，咳嗽十余次，吐出凉痰一碗，始能言语。又用干姜六钱，煎汤饮下而愈。

岁在甲寅，客居大名之金滩镇。适有巡防兵，自南乐移戍武邑，道出金滩。时当孟春，天寒，雨且雪，兵士衣装尽湿。一兵未至镇五里许，因冻甚，不能行步，其伙舁之至镇，昏不知人，呼之不应，用火烘之，且置于温暖之处，经宿未醒。闻愚在镇，曾用点天突穴法，治愈一人，求为诊治。见其僵卧不动，呼吸全无。按其脉，仿佛若动。以手掩其口鼻，每至呼吸之顷，微觉有热，知犹可救。遂令人扶起俾坐，治以点天突穴之法，兼捏其结喉。约两点钟，咳嗽二十余次，共吐凉痰碗半，始能呻吟。亦饮以干姜而愈。

捏结喉法，得之沧州友人张献廷，其令人喉痒作嗽之力尤速。欲习其法者，可先自捏其结喉，如何捏法即可作嗽，则得其法矣。然当气塞不通时，以手点其天突穴，其气即通。捏结喉，必痒嗽吐痰后，其气乃通。故二法宜相辅并用也。

按：西人谓，冻死者若近火，则寒气内迫，难救。宜置寒冷室中，或树阴无风处，将衣服脱除，用雪团或冷水，周身摩擦；或将身置冷水中，周身摩擦。及四肢渐次柔软，行人工呼吸法，此时摩擦，更不宜间断。迨患者自能呼吸，先被以薄衾，继用稍厚之被，渐移入暖室。

按：此法必周身血肉，冻至冰凝，呼吸全无者，方宜用之。若冻犹不至若是之剧，用其法者又宜斟酌变通。究之其法虽善，若果有寒痰堵塞，必兼用点天突穴，捏结喉法，方能挽救。人工呼吸法，即患者呼吸全无，以法复其呼吸之谓也。其法先将患者仰卧，俾其头及胸稍高。启其口，将舌周遭缠以细布条，紧结之，防舌退缩，及口之收闭。救护者跪于头之旁，以两手握患者之两肘，上提过头，俾空气流入肺中，以助其吸后，须将两肘放下，紧压于胸胁之际，以助其呼助其呼时更有人以两手心按其胸及心窝更佳。如此往复，行至患者自能呼吸而止。此为救急之良方，凡呼吸暴停者，皆可用此方救之。

生白矾，长于治顽痰、热痰，急证用之，诚有捷效。惟凉痰凝滞者，断不可用。一妇人，年二十余。因悲泣过度，痰涎堵塞胃口，其胃气蓄极上逆，连连干呕。形状又似呃逆，气至咽喉不能上达。剧时浑身抖战，自掫其发，有危在顷刻之状。医者用生姜自然汁灌之，益似不能容受。愚诊视之，其脉左手沉濡，右三部皆无。然就其不受生姜观之，仍当是热痰堵塞，其脉象如此者，痰多能瘀脉也。且其面有红光，亦系热证。遂用生白矾二钱，化水俾饮之，即愈。此方愚用之屡次，审知其非寒痰堵塞，皆可随手奏效。即痰阙至垂危者，亦能救愈。

严用和云："中风不醒者，麝香清油灌之。"曾治一人，年二十余。因夫妻反目，身躯忽然后挺，牙关紧闭，口出涎沫。及愚诊视，已阅三点钟矣。其脉闭塞不全，先用痧药吹鼻，得嚏气通，忽言甚渴。及询之，仍昏昏如故，惟牙关微开，可以进药。因忆严用和麝香清油灌法，虽治中风不醒，若治痰厥不醒，亦当有效。况此证形状，未必非内风掀动。遂用香油二两炖热，调麝香一分，灌之即醒。又硼砂四钱化水，治痰厥可代白矾，较白矾尤稳妥。若治寒痰堵塞，用胡椒三钱捣碎，煎汤灌之，可代生姜自然汁与干姜汤。

治 癫 狂 方

荡 痰 汤

治癫狂失心，脉滑实者。

生赭石_{轧细，二两}　大 黄_{一两}　朴 硝_{六钱}　清半夏_{三钱}

郁 金_{三钱}

荡痰加甘遂汤

治前证，顽痰凝结之甚者，非其证大实不可轻投。其方即前方加甘遂末二钱，将他药煎好，调药汤中服。

凡用甘遂，宜为末，水送服，或用其末，调药汤中服。若入汤剂煎服，必然吐出。又凡药中有甘遂，不可连日服之，必隔两三日方可再服，不然亦多吐出。又其性与甘草相反，用者须切记。

按：甘遂性猛烈走窜，后世本草，称其以攻决为用，为下水之圣药。痰亦水也，故其行痰之力，亦百倍于他药。曾治一少年癫狂，医者投以大黄六两，连服两剂，大便不泻。后愚诊视，为开此方，惟甘遂改用三钱。病家谓，从前服如许大黄，未见行动，今方中止用大黄两许，岂能效乎？愚曰，但服无虑也。服后，大便连泻七八次，降下痰涎若干，癫狂顿愈。见者以为奇异，彼盖不知甘遂三钱之力，远胜于大黄六两之力也。

痰脉多滑，然非顽痰也。愚治此证甚多。凡癫狂之剧者，脉多瘀塞，甚或六脉皆不见，用开痰药通之，其脉方出，以是知顽痰之能闭脉也。

神明之功用，原心与脑相辅而成。愚于资生汤在第一卷、定心汤在第二卷后曾发明之。癫狂之证，乃痰火上泛，瘀塞其心与脑相连窍络，以致心脑不通，神明皆乱。故方中重用赭石，借其重坠之力，摄引痰火下行，俾窍络之塞者皆通，则心与脑能相助为理，神明自复其旧也。是以愚治此证之剧者，赭石恒有用至四两者。且又能镇甘遂使之专于下行，不至作呕吐也。

癫者，性情颠倒，失其是非之明；狂者，无所畏惧，妄为妄言，甚或见闻皆妄。大抵此证初起，先微露癫意，继则发狂，狂久不愈，又渐成癫，甚或知觉全无。盖此证，由于忧思过度，心气结而不散，痰涎亦即随之凝结。又加以思虑过则心血耗，而暗生内热。痰经热炼，而胶黏益甚，热为痰锢，而消解无从。于是痰火充溢，将心与脑相通之窍络，尽皆瘀塞，是以其神明淆乱也。其初微露癫意者，痰火犹不甚剧也。迨痰火积而益盛，则发狂矣。是以狂之甚者，用药下其痰，恒作红色，痰而至于红，其热可知。迨病久，则所瘀之痰，皆变为顽痰。其神明淆乱之极，又渐至无所知觉，而变为癫证。且其知觉欲无，从前之忧思必减，其内热亦即渐消，而无火以助其狂，此又所以变为癫也。然其初由癫而狂易治，其后由狂而癫难治。故此证，若延至三四年者，治愈者甚少。

西人于癫狂之证，专责之脑气筋，谓人之脑中神明病久，而累及脑气筋，以致脑气筋失其常司，其性情动作，皆颠倒狂乱。是以西人外治之法，将病者先薙其发，以猪脬装冰置其头巅，脑中之炎热藉此可消，脑气筋之病者，因此可愈矣。

按：脑气筋亦名脑髓神经，其在脊者名脊髓神经，共四十三对，每一对一主知觉，一主运动，散布于全体之内外，以司全体之知觉运动为其本，源在脑故可统称脑气筋，亦可统曰脑髓神经。

人之神明，原在心与脑两处。金正希曰："人见一物必留一影于脑中，小儿善忘者，脑髓未满也，老人健忘者，脑髓渐空也。"汪切庵释之曰："凡人追忆往事，恒闭目上瞪，凝神于脑，是影留于脑之明征。"由斯观之，是脑原主追忆往事也。其人或有思慕不遂，而劳神想像，或因从前作事差误，而痛自懊恼，则可伤脑中之神。若因研究理解工夫太过，或有将来难处之事，而思患预防，踌躇太过，苦心思索，则多伤心中之神。究之，心与脑，原彻上彻下，共为神明之府。一处神明伤，则两处神俱伤。脑中之神明伤，可累及脑气筋。心中之神明伤，亦可累及脑气筋。且脑气筋伤，可使神明颠倒狂乱。心有所伤，亦可使神明颠倒狂乱也。曾治一少妇癫狂，强灌以药，不能下咽。遂俾以朴硝代盐，每饭食之，病人不知，月余而愈。诚以朴硝咸寒属水，为心脏对宫之药，以水胜火，以寒胜热，能使心中之火热消解无余，心中之神明，自得其养，非仅取朴硝之能开痰也。

调气养神汤

治其人思虑过度，伤其神明。或更因思虑过度，暗生内热，其心肝之血，消耗日甚，以致心火肝气，上冲头部，扰乱神经，致神经失其所司，知觉错乱，以是为非，以非为是，而不至于疯狂过甚者。

龙眼肉八钱　　　柏子仁五钱　　生龙骨捣碎，五钱　　生牡蛎捣碎，五钱

远　志不炙，二钱　　生地黄六钱　　天门冬四钱　　甘　松二钱

生麦芽三钱　　　菖　蒲二钱　　甘　草钱半

镜面朱砂三分，研细，用头次煎药汤两次送服　　磨取铁锈浓水煎药

此乃养神明、滋心血、理肝气、清虚热之方也。龙眼肉色赤入心，且多津液，最能滋补血分，兼能保和心气之耗散，故以之为主药；柏树杪向西北，禀金水之精气，其实采于仲冬，饱受霜露，且多含油质，故善养肝，兼能镇肝水能养木，金能镇木。又与龙骨、牡蛎之善于敛戢肝火、肝气者同用，则肝火、肝气自不挟心火上升，以扰乱神经也；用生地黄者，取其能泻上焦之虚热，更能助龙眼肉生血也；用天门冬者，取其凉润之性，能清心宁神，即以开燥痰也；用远志、菖蒲者，取其能开心窍、利痰涎，且能通神明也；用朱砂、铁锈水者，以其皆能镇安神经，又能定心平肝也；用生麦芽者，诚以肝为将军之官，中寄相火，若但知敛之镇之，或激动其反应之力，故又加生麦芽，以将顺其性。盖麦芽炒用能消食，生用则善舒肝气也。至于甘松，即西药中之缬草，其性在中医，用之以清热、开瘀、逐痹；在西医则推为安养神经之妙药，而兼能治霍乱转筋。盖神经不失其所司，则筋可不转，此亦足见安养神经之效也。此取西说，以补中说所未备也。惟甘松在中药中医者罕用。若恐其陈蠹乏力，可向西药房中买缬草用之。

第四卷

治大气下陷方

升　陷　汤

治胸中大气下陷，气短不足以息，或努力呼吸，有似乎喘，或气息将停，危在顷刻。其兼证，或寒热往来，或咽干作渴，或满闷怔忡，或神昏健忘，种种病状，诚难悉数。其脉象沉迟微弱，关前尤甚。其剧者，或六脉不全，或参伍不调。

生箭芪六钱　　知　母三钱　　柴　胡一钱五分　　桔　梗一钱五分

升　麻一钱

气分虚极下陷者，酌加人参数钱，或再加山萸肉去净核数钱，以收敛气分之耗散，使升者不至复陷更佳。若大气下陷过甚，至少腹下坠，或更作疼者，宜将升麻改用钱半，或倍作二钱。

　　大气者，充满胸中，以司肺呼吸之气也。人之一身，自飞门以至魄门，一气主之。然此气有发生之处，有培养之处，有积贮之处。天一生水，肾脏先成，而肾系命门之中，包肾之膜油，连于脊椎自下上数七节处，有气息息萌动，此乃乾元资始之气。《内经》所谓"少火生气"也。此气既由少火发生，以徐徐上达，培养于后天水谷之气，而磅礴之势成，续贮于膺胸空旷之府，而盘踞之根固。是大气者，原以元气为根本，以水谷之气为养料，以胸中之地为宅窟者也。夫均是气也，至胸中之气，独名为大气者，诚以其能撑持全身，为诸气之纲领，包举肺外，司呼吸之枢机，故郑而重之曰大气。夫大气者，内气也。呼吸之气，外气也。人觉有呼吸之外气与内气不相接续者，即大气虚而欲陷，不能紧紧包举肺外也。医者不知病因，犹误认为气郁不舒，而开通之。其剧者，呼吸将停，努力始能呼吸，犹误认为气逆作喘，而降下之，则陷者益陷，凶危立见矣。其时作寒热者，盖胸中大气，即上焦阳气，其下陷之时非尽下陷也，亦非一陷而不升也。当其初陷之时阳气郁而不畅则作寒，既陷之后阳气蓄而欲宣则作热，迨阳气蓄极而通，仍复些些上达，则又微汗而热解；其咽干者，津液不能随气上潮也；其满闷者，因呼吸不利而自觉满闷也；其怔忡者，因心在膈上，原悬于大气之中，大气既陷，而心无所附丽也；其神昏健忘者，大气因下陷，不能上达于脑，而脑髓神经无所凭借也。其证多得之力小任重，或枵腹力作，或病后气力未复勤于动作，或因泄泻日久，或服破气药太过，或气分虚极自下陷，种种病因不同，而其脉象之微细迟弱，与胸中之短气，实与寒饮结胸相似。然诊其脉似寒凉，而询之果畏寒凉，且觉短气者，寒饮结胸也；诊其脉似寒凉，而询之不畏寒凉，惟觉短气者，大气下陷也。且即以短气论，而大气下陷之短气，与寒饮结胸之短气，亦自有辨。寒饮结胸短气，似觉有物压之；大气下陷短气，常觉上气与下气不相接续。临证者当细审之寒饮结胸详第三卷理饮汤下。

　　升陷汤，以黄芪为主者，因黄芪既善补气，又善升气。且其质轻松，中含氧气，与胸中大气有同气相求之妙用。惟其性稍热，故以知母之凉润者济之。柴胡为少阳之药，能引大气之陷者自左上升。升麻为阳明之药，能引大气之陷者自右上升。桔梗为药中之舟楫，能载诸药之力上达胸中，故用之为向导也。至其气分虚极者，酌加人参，所以培气之本也。或更加萸肉，所以防气之涣也。至若少腹下坠或更作疼，其人之大气直陷至九渊，必需升麻之大力者，以升提之，故又加升麻五分或倍作二钱也。方中之用意如此，至随时活泼加减，尤在临证者之善变通耳。

肺司呼吸，人之所共知也，而谓肺之所以能呼吸者，实赖胸中大气，不惟不业医者不知，即医家知者亦鲜，并方书亦罕言及。所以愚初习医时，亦未知有此气。迨临证细心体验，始确知于肺气呼吸之外，别有气贮于胸中，以司肺脏之呼吸。而此气且能撑持全身，振作精神，以及心思脑力，官骸动作，莫不赖乎此气。此气一虚，呼吸即觉不利，而且肢体痿懒，精神昏愦，脑力心思为之顿减。若其气虚而且陷，或下陷过甚者，其人即呼吸顿停，昏然罔觉。愚既实验有胸中得此积气与全身有至切之关系，而尚不知此气当名为何气。涉猎方书，亦无从考证。惟《金匮》水气门，桂枝加黄芪汤下，有"大气一转，其气乃散"之语。后又见喻嘉言《医门法律》谓"五脏六腑，大经小络，昼夜循环不息，必赖胸中大气，斡旋其间"，始知胸中所积之气，当名为大气。因忆向读《内经》热论篇，有"大气皆去病日已矣"之语，王氏注大气为大邪之气也。若胸中之气，亦名为大气，仲景与喻氏果何所本。且二书中亦未尝言及下陷。于是复取《内经》挨行逐句细细研究。乃知《内经》所谓大气，有指外感之气言者，有指胸中之气言者。且知《内经》之所谓宗气，亦即胸中之大气。并其下陷之说，《内经》亦尝言之。煌煌圣言，昭如日星，何数千年著述诸家，不为之大发明耶。

今试取《内经》之文释之。《灵枢》五味篇曰："谷始入于胃，其精微者，先出于胃之两焦，以溉五脏。别出两行荣卫之道。其大气之搏而不行者，积于胸中，命曰气海。出于肺，循喉咽，故呼则出，吸则入。天地之精气，其大数常出三入一。故谷不入半日则气衰，一日则气少矣。"愚思肺悬胸中，下无透窍。胸中大气，包举肺外，上原不通于喉，亦并不通于咽，而曰"出于肺，循喉咽，呼则出，吸则入"者，盖谓大气能鼓动肺脏使之呼吸，而肺中之气，遂因之出入也。所谓天地之精气"常出三入一"者，盖谓吸入之气，虽与胸中不相通，实能隔肺膜透过四分之一以养胸中大气，其余三分吐出，即换出脏腑中浑浊之气，此气化之妙用也。然此篇专为五味养人而发，故第言饮食能养胸中大气，而实未发明大气之本源。愚尝思之，人未生时，皆由脐呼吸，其胸中原无大气，亦无需乎大气。迨胎气日盛，脐下元气渐充，遂息息上达胸中而为大气。大气渐满，能鼓动肺膜使之呼吸，即脱离母腹，由肺呼吸而通天地之气矣西人谓肺之呼吸延髓主之，胸中大气实又为延髓之原动力。

至大气即宗气者，亦尝深考《内经》而得之。《素问》平人气象论曰："胃之大络名虚里，出于左乳下，其动应衣，脉宗气也。"按虚里之络，即胃输水谷之气于胸中，以养大气之道路。而其贯膈络肺之余，又出于左乳下为动脉。是此动脉，当为大气之余波。而曰宗气者，是宗气即大气，为其为生命之宗主，故又尊之曰宗气。其络所以名虚里者，因其贯膈络肺，游行于胸中空虚之处也。

又《灵枢》客邪篇曰："五谷入于胃，其糟粕、津液、宗气，分为三隧。故宗气积于胸中，出于喉咙，以贯心脉，而行呼吸焉。"观此书经文，则宗气即为大气，不待诠解。且与五味篇同为伯高之言，非言出两人，而或有异同。且细审"以贯心脉，而行呼吸"之语，是大气不但为诸气之纲领，并可为周身血脉之纲领矣。至大气下陷之说，《内经》虽无明文，而其理实亦寓于《内经》中。《灵枢》五色篇："雷公问曰：人无病卒死，何以知之？黄帝曰：大气入于脏腑者，不病而卒死。"夫人之膈上，心肺皆脏，无所谓腑也。经既统言脏腑，指膈下脏腑可知。以膈上之大气，入于膈下之脏腑，非下陷乎？大气既陷，无气包举肺外以鼓动其阖辟之机，则呼吸顿停，所以不病而猝死也。观乎此，则大气之关于人身者，何其重哉。

试再以愚所经验者明之。友人赵厚庵丁外艰时，哀毁过甚，忽觉呼吸之气，自胸中近喉之处如绳中断。其断之上半，觉出自口鼻，仍悬囟门之上；其下半，则觉渐缩而下，缩至心口，胸中转觉廓然，过心以下，即昏然罔觉矣。

时已仆于地，气息全无。旁人代为扶持，俾盘膝坐。片时，觉缩至下焦之气，又徐徐上升，升至心口，恍然觉悟。再升至胸，觉囟门所悬之气，仍由口鼻入喉，与上升之气相续。其断与续，皆自觉有声，仿佛小爆竹，自此遂呼吸复常。后向愚述其事，且问其故。遂历举《内经》所论大气数则告之。厚庵恍然悟曰："十年疑团，经兄道破矣。予向者诚大气下陷也。"特是其大气既陷而复能升者，因其下元充实，平时不失保养，且正在壮年，生机甚旺也。此事与《内经》参观，胸中大气之功用，不昭然共见哉。今并将愚生平治验大气下陷之案，择其紧要者，列十余则于下，以备参观。

有兄弟二人，其兄年近六旬，弟五十余。冬日畏寒，共处一小室中，炽其煤火，复严其户牖。至春初，二人皆觉胸中满闷，呼吸短气。盖因户牖不通外气，屋中氧气全被煤火着尽，胸中大气既乏氧气之助，又兼受碳气之伤，日久必然虚陷，所以呼吸短气也。因自觉满闷，医者不知病因，竟投以开破之药。迨开破益觉满闷，转以为药力未到，而益开破之。数剂之后，其兄因误治，竟至不起。其弟服药亦增剧，而犹可支持，遂延愚诊视。其脉微弱而迟，右部尤甚，自言心中发凉，小腹下坠作疼，呼吸甚觉努力。知其胸中大气下陷已剧，遂投以升陷汤，升麻改用二钱，去知母，加干姜三钱。两剂，少腹即不下坠，呼吸亦顺。将方中升麻、柴胡、桔梗，皆改用一钱，连服数剂而愈。其处塾中教员黄鑫生，沧州博雅士也，闻愚论大气下陷之理，以为闻所未闻，遂将所用之方，录十余纸，详加诠解，遍寄其处之业医者。或曰：室中有炉火，亦冬日卫生之道，据此案观之，炉火不可令旺乎？答曰：非也。按化学之理，炉火旺，则所出之气为氧二分碳一分，于人无损。若不旺，则所出之气为碳氧参半，转有损于人。是屋中炉火之热，固不可过度，然不可不旺也。特是火非氧气不着，人之呼吸，亦须臾不能离氧气。惟户牖能通外气，俾屋中之氧气，足供炉火与人呼吸之用而有余，人处其间，始能无病。不但此也，西人讲卫生者，恒移置病人于空气最佳之处。且细审其地点之空气，俾与所受之病，各有所宜，则病人居之，自易调治。吾中华卫生之道不讲，一有疾病，恐体弱不能禁风，必先致慎户牖，稍冷更炽其炉火，厚其帷幕。遇有急证险证，眷属戚友，更多卫侍看护。致令一室之中，皆碳气熏蒸，无病者且将有病，有病者何以能愈。是以愚生平临证，见病人之室安置失宜，必悬切告之。至无论有病无病，睡时喜以被蒙头，尤非所宜。试观中碳气者，其人恒昏不知人，气息欲无，急移置当风之处，得呼吸新鲜之空气，即渐苏醒，不可悟卫生之理乎。

一人，年二十余。因力田劳苦过度，致胸中大气下陷。四肢懒动，饮食减少，自言胸中满闷。其实非满闷，乃短气也。粗人不善述病情，往往如此。医者不能自审病因，投以开胸理气之剂，服后增重。又改用半补半破之剂，两剂后，病又见重。又延他医，投以桔梗、当归、木香各数钱，病大见愈，盖全赖桔梗升提气分之力也。医者不知病愈之由，再服时，竟将桔梗易为苏梗，升降异性，病骤反复。自此不敢服药，迟延二十余日，病势垂危，喘不能卧，昼夜倚壁而坐，假寐片时，气息即停，心下突然胀起，急呼醒之，连连喘息数口，始觉气息稍续，倦极偶卧片时，觉腹中重千斤，不能转侧，且不敢仰卧。延愚诊视，其脉乍有乍无，寸关尺三部，或一部独见，或两部同见，又皆一再动而止，此病之危，已至极点。因确知其为大气下陷，遂放胆投以生箭芪一两，柴胡、升麻、萸肉去净核各二钱。煎服片时，腹中大响一阵，有似昏愦苏息，须臾恍然醒悟，自此呼吸复常，可以安卧，转侧轻松。其六脉皆见，仍有雀啄之象。自言百病皆除，惟觉胸中烦热。遂将方中升麻、柴胡皆改用钱半，又加知母、玄参各六钱，服后脉遂复常，惟左关参伍不调，知其气分之根柢犹未实也。遂改用野台参一两，玄参、天冬、麦冬带心各三钱，两剂痊愈。

或问：喘者皆系气上逆，而不能下达，此证系胸中大气下陷，何以亦作喘乎？答曰：人之胸中大气，实司肺脏之呼吸，此证因大气下陷过甚，呼吸之机关将停，遂勉强鼓舞肺脏，努力呼吸以自救，其迫促之形，有似乎喘，而实与气逆之喘，有天渊之分。观此证假寐之时，肺脏不能努力呼吸，气息即无，其病情可想也。设以治气逆作喘者治此证，以治此证之喘者治气逆作喘，皆凶危立见，临证者当细审之。

按：大气下陷之甚者，其努力呼吸，迫促异常之状，与喘之剧者，几无以辨。然喘证无论内伤外感，其剧者必然肩息《内经》谓喘而肩动者为肩息；大气下陷者，虽至呼吸有声，必不肩息。盖肩息者，因喘者之吸气难；不肩息者，因大气下陷者之呼气难也。欲辨此证，可作呼气难与吸气难之状，以默自体验，临证自无差谬。又喘者之脉，多数或有浮滑之象，或尺弱寸强；大气下陷之脉，皆与此成反比例，尤其明征也。

一人，年四十八。素有喘病，薄受外感即发，每岁反复二三次。医者投以小青龙加石膏汤辄效。一日反复甚剧，大喘昼夜不止。医者投以从前方两剂，分毫无效。延愚诊视，其脉数至六至，兼有沉濡之象，疑其阴虚不能纳气，故气上逆而作喘也。因其脉兼沉濡，不敢用降气之品。遂用熟地黄、生山药、枸杞、玄参大滋真阴之品，大剂煎汤，送服人参小块人参用块之理详第一卷十全育真汤下二钱。连服三剂，喘虽见轻，仍不能止。复诊视时，见令人为其捶背，言背常发紧，捶之则稍轻，呼吸亦稍舒畅。此时，其脉已不数，仍然沉濡。因细询此次反复之由，言曾努力搬运重物，当时即觉气分不舒，迟二三日遂发喘。乃恍悟，此证因阴虚不能纳气，故难于吸。因用力太过，大气下陷，故难于呼。其呼吸皆须努力，故呼吸倍形迫促。但用纳气法治之，止治其病因之半，是以其喘亦止愈其半也。遂改用升陷汤，方中升麻、柴胡、桔梗，皆不敢用，以桂枝尖三钱代之。又将知母加倍，再加玄参四钱，连服数剂痊愈。

按：此证虽大气下陷，而初则实兼不纳气也。升麻、柴胡、桔梗虽能升气，实与不纳气之证有碍，用之恐其证仍反复。惟桂枝性本条达，能引脏腑之真气上行，而又善降逆气。仲景苓桂术甘汤，用之以治短气，取其能升真气也；桂枝加桂汤，用之以治奔豚，取其能降逆气也。且治咳逆上气吐吸喘也，《本经》原有明文。既善升陷，又善降逆，用于此证之中，固有一无二之良药也。

或问：桂枝一物耳，何以既能升陷又能降逆？答曰：其能升陷者，以其为树之枝，原在上，桂之枝，又直上而不下垂，且色赤属火，而性又温也；其能降逆者，以其味辛，且华于秋，得金气而善平肝木，凡逆气之缘肝而上者，逆气上升者多由于肝，桂枝皆能镇之。大抵最良之药，其妙用恒令人不测。拙拟参赭镇气汤在第二卷后，有单用桂枝治一奇病之案，且详论药性之妙用，可以参观。

一人，年二十余。动则作喘，时或咳嗽。医治数年，病转增剧。皆以为劳疾不可治。其脉非微细，而指下若不觉其动。知其大气下陷，不能鼓脉外出，以成起伏之势也。投以升陷汤，加人参、天冬各三钱，连服数剂而愈。其父喜曰："族人向有患此证者，四年而亡。今此子病已三年，得遇先生而愈，是果何处得此神方，而能挽回人命也？"因其病久，俾于原方中减去升麻，为末炼蜜作丸药，徐服月余，以善其后。

一人，年二十四。胸中满闷，昼夜咳嗽，其咳嗽时，胁下疼甚。诊其脉象和平，重按微弦无力。因其胁疼，又兼胸满，疑其气分不舒，少投以理气之药。为其脉稍弱，又以黄芪佐之，而咳嗽与满闷益甚，又兼言语声颤动。乃细问病因，知其素勤稼穑，因感冒懒食，犹枵腹力作，以致如此。据此病因，且又服理气之药不受，其为大气下陷无疑。遂投以升陷汤，四剂，其病脱然。

按：此证之形状，似甚难辨，因初次未细诘问，致用药少有差错，犹幸迷途未远即能醒悟，而病亦旋愈。由斯观之，临证者甚勿自矜明察，而不屑琐琐细问也。

一人，年四十许。失音半载，渐觉咽喉发紧，且常溃烂，畏风恶寒，冬日所着衣服，至孟夏犹未换。饮食减少，浸成虚劳，多方治疗，病转增剧。诊其脉，两寸微弱，毫无轩起之象，知其胸中大气下陷也。投以升陷汤，加玄参四钱，两剂，咽喉即不发紧。遂减去升麻，又连服十余剂，诸病皆愈。

一人，年四十许。每岁吐血二三次，如此四年，似有一年甚于一年之势，其平素常常咳嗽，痰涎壅滞，动则作喘，且觉短气。其脉沉迟微弱，右部尤甚。知其病源系大气下陷，投以升陷汤，加龙骨、牡蛎皆不用煅、生地黄各六钱，又将方中知母改用五钱，连服三剂，诸病皆愈。遂减去升麻，又服数剂以善其后。

或问：吐血之证，多由于逆气上干而血随气升。此证既大气下陷，当有便血、溺血之证，何以竟吐血乎？答曰：此证因大气陷后，肺失其养，劳嗽不已，以致血因嗽甚而吐出也。究之胸中大气，与上逆之气原迥异。夫大气为诸气之纲领，大气陷后，诸气无所统摄，或更易于上干。且更有逆气上干过甚，排挤胸中大气下陷者，案详第二卷参赭镇气汤下。至便血、溺血之证，由于大气下陷者诚有之，在妇女更有因之血崩者，案详第八卷固冲汤下。又转有因大气下陷，而经血倒行，吐血、衄血者，案详第八卷加味麦门冬汤下。是知大气既陷，诸经之气无所统摄，而或上或下错乱妄行，有不能一律论者。

或问：龙骨、牡蛎为收涩之品，大气陷者宜升提，不宜收涩。今方中重用二药皆至六钱，独不虑其收涩之性，有碍大气之升乎？答曰：龙骨、牡蛎最能摄血之本源。此证若但知升其大气，恐血随升气之药复妄动，于升陷汤中，加此二药，所以兼顾其血也。且大气下陷后，虑其耗散，有龙骨、牡蛎以收敛之，转能辅升陷汤之所不逮。况龙骨善化瘀血《本经》主癥瘕，牡蛎善消坚结观其治瘰疬可知，二药并用，能使血之未离经者，永安其宅，血之已离经者，尽化其滞。加于升陷汤中，以治气陷兼吐血之证，非至稳善之妙药乎！

按：吐血证最忌升麻。此证兼吐血，服升陷汤时，未将升麻减去者，因所加之龙骨、牡蛎原可监制之，而服药之时，吐血之证，犹未反复也。若恐升麻有碍血证时，亦可减去之，多加柴胡一钱。

一人，年四十余。小便不利，周身漫肿，自腰以下，其肿尤甚。上焦痰涎堵塞，剧时几不能息。咳嗽痰中带血，小便亦有血色。迁延半载，屡次延医服药，病转增剧。其脉滑而有力，疑是湿热壅滞，询之果心中发热。遂重用滑石、白芍以渗湿清热，佐以柴胡、乳香、没药以宣通气化。为其病久，不任疏通，每剂药加生山药两许，以固气滋阴。又用药汁，送服三七末二钱，以清其血分。数剂热退血减，痰涎亦少，而小便仍不利。偶于诊脉时，见其由卧起坐，因稍费力，连连喘息十余口，呼吸始顺。且其脉从前虽然滑实，究在沉分。此时因火退，滑实既减，且有濡象，恍悟此证确系大气下陷。遂投以升陷汤，知母改用六钱，又加玄参五钱，木通二钱，一剂小便即利。又服数剂，诸病痊愈。

一人，年四十七。咳嗽短气，大汗如洗，昼夜不止，心中怔忡，病势危急。

遣人询方，俾先用山萸肉_{去净核}二两煎服，以止其汗。翌日迎愚诊视，其脉微弱欲无，呼吸略似迫促。自言大汗虽止，而仍有出汗之时，怔忡见轻，仍觉短气。知其确系大气下陷，遂投以升陷汤，为其有汗，加龙骨、牡蛎_{皆不用煅}各五钱，三剂而愈。

一人，年二十。卧病两月不愈，精神昏愦，肢体痿懒，亦不觉有所苦。屡次延医诊视，莫审病情，用药亦无效。一日忽然不能喘息，张口呼气外出，而气不上达，其气蓄极之时，肛门突出，约二十呼吸之顷，气息方通。一昼夜之间，如此者八、九次。诊其脉，关前微弱不起，知其大气下陷，不能司肺脏呼吸之枢机也。遂投以人参一两，柴胡三钱，知母二钱，一剂而呼吸顺。又将柴胡改用二钱，知母改用四钱，再服数剂，宿病亦愈。

按：此证卧病数月，气分亏损太甚，故以人参代黄芪。且此时系初次治大气下陷证，升陷汤方犹未拟出也。又按：此证初得时，当系大气下陷，特其下陷未剧，故呼吸之间不觉耳。人参、黄芪皆补气兼能升气者也，然人参补气之力胜于黄芪；黄芪升气之力胜于人参。故大气陷而气分之根柢犹未伤者，当用黄芪；大气陷而气分之根柢兼伤损者，当用人参。是以气分虚极下陷者，升陷汤方后，曾注明酌加人参数钱也。

一妇人，年二十余。动则自汗，胸胁满闷，心中怔忡。其脉沉迟微弱，右部尤甚。为其脉迟，疑是心肺阳虚，而询之不觉寒凉，知其为大气下陷也。其家适有预购黄芪一包，且证兼自汗，升、柴亦不宜用，遂单用生黄芪一两煎汤，服后诸病皆愈。有习医者董生捷亭在座，疑而问曰："《本经》黄芪原主大风，有透表之力，生用则透表之力益大，与自汗证不宜。其性升而能补，有膨胀之力，与满闷证不宜。今单用生黄芪两许，而两证皆愈，并怔忡亦愈，其义何居？"答曰："黄芪诚有透表之力，故气虚不能遂邪外出者，用于发表药中即能得汗。若其阳强阴虚者，误用之则大汗如雨，不可遏抑。惟胸中大气下陷，致外卫之气无所统摄而自汗者，投以黄芪则其效如神。至于证兼满闷，而亦用之者，确知其为大气下陷，呼吸不利而作闷，非气郁而作闷也。至于心与肺同悬胸中，皆大气之所包举，大气升则心有所依，故怔忡自止也。"董生闻之，欣喜异常曰："先生真我师也。"继加桔梗二钱，知母三钱，又服两剂，以善其后。

一妇人，因临盆努力过甚，产后数日，胁下作疼，又十余日，更发寒热。其翁知医，投以生化汤两剂，病大见愈。迟数日，寒热又作。遂延他医调治，以为产后瘀血为恙，又兼受寒，于治血化瘀药中，重加干姜。数剂后，寒热益甚，连连饮水，不能解渴。时当仲夏，身热如炙，又复严裹厚被，略以展动，即觉冷气侵肤。后愚诊视，左脉沉细欲无，右脉沉紧，皆有数象。知其大气下陷，又为热药所伤也。其从前服生化汤觉轻者，全得芎䓖升提之力也。治以升陷汤，将方中知母改用八钱，又加玄参六钱，一剂而寒热已，亦不作渴。从前两日不食，至此遂能饮食。惟胁下微疼，继服拙拟理郁升陷汤在后，二剂痊愈。

按：产后虽有实热，若非寒温外感之热，忌用知母而不忌用玄参，以玄参原为治产乳之药，《本经》有明文也。此证虽得之产后，时已逾月，故敢放胆重用知母。

或问：紧为受寒之脉，故《伤寒》麻黄汤证，其脉必紧。此证既为热药所伤，何以其右脉沉紧？答曰：脉沉紧者，其脉沉而有力也。夫有力当作洪象，此证因大气下陷，虽内有实热，不能鼓脉作起伏之势，故不为洪而为紧，且为沉紧也。其独见于右部者，以所服干姜之热，胃先受之也。

按：脉无起伏为弦，弦而有力，即紧脉也。若但弦则为寒矣。仲景平脉篇谓"双弦者寒，偏弦者饮"。究之，饮为稀涎，亦多系因寒而成也。

一妇人，年三十余。得下痿证，两腿痿废，不能屈伸，上半身常常自汗，胸中短气，少腹下坠，小便不利，寝不能寐。延医治疗数月，病势转增。诊其脉细如丝，右手尤甚。知其系胸中大气下陷，欲为疏方。病家疑而问曰："大气下陷之说，从前医者皆未言及。然病之本源既为大气下陷，何以有种种诸证乎？"答曰："人之大气虽在胸中，实能统摄全身，今因大气下陷，全身无所统摄，肢体遂有废而不举之处，此两腿之所以痿废也。其自汗者，大气既陷外卫之气亦虚也。其不寐者，大气既陷神魂无所依附也。小便不利者，三焦之气化不升则不降，上焦不能如雾，下焦即不能如渎也。至于胸中短气，少腹下坠，又为大气下陷之明征也。"遂治以升陷汤，因其自汗，加龙骨、牡蛎皆不用煅各五钱，两剂汗止，腿稍能屈伸，诸病亦见愈。继服拙拟理郁升陷汤数剂，两腿渐能着力。然痿废既久，病在筋脉，非旦夕所能脱然。俾用舒筋通脉之品，制作丸药，久久服之，庶能痊愈。

　　一妇人，产后四五日，大汗淋漓，数日不止，形势危急，气息奄奄，其脉微弱欲无。问其短气乎？心中怔忡且发热乎？病人不能言而颔之。知其大气下陷，不能吸摄卫气，而产后阴分暴虚，又不能维系阳分，故其汗若斯之脱出也。遂用生黄芪六钱、玄参一两，山萸肉去净核、生杭芍各五钱，桔梗二钱，一剂汗减，又服两剂，诸病皆愈。从前六七日未大便，至此大便亦通。

　　一妇人，年三十许。胸中满闷，不能饮食。医者纯用开破之药剂，忽然寒热，脉变为迟。医者见脉迟，又兼寒热，方中加黄芪、桂枝、干姜各数钱，而仍多用破气之药。购药未服，愚应其邻家延请，适至其村，病家求为诊视，其脉迟而且弱。问其呼吸觉短气乎？答曰：今于服药数剂后，新添此证。知其胸中大气因服破气之药下陷。时医者在座，不便另为疏方。遂谓医曰：子方中所加之药，极为对证，然此时其胸中大气下陷，破气药分毫不可再用。遂单将所加之黄芪、桂枝、干姜煎服。寒热顿已，呼吸亦觉畅舒。后医者即方略为加减，又服数剂痊愈。

　　一妇人，年二十余。资禀素羸弱，因院中失火，惊恐过甚，遂觉呼吸短气，心中怔忡，食后更觉气不上达，常作太息。其脉近和平，而右部较沉。知其胸中大气因惊恐下陷，《内经》所谓恐则气陷也。遂投以升陷汤，为心中怔忡，加龙眼肉五钱，连服四剂而愈。

　　一妇人，年二十余。因境多怫郁，常作恼怒，遂觉呼吸短气，咽干作渴，剧时觉气息将停，努力始能呼吸。其脉左部如常，右部来缓去急，分毫不能鼓指。《内经》谓宗气贯心脉，宗气即大气也。此证盖因常常恼怒，致大气下陷，故不能鼓脉外出，以成波澜也。遂投以升陷汤，为其作渴，将方中知母改用六钱，连服三剂，病愈强半，右脉亦较前有力。遂去升麻，又服数剂痊愈。

或问：《内经》谓恐则气陷，前案中已发明之。然《内经》又谓怒则气逆也，何以与此案中之理相矛盾乎？答曰：《内经》所谓怒则气逆者，指肝胆之气而言，非谓胸中大气也。然肝胆之气上逆，上冲大气亦上逆者，故人当怒急之时，恒有头目眩晕，其气呼出不能吸入，移时始能呼吸，此因大气上逆也。有肝胆之气上逆，排挤大气转下陷者，拙拟参赭镇气汤在第二卷下，有治验之案可考也。况大气原赖谷气养之，其人既常恼怒，纳谷必少，大气即暗受其伤而易下陷乎。

门人高如璧，曾治一人，年三十余。因枵腹劳力过度，致大气下陷。寒热往来，常常短气，大汗淋漓，头疼咽干，畏凉嗜睡，迁延日久，不能起床。医者误认为肝气郁结，投以鳖甲、枳实、麦芽诸药，病益剧。诊其脉，左寸关尺皆不见，右部脉虽见，而微弱欲无，知其为大气下陷。投以升陷汤，加人参三钱，一剂左脉即见，又将知母改用五钱，连服数剂痊愈。

如璧又治一妇人，年三十许。胸中短气，常常出汗，剧时觉气不上达，即昏不知人，移时始苏，睡时恒自惊寤。诊其脉，微弱异常，知其胸中大气下陷甚剧。遂投以升陷汤，知母改用五钱，又加人参、萸肉去净核各三钱，连服数剂痊愈。

大气下陷之证，不必皆内伤也，外感证亦有之。一人年四十许，于季春得温证，延医调治不愈，留连两旬，病益沉重。后愚诊视，其两目清白无火，竟昏愦不省人事，舌干如磋，却无舌苔。问之亦不能言语，周身皆凉，其五六呼吸之顷，必长出气一口。其脉左右皆微弱，至数稍迟，此亦胸中大气下陷也。盖大气不达于脑中则神昏，大气不潮于舌本则舌干，神昏舌干，故问之不能言也。其周身皆凉者，大气陷后，不能宣布于营卫也。其五六呼吸之顷，必长出气者，大气陷后，胸中必觉短气，故太息以舒其气也。遂用野台参一两、柴胡二钱，煎汤灌之，一剂见轻，两剂痊愈。

按：此证从前原有大热，屡经医者调治，大热已退，精神愈惫。医者诿为不治，病家亦以为气息奄奄待时而已。乃迟十余日，而病状如故，始转念或可挽回，而迎愚诊视。幸投药不差，随手奏效，是知药果对证，诚有活人之功也。

又按：此证若不知为大气下陷，见其舌干如斯，但知用熟地、阿胶、枸杞之类滋其津液，其滞泥之性填塞膺胸，既陷之大气将何由上达乎？愚愿业医者，凡遇气分不舒之证，宜先存一大气下陷理想，以细心体察，倘遇此等证，庶可挽回人命于顷刻也。

一人，年三十余。于初夏得温病，医者用凉药清解之，兼用枳实、青皮破气诸品，连服七八剂，谵语不省人事，循衣摸床，周身颤动。再延他医，以为内风已动，辞不治。后愚诊视，其脉五至，浮分微弱，而重按似有力，舌苔微黄，周身肌肤不热，知其温热之邪，随破气之药下陷已深，不能外出也。遂用生石膏二两，知母、野台参各一两，煎汤两茶杯，分二次温服。自午至暮连进二剂，共服药四次，翌日精神清爽，能进饮食，半日进食五次，犹饥而索食。看护者不敢复与，则周身颤动，复发谵语，疑其病又反复，求再诊视。其脉象大致和平，而浮分仍然微弱。恍悟其胸中大气因服破气之药下陷，虽用参数次，至此犹未尽复，故亟亟求助于水谷之气，且胃中之气，因大气下陷无所统摄，或至速于下行，而饮食亦因之速下也。遂用野台参两许，佐以麦门冬带心三钱，柴胡二钱，煎汤饮下，自此遂愈。

或问：子所治大气下陷证，有两日不食者，有饮食减少者，此证亦大气下陷，何以转能多食？答曰：事有常变，病亦有常变。王清任《医林改错》载有所治胸中瘀血二案，一则胸不能着物；一则非以物重压其胸不安，皆治以血腑逐瘀汤而愈。夫同一胸中瘀血，其病状竟若斯悬殊，故同一大气之下陷也，其脾胃若因大气下陷，而运化之力减者，必然少食；若大气下陷，脾胃之气亦欲陷者，或转至多食。曾治一少妇，忽然饮食甚多，一时觉饥不食，即心中怔忡。医者以为中消证，屡治不效，向愚询方。疑其胸中大气下陷，为开升陷汤方，加龙骨、牡蛎皆不用煅各五钱，数剂而愈。盖病因虽同，而病之情状，恒因人之资禀不同而有变易。斯在临证者，细心体察耳。

按：此证与前证，虽皆大气下陷，而实在寒温之余，故方中不用黄芪而用人参。因寒温之热，最能铄耗津液，人参能补气，兼能生津液，是以《伤寒论》方中，凡气虚者，皆用人参，而不用黄芪也。

上所列者，皆大气下陷治验之案也。然此证为医者误治及失于不治者甚多，略登数则于下，以为炯戒。

庚戌秋，在沧州治病，有开药坊者赵姓，忽过访，言有疑事欲质诸先生。问何疑？曰：予妹半月前来归宁，数日间，无病而亡，未知何故？愚曰：此必有病，子盖未知耳。渠曰：其前一日，觉咽喉发闷，诊其脉沉细，疑其胸有郁气，俾用开气之药一剂，翌日不觉轻重，惟自言不再服药，斯夕即安坐床上而逝。其咽喉中发闷，并不甚剧，故曰无病也。愚曰：此胸中大气下陷耳。时行箧中有治大气下陷诸案，因出示之，且为剖析其理。渠泫然流涕曰：斯诚为药误矣。

一人，年三十余。呼吸短气，胸中满闷。医者投以理气之品，似觉稍轻，医者以为药病相投，第二剂，遂放胆开破其气分。晚间服药，至夜如厕，便后遂不能起。看护者，扶持至床上，昏昏似睡，呼之不应，须臾张口呼气外出，若呵欠之状，如斯者日余而亡。后其兄向愚述之，且问此果何病？因历举大气下陷之理告之。其兄连连太息，既自悔择医不慎，又痛恨医者误人，以后不敢轻于延医服药。

一农家媪，年五十余。因麦秋农家忙甚，井臼之事皆自任之，渐觉呼吸不利，气息迫促。医者误认为气逆作喘，屡投以纳气降气之药，气息遂大形迫促，其努力呼吸之声，直闻户外，延愚诊视。及至，诊其脉左右皆无，勉为疏方，取药未至而亡，此亦大气下陷也。其气息之迫促，乃肺之呼吸将停，努力呼吸以自救也。医者又复用药，降下其气，斯何异韩昌黎所谓"人落陷阱，不一引手救，反挤之"者乎！愚触目伤心，不觉言之过激，然志在活人者，自当深思愚言也。

一诸生，年五十六，为学校教员，每讲说后即觉短气，向愚询方。愚曰，此胸中大气虚而欲陷，为至紧要之证，当多服升补气分之药。彼欲用烧酒炖药，谓朝夕服之甚便。愚曰，如此亦可，然必须将药炖浓，多饮且常饮耳。遂为疏方，用生黄芪四两，野台参二两，柴胡、桔梗各八钱，先用黄酒斤许，煎药十余沸，再用烧酒二斤，同贮瓶中，置甑中炖开，每饭前饮之，旬日而愈。后因病愈，置不复饮。隔年，一日步行二里许，自校至家，似有气息迫促之状，不能言语，倏忽而亡。盖其身体素胖，艰于行步，胸中大气，素有欲陷之机，因行动劳苦，而遂下陷，此诚《内经》所谓"大气入于脏腑，不病而猝死"者也。方书有气厥、中气诸名目，大抵皆大气下陷之证，特未窥《内经》之旨，而妄为议论耳。按：《内经》原有气厥二字，乃谓气厥逆上行，非后世所谓气厥也。

或问：案中所载大气下陷证，病因及其病状，皆了如指掌矣。然其脉之现象，或见于左部，或见于右部，或左右两部皆有现象可征，且其脉多迟，而又间有数者，同一大气之下陷也，何以其脉若是不同乎？答曰：胸中大气包举肺外，原与肺有密切之关系，肺之脉诊在右部，故大气下陷，右部之脉多微弱者其常也。然人之元气自肾达肝，自肝达于胸中，为大气之根本。其人或肝肾素虚，或服破肝气之药太过，其左脉或即更形微弱，若案中左部寸关尺皆不见，左脉沉细欲无，左关参伍不调者是也。至其脉多迟，而又间有数者，或因阴分虚损，或兼外感之热，或为热药所伤，乃兼证之现脉，非大气下陷之本脉也。

或问：人之胸中上不通咽喉，下有膈膜承之，与膈下脏腑亦不相通，此中所积之大气，何以能主持人之全身？答曰：此理易解，如浮针于缸中，隔缸执磁石引之，针即随磁石而动，无他，其气化透达也。胸中大气，虽不与全身相通，实息息与全身相通，其气化之透达。赤犹隔缸之磁石与针也。况人身之经络，原无处不相贯彻乎。且其所以能主持全身者，正赖其与他所不相通耳。设有显然隧道通于他处，其气即不能搏结胸中，又何以主持全身乎！

或问：大气下陷者，常觉胸中发闷，子谓非真发闷，实呼吸不利，而有似发闷耳。然吾见患此证者，其胸中恒满闷异常，不识果何理由？答曰：大气之在胸中，犹空气之在瓶中，若用机器将空中空气提尽，其瓶之薄脆者，必被外气排挤而破，因内无空气相抵故也。至胸中大气下陷，其胸中空虚，外气必来排挤，不胜其排挤之力，即觉胸中逼窄而满闷。由是观之，仍非真满闷也。若真满闷，则胸多郁气，而可受开破药矣，何以误服破药，即凶危立见乎？况呼吸不利，原自易觉发闷耳。

或问：人之胸中，原多积血。故王清任《医林改错》谓胸中为血腑，因制血腑逐瘀汤，以治上焦瘀血诸证，今子于胸中，专推重大气，岂胸中之血，于身无关紧要乎？答曰：膻中为气海，《内经》原有明文，膻中即胸中也膻即膈也，《内经》言膻中有指胸中言者，有指心包言者，以其皆在膈上也，此诚万古不易之圣训也。王氏《医林改错》一书，皆从目力视验而得，但见胸中有形之积血，不见胸中无形之积气，遂敢轻易《内经》气海之名为血腑。夫血为气之配，胸中无血，大气将无所留恋，血之所关非不重，究不如大气之斡旋全身，关于人者尤重也。因王氏不知大气，故其书中未尝言及，此诚王氏之遗漏也。愚著斯篇，原以发前人所未发，期吾中华医学渐有进步，恒于前人遗漏之处，喜为补缀之，故于胸中大气三致意焉。不复论及胸中之血者，诚以王氏之书，遍行天下，业医者大抵皆熟悉其说，无庸再为之赘语也。

或问：李东垣补中益气汤所治之证，若身热恶寒，心烦懒言，或喘，或渴，或阳虚自汗，子所治大气下陷案中，类皆有之。至其内伤外感之辨，谓内伤则短气不足以息，尤为大气下陷之明征。至其方中所用之药，又与子之升陷汤相似。何以其方名为补中益气，但治中气之虚陷，而不言升补大气乎？答曰：大气之名，虽见于《内经》，然《素问》中所言之大气，乃指外感之邪气而言，非胸中之大气也。至《灵枢》所言，虽系胸中大气，而从来读《内经》者，恒目《灵枢》为针经而不甚注意。即王氏注《内经》，亦但注《素问》而不注《灵枢》。后人为其不易索解，则更废而不读。至仲景《伤寒》、《金匮》两书，惟《金匮》水气门有"大气一转，其气乃散"之语。他如《难经》、《千金》、《外台》诸书，并未言及大气。是以东垣于大气下陷证，亦多误认为中气下陷，故方中用白术以健补脾胃，而后来之调补脾胃者，皆以东垣为法。夫中气诚有下陷之时，然不若大气下陷之尤属危险也。间有因中气下陷，泄泻日久，或转致大气下陷者，可仿补中益气汤之意，于拙拟升陷汤中，去知母加白术数钱。若但大气下陷，而中气不下陷者，白术亦可不用，恐其气分或有郁结，而芪术并用，易生胀满也。

按：补中益气汤所治之喘证，即大气下陷者之努力呼吸也。若果系真喘，桔梗尚不宜用，况升麻乎？愚少时观东垣书，至此心尝疑之，后明大气下陷之理，始觉豁然，而究嫌其立言欠妥。设医者真以为补中益气汤果能治喘，而于气机上逆之真喘亦用之，岂不足偾事乎！此有关性命之处，临证者尚审辨之。

或问：大气与元气孰重？答曰：元气者，禀受先天，为胚胎之根基，故道书尊之曰"祖气"。大气肇始于先天，而培养于后天，为身体之桢干，故《内经》尊之曰"宗气"。有如树上之果，元气乃其树之根也，大气乃其树之身也。根之关于果者至重，身之关于果者亦非轻也。

或问：观子所治大气下陷诸验案，人之大气有伤损者，不难为之补助矣。若其元气有所伤损，不知亦有补法否耶？答曰：大气伤损可补助者，以其为后天气也，药物饮食及呼吸之空气，皆其补助培养之料也。至元气，乃空中真气之所凝结友人苏明阳曰：道家言真空，余则曰空真，因空中有真也，此见道之言可为人身元气之真诠，纯属先天，为太极之朕兆，非后天一切有形迹之物空气亦是有形迹者所能补助也。惟深于内典者，常存此无念之正觉，觉不在心，若在心，见则有念矣，若天道之光明下济，《易》曰天道下济而光明，勿忘勿助，久之能于空中得真，是为补助元气之正法。愚不敢自命为道中人，何敢妄言哉。

回阳升陷汤

治心肺阳虚，大气又下陷者。其人心冷，背紧恶寒，常觉短气。

生黄芪八钱　　干　姜六钱　　当归身四钱　　桂枝尖三钱

甘　草一钱

周身之热力，借心肺之阳，为之宣通，心肺之阳，尤赖胸中大气，为之保护。大气一陷，则心肺阳分素虚者，至此而益虚，欲助心肺之阳，不知升下陷之大气，虽日服热药无功也。

一童子，年十三四，心身俱觉寒凉，饮食不化，常常短气，无论服何热药，皆分毫不觉热。其脉微弱而迟，右部兼沉。知其心肺阳分虚损，大气又下陷也。为制此汤，服五剂，短气已愈，身心亦不若从前之寒凉。遂减桂枝之半，又服数剂痊愈。俾停药，日服生硫磺分许，以善其后服生硫磺法在第八卷。

一人，年五十余。大怒之后，下痢月余始愈。自此胸中常觉满闷，饮食不能消化。数次延医服药，不外通利气分之品，即间有温补脾胃者，亦必杂以破气之药，愈服病愈增重。后愚诊视，其脉沉细微弱，至数甚迟。询其心中，常有觉凉之时，知其胸中大气下陷，兼上焦阳分虚损也。遂投以此汤，十剂痊愈。后因怒病又反复，医者即愚方加厚朴二钱，服后少腹下坠作疼，彻夜不能寐，复求为诊治，仍投以原方而愈。

一妇人，年四十余。忽然昏倒不语，呼吸之声，大有滞碍，几不能息，其脉微弱而迟。询其生平，身体羸弱，甚畏寒凉。知其心肺阳虚，寒痰结胸，而大气又下陷也。然此时形势将成痰厥，取药无及，遂急用胡椒二钱捣碎，煎二三沸，澄取清汤灌下，须臾胸中作响，呼吸顿形顺利。又用干姜八钱，煎汤一盅，此时已自能饮下，须臾气息益顺，精神亦略清爽，而仍不能言，且时作呵欠，十余呼吸之顷，必发太息。知其痰饮虽开，大气之陷者犹未复也。遂投以回阳升陷汤，数剂，呵欠与太息皆愈，渐能言语。

或问：心脏属火，西人亦谓周身热力皆发于心，其能宣通周身之热宜矣。今论周身热力不足，何以谓心肺之阳皆虚？答曰：肺与心同居膈上，左心房之血脉管，右心房之回血管，皆与肺循环相通，二脏之宣通热力，原有相助为理之妙。然必有大气以斡旋之，其功用始彰耳。

按：喻嘉言《医门法律》最推重心肺之阳，谓心肺阳旺，则阴分之火自然潜伏。至陈修园推广其说，谓心肺之阳下济，大能温暖脾胃消化痰饮，皆确论也。

理郁升陷汤

治胸中大气下陷，又兼气分郁结，经络湮淤者。

| 生黄芪六钱 | 知　母三钱 | 当归身三钱 | 桂枝尖钱半 |
| 柴　胡钱半 | 乳　香三钱，不去油 | | 没　药三钱，不去油 |

胁下撑胀，或兼疼者，加龙骨、牡蛎皆不用煅各五钱，少腹下坠者，加升麻一钱。

一妇人，年三十许。胸中满闷，时或作疼，鼻息发热，常常作渴。自言得之产后数日，劳力过度。其脉迟而无力，筹思再三，莫得病之端绪。姑以生山药一两，滋其津液，鸡内金二钱，陈皮一钱，理其疼闷，服后忽发寒热。再诊其脉，无力更甚，知其气分郁结，又下陷也。遂为制此汤，一剂诸病皆觉轻，又服四剂痊愈。

一少女，年十五。脐下左边起一癥瘕，沉沉下坠作疼，上连腰际，亦下坠作疼楚，时发呻吟。剧时常觉小便不通，而非不通也。诊其脉，细小而沉。询其得病之由，言因小便不利，便时努力过甚，其初腰际坠疼，后遂结此癥瘕。其方结时，揉之犹软，今已五阅月，其患处愈坚结。每日晚四点钟，疼即增重，至早四点钟，又渐觉轻。愚闻此病因，再以脉象参之，知其小便时努力过甚，上焦之气陷至下焦而郁结也。遂治以理郁升陷汤，方中乳香、没药皆改用四钱，又加丹参三钱、升麻钱半，二剂而坠与疼皆愈。遂去升麻，用药汁送服朱血竭末钱许，连服数剂，癥瘕亦消。

或问：龙骨、牡蛎为收涩之品，兼胁下胀疼者，何以加此二药？答曰：胁为肝之部位，胁下胀疼者，肝气之横恣也，原当用泻肝之药，又恐与大气下陷者不宜。用龙骨、牡蛎，以敛戢肝火，肝气自不至横恣，此敛之即以泻之，古人治肝之妙术也。且黄芪有膨胀之力，胀疼者原不宜用，有龙骨、牡蛎之收敛，以缩其膨胀之力，可放胆用之无碍，此又从体验而知者也。尝治一少妇，经水两月不见，寒热往来，胁下作疼，脉甚微弱而数至六至。询之常常短气，投以理郁升陷汤，加龙骨、牡蛎各五钱，为脉数又加玄参、生地、白芍各数钱，连服四剂。觉胁下开通，瘀血下行，色紫黑，自此经水调顺，诸病皆愈。盖龙骨、牡蛎性虽收涩，而实有开通之力，《本经》谓龙骨消癥瘕，而又有牡蛎之咸能软坚者以辅之，所以有此捷效也。

醒脾升陷汤

治脾气虚极下陷，小便不禁。

生箭芪四钱　　白　术四钱　　桑寄生三钱　　川续断三钱

萸　肉四钱，去净核　　　　　龙　骨四钱，煅，捣

牡　蛎四钱，煅，捣　　　　川萆薢二钱　　甘　草二钱，蜜炙

《内经》曰："饮入于胃，游溢精气，上输入脾，脾气散精，上归于肺，通调水道，下输膀胱。"是脾也者，原位居中焦，为水饮上达下输之枢机，枢机不

旺，则不待上达而即下输，此小便之所以不禁也。然水饮降下之路不一，《内经》又谓"肝热病者，小便先黄"，又谓"肝壅两胠胁也满，卧则惊悸，不得小便"，且芍药为理肝之主药，而善利小便。由斯观之，是水饮又由胃入肝，而下达膀胱也。至胃中所余水饮，传至小肠渗出，此又人所共知。故方中用黄芪、白术、甘草以升补脾气，即用黄芪同寄生、续断以升补肝气，更用龙骨、牡蛎、萸肉、萆薢以固涩小肠也。又人之胸中大气旺，自能吸摄全身气化不使下陷，黄芪与寄生并用，又为填补大气之要药也。

或问：西人谓水入于胃，被胃中微细血管吸去，引入回血管，过肝入心，以布于周身。自肺达出为气，自肤渗出为汗，余入膀胱为溺。何以西人之论小便，与子所论者皆不同。答曰：水饮下行之道路原多端，愚所论者，其大概也。然西人谓，水饮由胃中微丝血管，以达回血管，即随回血管以过肝入心。夫既随回血管入心，必随回血管入肺，其气化之余，必由肺降下，与自脾达肺而降下者，同循三焦脂膜下行可知。且西人又谓，内肾之中有回血管，其管尾与溺管相接，为回血管之水饮，透肾以达膀胱之路。夫回血管中水饮，若皆随回血管过肝入心，而回血管之循行未有自心下达肾者。其中水饮何以复由回血管入肾。是知水饮由回血管入肾者，必其过肝之时未尽随回血管入心，而即随肝经下行之回血管达肾可知。由是观之，愚与西人所论者，何尝不同归一致耶。

或问：西人谓小肠内皮，有无数吸管，能吸引小肠榨化食物之精液，转输于心而为血，而未尝言其能将水饮渗出为小便。将勿水饮自小肠渗出之说，不足凭软？答曰：西人吸管之说，固有迹象可凭，而水饮自小肠渗出，亦有征验可指。试观剖解物类者，其小肠中水饮与食物参半，至大肠则水饮全无，若非自小肠渗出，何以不入大肠乎。盖小肠将食物化为精液，必借水气酝酿而成，迨津液成后，被吸管吸去，并入精液总管，以转输于心。而小肠中所余之水，亦即被小肠中微丝血管吸去，达于与小肠相连之脂膜，以及膀胱，此自然之理也。是知脏腑之妙用，但以理推测不能尽得，但据迹象考验亦不能尽得。欲为中华医学进化者，贵合中西之法而细细研究也。

或问：黄芪为补肺脾之药，今谓其能补肝气何也？答曰："同声相应，同气相求"，孔子之言也。肝属木而应春令，其气温而性喜条达，黄芪性温而升以之补肝，原有同气相求之妙用。愚自临证以来，凡遇肝气虚弱，不能条达，一切补肝之药不效者，重用黄芪为主，而少佐以理气之品服之，复杯之顷，即见效验。曾治一少妇，心中寒凉，饮食减少，坐时觉左半身下坠，寝时不敢向左侧，服温补兼理气之药，年余不效。后愚诊视，左脉微弱不起，知其肝气虚也。治以生黄芪八钱，柴胡、川芎各一钱，干姜三钱，煎汤饮下，须臾左侧即可安卧，又服数剂，诸病皆愈。是知谓肝虚无补法者，非见道之言也。

或问：《本经》谓桑寄生能治腰疼，坚齿发，长须眉，是当为补肝肾之药，而谓其能补胸中大气何也？答曰：寄生根不着土，寄生树上，最善吸空气之气，以自滋生，故其所含之气化，实与胸中大气为同类。尝见有以补肝肾，而多服久服，胸中恒觉满闷，无他，因其胸中大气不虚，故不受寄生之补也。且《本经》不又谓其治痈肿乎？然痈肿初起，服之必无效，惟痈肿溃后，生肌不速，则用之甚效。如此而言，又与黄芪之主痈疽败证者相同，则其性近黄芪更可知矣。

或问：萆薢世医多用以治淋，夫淋以通利为主，盖取萆薢能利小便也。此方中用之以固小便，其性果固小便乎，抑利小便乎？答曰：萆薢为固涩下焦之要药，其能治失溺，《别录》原有明文。《别录》者乃陶弘景集南北朝以前，名医所用之药，附载于《本经》之后，用墨书之，以别于《本经》之朱书，故曰《名医别录》。虽非《本经》，其书诚可确信。时医因古方有萆薢分清饮，遂误认萆薢为利小便之要药，而于小便不利，淋涩诸证多用之。尝见有以利小便，而小便转癃闭者；以治淋证，竟致小便滴沥不通者，其误人可胜道哉。盖萆薢分清饮之君萆薢，原治小便频数，溺出旋白如油，乃下焦虚寒，气化不固之证，观其佐以缩小便之益智，温下焦之乌药，其用意可知。特当日命名时少欠斟酌，遂致庸俗医辈，错有会心，贻害无穷，可不慎哉。

治气血郁滞肢体疼痛方

升 降 汤

治肝郁脾弱，胸胁胀满，不能饮食，宜与第五期《衷中参西录》论肝病治法参看。

<table>
<tr><td>野台参二钱</td><td>生黄芪二钱</td><td>白　术二钱</td><td>广陈皮二钱</td></tr>
<tr><td>川厚朴二钱</td><td>生鸡内金捣细，二钱</td><td></td><td>知　母三钱</td></tr>
<tr><td>生杭芍三钱</td><td>桂枝尖一钱</td><td>川　芎一钱</td><td>生　姜二钱</td></tr>
</table>

世俗医者，动曰平肝，故遇肝郁之证，多用开破肝气之药。至遇木盛侮土，以致不能饮食者，更谓伐肝即可扶脾。不知人之元气，根基于肾，而萌芽于肝。凡物之萌芽，皆嫩脆易于伤损，肝既为元气萌芽之脏，而开破之，若是独不虑损伤元气之萌芽乎？《内经》曰"厥阴肝经不治，求之阳明胃经"，《金匮》曰"见肝之病，当先实脾"，先圣后圣，其揆如一。故此方惟少用桂枝、川芎以舒肝气，其余诸药无非升脾降胃，培养中土，俾中宫气化敦厚，以听肝气之自理。实窃师《内经》求之阳明，与《金匮》当先实脾之奥旨耳。

按："见肝之病，当先实脾"二句，从来解者，谓肝病当传脾，实之所以防其相传。如此解法固是，而实不知实脾，即所以理肝也。兼此二义，始能尽此二句之妙。

一媪，年近六旬。资禀素弱，又兼家务劳心，遂致心中怔忡，肝气郁结，胸腹胀满，不能饮食，舌有黑苔，大便燥结，十数日一行。广延医者为治，半载无效，而羸弱支离，病势转增。后愚诊视，脉细如丝，微有弦意，幸至数如常，知犹可治。遂投以升降汤，为舌黑便结，加鲜地骨皮一两，数剂后，舌黑与便结渐愈，而地骨皮亦渐减。至十剂病愈强半，共服百剂，病愈而体转健康。

按：人之脏腑，脾胃属土，原可包括金、木、水、火诸脏。是故肝气宜升，非脾土之气上行，则肝气不升。胆火宜降，非胃土之气下行，则胆火不降，黄坤载曾有此论，甚确。所以《内经》论厥阴治法，有"调其中气，使之和平"之语。所谓"中气"者，指"脾胃"而言也。所谓"使之和平"者，指"厥阴肝经"而言也。厥阴之治法如斯，少阳之治法，亦不外斯。至仲景祖述《内经》，继往开来，作《伤寒论》一书，于治少阳寒热往来，有小柴胡汤，方中用人参、甘草、大枣、半夏以调理脾胃，所谓调其中气使之和平也。治厥阴干呕、吐涎沫，有吴茱萸汤，方中亦用人参、大枣以调理脾胃，亦所谓调其中气使之和平也。且小柴胡汤中，以柴胡为君，虽系少阳之药，而《本经》谓其主肠胃中结气，饮食积聚，寒热邪气，推陈致新。细绎《本经》之文，则柴胡实亦为阳明之药，而兼治少阳也。观《本经》、《内经》与《伤寒》、《金匮》诸书，自无疑于拙拟之升降汤矣。

培脾舒肝汤

治因肝气不舒，木郁克土，致脾胃之气不能升降，胸中满闷，常常短气。

于　术三钱	生黄芪三钱	陈　皮二钱	川厚朴二钱
桂枝尖钱半	柴　胡钱半	生麦芽二钱	生杭芍四钱
生　姜二钱			

脾主升清，所以运津液上达。胃主降浊，所以运糟粕下行。白术、黄芪，为补脾胃之正药，同桂枝、柴胡，能助脾气之升，同陈皮、厚朴，能助胃气之降。清升浊降满闷自去，无事专理肝气，而肝气自理。况桂枝、柴胡与麦芽，又皆为舒肝之妙品乎。用芍药者，恐肝气上升，胆火亦随之上升，且以解黄芪、桂枝之热也。用生姜者，取其辛散温通，能浑融肝脾之气化于无间也。

从来方书中，麦芽皆是炒熟用之，惟陈修园谓麦芽生用，能升发肝气，可谓特识。盖人之元气，根基于肾，萌芽于肝，培养于脾，积贮于胸中为大气以斡旋全身。麦芽为谷之萌芽，与肝同气相求，故能入肝经，以条达肝气，此自然之理，无庸试验而可信其必然者也。然必生煮汁饮之，则气善升发，而后能遂其条达之用也。

又按：麦芽具升发之性，实兼消化之力。化学家生麦芽于理石即石膏上，凡麦芽根盘布之处，其石皆成微凹，则其尤善消化可知。故用麦芽生发肝气者，必与参芪诸药并用，而后有益无损。

又按：土爱稼穑，稼穑作甘，百谷味甘属土，故能补益；而百谷之芽，又皆属木，故能疏通，然有入气分、血分之别。甲生者阳，其芽拆甲而出，稻、粱俗名谷子、麦、黍、稷亦名芦稷，俗名高粱诸芽是也，为其属阳，故能疏通气分；乙生者阴，其芽形曲似乙而出，诸豆之芽是也，为其属阴，故能疏通血分。《金匮》薯蓣丸用之，以治血痹虚劳也薯蓣丸中有大豆黄卷。

金铃泻肝汤

治胁下焮疼。

川楝子捣，五钱　　生明乳香四钱　　生明没药四钱　　三　棱三钱

莪　术三钱　　甘　草一钱

刘河间有金铃子散，即楝子之核与玄胡索等分，为末服之，以治心腹胁下作疼。其病因由于热者甚效。诚以金铃子能引心包之火及肝胆所寄之相火下行，又佐以玄胡索以开通气血，故其疼自止也。而愚用其方，效者固多，而间有不效者。后拟得此方，莫不随手奏效。盖金铃子佐以玄胡索，虽能开气分之郁，而实不能化气。所谓化气者，无事开破，能使气之郁者，融化于无形，方中之乳香、没药是也。去玄胡索，加三棱、莪术者，因玄胡索性过猛烈，且其开破之力多趋下焦，不如三棱、莪术性较和平，且善于理肝也。用甘草者，所以防金铃子有小毒也。此方不但治胁疼甚效，凡心腹作疼，而非寒凉者，用之皆甚效验。

活络效灵丹

治气血凝滞，疭癖癥瘕，心腹疼痛，腿疼臂疼，内外疮疡，一切脏腑积聚，经络湮淤。

当　归五钱　　丹　参五钱　　生明乳香五钱　　生明没药五钱

上药四味作汤服。若为散，一剂分作四次服，温酒送下。腿疼加牛膝；臂疼加连翘；妇女瘀血腹疼加生桃仁带皮尖，作散服，炒用、生五灵脂；疮红肿属阳者加金银花、知母、连翘；白硬属阴者加肉桂、鹿角胶若恐其伪，可代以鹿角霜；疮破后生肌不速者加生黄芪、知母但加黄芪恐失于热、甘草；脏腑内痈加三七研细冲服、牛蒡子。

一人，年三十许。当脐忽结癥瘕，自下渐长而上，其初长时稍软，数日后即硬如石，旬日长至心口。向愚询方，自言凌晨冒寒，得于途间，时心中有惊恐忧虑，遂觉其气结而不散。按：此病因甚奇，然不外气血凝滞。为制此方，于流通气血之中，大具融化气血之力，连服十剂全消。以后用此方治内外疮疡、心腹四肢疼痛，凡病之由于气血凝滞者，恒多奇效。

邻村高鲁轩，年近五旬。资禀素羸弱，一日访友邻村，饮酒谈宴，彻夜不眠，时当季冬，复清晨冒寒，步行旋里，行至中途，觉两腿痠麻，且出汗，不能行步，因坐凉地歇息，至家遂觉腿痛，用热砖熨之疼益甚。其人素知医，遂自服发汗之药数剂，病又增剧，因服药过热，吐血数口，大便燥结，延愚诊视。见其仰卧屈膝，令两人各以手托其两腿，忽歌忽哭，疼楚之态万状，脉弦细，至数微数。因思此证，热砖熨而益疼者，逼寒内陷也；服发汗药而益疼者，因所服之药，散肌肉之寒，不能散筋骨之寒，且过汗必伤气血，血气伤，愈不能胜病也。遂用活络效灵丹，加京鹿角胶四钱另炖兑服，明天麻二钱，煎汤饮下。托其左腿者，觉自手指缝中冒出凉气，左腿遂愈。而右腿疼如故，因恍悟曰，人之一身，左阳右阴，鹿名斑龙，乃纯阳之物，故其胶入左不入右。遂复用原方，以虎骨胶易鹿角胶，右腿亦出凉气如左而愈。《礼》有之，"左青龙，右白虎"，用药本此，即建奇功，古人岂斯我哉。苟悟医理之妙，六经皆我注脚也。

友人李景南，左腿疼痛，亦自服鹿角胶而愈。隔数年，右腿又疼，再服鹿角胶，分毫无效。适有自京都来者，赠以同仁堂药坊虎骨酒，饮之而愈，愈后不知系何故，后见愚所治高鲁轩医案，不觉抚掌称快。

一少妇，左胁起一疮，其形长约五寸，上半在乳，下半在肋，皮色不变，按之甚硬，而微热于他处。延医询方，调治两月不效，且渐大于从前。后愚诊视，阅其所服诸方，有遵林屋山人治白疽方治者，有按乳痈治者。愚晓病家曰：此证硬而色白者阴也，按之微热者阴中有阳也。统观所服诸方，有治纯阴阳之方，无治半阴半阳之方，勿怪其历试皆不效也。用活络效灵丹，俾作汤服之，数剂见轻，三十剂后，消无芥蒂。

一妇人，年五十许。脑后发一对口疮。询方于愚，时初拟出活络效灵丹方，即书而予之，连服十剂痊愈。

一妇人，年五十余。项后筋缩作疼，头向后仰，不能平视，腰背强直，下连膝后及足跟大筋皆疼，并牵周身皆有疼意。广延医者诊治，所用之药，不外散风、和血、润筋、通络之品。两载无效，病转增剧，卧不能起，起不能坐，饮食懒进。后愚诊视，其脉数而有力，微有弦意，知其为宗筋受病。治以活络效灵丹，加生薏米八钱，知母、玄参、白芍各三钱，连服三十剂而愈。盖筋属于肝，独宗筋属胃，此证因胃腑素有燥热，致津液短少，不能荣养宗筋。夫宗筋为筋之主，故宗筋拘挛，而周身牵引作疼也。薏米性味冲和，善能清补脾胃，即能荣养宗筋。又加知母、玄参以生津滋液。活络效灵丹，以活血舒筋。因其脉微弦，恐其木盛侮土，故又加芍药以和肝，即以扶脾胃也。

薏米主筋急拘挛，《本经》原有明文。活络效灵丹中加薏米，即能随手奏效。益叹《本经》之精当，为不可及。

活络效灵丹，治心腹疼痛，无论因凉、因热、气郁、血郁皆效。同里有一少年，脐下疼甚剧。医者投以温药益甚，昼夜号呼不止。又延他医，以药下之稍轻，然仍昼夜呻吟，继又服药数剂，亦不见效。适愚自津门旋里，诊其脉，两尺洪实。询其得病之由，言夜晚将寝觉饥，因食冷饼一块，眠起遂疼。晓之曰，此虽由于食凉物，然其疼非凉疼，乃下焦先有蕴热，又为凉物所迫，其热愈结而不散也。投以活络效灵丹，加龙胆草、川楝子各四钱，一剂而愈。

或问：此证医者曾用药下之，何以其下焦之郁热不随之俱下？答曰：热在大肠者，其热可随降药俱下，然又必所用之下药为咸寒之品，若承气汤是也。今其热原郁于奇经冲任之中，与大肠无关，冲任主血，而活络效灵丹诸药品，皆善入血分，通经络，故能引龙胆、楝子直入冲任，而消解其郁热。况其从前所服之下药，原非咸寒之品，是以从前不效，而投以此药，则随手奏效也。

又邻村一妇人，年三十许。心腹疼痛异常，服药不效，势近垂危。其家人夜走五、六里，叩门求方。适愚他出，长子荫潮为开活络效灵丹方授之，亦一剂而愈。自拟得此方以来，数年之间，治愈心腹疼痛者，不可胜计矣。

活络祛寒汤

治经络受寒，四肢发搐，妇女多有此证。

生黄芪五钱　　当　归四钱　　丹　参四钱　　桂枝尖二钱

生杭芍三钱　　生明乳香四钱　　生明没药四钱　　生　姜三钱

寒甚者，加干姜三钱。

证寒在经络不在脏腑，经络多行于肌肉之间，故用黄芪之温补肌肉者为君，俾其形体壮旺自能胜邪。又佐以温经络、通经络诸药品，不但能祛寒，且能散风，此所谓血活风自去也。风寒既去，血脉活泼，其搐焉有不止者乎。

健　运　汤

治腿疼、臂疼因气虚者，亦治腰疼。

生黄芪六钱　　野台参三钱　　当　归三钱　　寸麦冬带心，三钱

知　母三钱　　生明乳香三钱　　生明没药三钱　　莪　术一钱

三　棱一钱

此方减麦冬、知母三分之一，合数剂为一剂，轧细炼蜜为丸，名健运丸，治同前证。

从来治腿疼、臂疼者，多责之风寒湿痹，或血瘀、气滞、痰涎凝滞，不知人身之气化壮旺流行，而周身痹者、瘀者、滞者，不治自愈，即偶有不愈，治之亦易为功也。愚临证体验以来，知元气素盛之人，得此病者极少。故凡遇腿疼、臂疼，历久调治不愈者，补其元气以流通之，数载沉疴，亦可随手奏效也。

振 中 汤

治腿疼、腰疼，饮食减少者。

于白术炒，六钱　　当归身二钱　　　陈　皮二钱　　厚　朴钱半

生明乳香钱半　　　生明没药钱半

土居中央，分主四季，人之脾胃属土，故亦旁主四肢。一室女腿疼，几不能步，治以拙拟健运汤在前而愈。次年旧病复发，又兼腰疼，再服前方不效。诊其脉，右关甚濡弱，询其饮食减少，为制此汤，数剂，饮食加多，二十剂后，腰疼腿疼皆愈。盖此方重用白术以健补脾胃，脾胃健则气化自能旁达。且白术主风寒湿痹，《本经》原有明文。又辅以通活气血之药，不惟风寒湿痹开，而气血之痹作疼者亦自开也。

一媪，年近七旬。陡然腿疼，不能行动，夜间疼不能寐。其家人迎愚调治，谓脉象有力，当是火郁作疼。及诊其脉，大而且弦，问其心中亦无热意。愚曰：此脉非有火之象，其大也，乃脾胃过虚，真气外泄也。其弦也，乃肝胆失和，木盛侮土也。治以振中汤，加人参、白芍、山萸肉去净核各数钱，补脾胃之虚，即以抑肝胆之盛，数剂而愈。

曲 直 汤

治肝虚腿疼，左部脉微弱者。

萸　　肉去净核，一两　　　知　　母六钱　　　生明乳香三钱　　　生明没药三钱
当　　归三钱　　　丹　　参三钱

服药数剂后，左脉仍不起者，可加续断三钱，或更加生黄芪三钱，以助气分亦可。觉凉者，可减知母。

脾虚可令人腿疼，前方已详其理，深于医学者大抵皆能知之。至肝虚可令人腿疼，方书罕言，即深于医学者，亦恒不知。曾治一人，年三十许，当大怒之后，渐觉腿疼，日甚一日，两月后，卧床不能转侧。医者因其得之恼怒之余，皆用舒肝理气之药，病转加剧。后愚诊视，其左脉甚微弱，自言凡疼甚之处皆热。因恍悟《内经》谓"过怒则伤肝"，所谓伤肝者，乃伤肝经之气血，非必郁肝经之气血也。气血伤，则虚弱随之，故其脉象如斯也。其所以腿疼且觉热者，因肝主疏泄，中藏相火相火生于命门寄于肝胆，肝虚不能疏泄，相火即不能道遥流行于周身，以致郁于经络之间，与气血凝滞，而作热作疼，所以热剧之处疼亦剧也。为制此汤，以萸肉补肝，以知母泻热，更以当归、乳香诸流通血气之药佐之，连服十剂，热愈疼止，步履如常。

安东友人刘仲友，年五十许。其左臂常觉发热，且有痿软之意。医者屡次投以凉剂，发热如故，转觉脾胃消化力减少。后愚诊之，右脉和平如常，左脉微弱，较差于右脉一倍。询其心中不觉凉热，知其肝木之气虚弱，不能条畅敷荣，其中所寄之相火，郁于左臂之经络而作热也。遂治以曲直汤，加生黄芪八钱，佐萸肉以壮旺肝气，黄芪补肝气之理详前醒脾升陷汤下，赤芍药三钱，佐当归、

丹参诸药以流通经络，服两剂，左脉即见起，又服十剂痊愈。

或问：西人谓脾居左、肝居右，今剖验家精详考察，确乎不误。子犹拘守旧说，谓肝仍主左者何也？答曰：脾左肝右之说，非始于西人，淮南子早言之，古籍犹在可考也。然脾虽居左，而其气化实先行于右，故脾脉诊于右关。肝虽居右，而其气化实先行于左，故肝脉诊于左关。此阴阳互根，刚柔错综之妙也。盖《内经》论脏腑，以发明其气化，兼研究其性情为宗旨，至对于形迹之粗，恒有简略不详者。至于西人，则但讲形迹，不讲气化；且但言脏腑之功用，而不言脏腑之性情。其意见直谓脏腑毫无性情，凡性之情发动，皆关于脑部，其理果可尽信乎？《内经》曰"肝者将军之官，谋虑出焉，胆者中正之官，决断出焉"。盖肝为厥阴，厥者逆也，尽也，阴尽阳生，胆即为肝中蕴蓄之阳，胆汁中函少阳之气，能畅达肝气，而决断其谋虑。故人之肝胆壮实者，必勇敢果断；肝胆虚弱者，必惧怯游移。比邻窦杏村之太夫人，年六旬，时忽得奇疾，惊惧异常，多人卫护，仍惊惧至于抖战，口中连连吐出绿沫甚苦，数日而终。多医研究，皆谓胆破，是非胆失其中正之官，而惊惧如是乎？由斯观之，吾之旧说，不可轻疑，西人之说，不可概信也。

或问曰：聆子之论，《内经》论脏腑之处，诚可信矣。至肝之气化，先行于左之说，果有确征可实指乎？答曰：人禀天地之灵秀以生，人身亦小天地也，欲明人身之气化，可先观天地之气化。夫天地一岁之气化始于春，一日之气化始于朝。春之气化从东来观律管飞灰是其明机，朝之气化随日自东上升。春者一岁之木令，朝者一日之木令也。肝脏属木，具有生发之气，于一岁则应春，于一日则应朝。其气化先行于左之理，固可于春之东来，日之东升，比例而得也，天地之东，即人身之左也。且即以此案论，左脉之微弱如是，投以补肝之剂，而脉即旋起，岂非肝与人身之左，相关甚切乎。

或又曰：肝之气化既先行于左矣，而其所以居右者何也？答曰：人之膈上属天，膈下属地。地道上右，其气化自西而东也。天道上左，其气化自东而西也。观于日在地中，自西而东。日在地外，自东而西，是明征也。肝居膈下，犹木根埋藏地中，以下袭水气，宜从地道上右之义，故居于右也。其气化透膈贯络，有如木之条达滋长，以上升氧气化学家谓木能吸碳气吐氧气，宜从天道上左之义，故其气化先行于左。试观植物中，藤蔓之类，附物而生，必自右向左盘旋而上，惟金银藤之盘旋自左向右，乃植物之独异者，亦犹肝居右，而其气化先行于左之理也。

奉天本溪湖煤铁公司科员王云生，年四十余，两胁下连腿作疼，其疼剧之时，有如锥刺，且尿道艰涩滴沥，不能成溜，每小便一次，须多半点钟，其脉亦右部如常，左部微弱。亦投以曲直汤，加生黄芪八钱，续断三钱，一剂其疼减半，小便亦觉顺利。再诊之，左脉较前有力。又按原方略为加减，连服二十余剂，胁与腿之疼皆愈，小便亦通利如常。盖两胁为肝之部位，肝气壮旺上达，自不下郁而作疼。至其小便亦通利者，因肾为二便之关，肝气既旺，自能为肾行气也古方书有肝行肾之气之语。

按：山茱萸得木气最厚，酸收之中，大具开通之力，以木性喜条达故也。《神农本经》谓主寒湿痹，诸家本草，多谓其能通利九窍，其性不但补肝，而兼能利通气血可知，若但视为收涩之品，则浅之乎视山茱萸矣。特是其核与肉之性相反，用者须加审慎，千万将核去净。有门人张甲升亦有重用山萸肉治愈腿疼之案，附载于加味补血汤在第七卷后，可参观。再合之拙拟既济汤、来复汤皆在第一卷后，所载重用萸肉治验之案，则山萸肉之功用，不几令人不可思议哉！

乳香、没药不但流通经络之气血，诸凡脏腑中，有气血凝滞，二药皆能流通之。医者但知其善入经络，用之以消疮疡，或外敷疮疡，而不知用之以调脏腑之气血，斯岂知乳香、没药者哉。

热性关节肿疼用阿斯必林法

西人治关节急性热也偻麻质斯肿疼习用阿斯必林，而愚对于此证，亦喜用之，更以中药驾驭之，则其效愈显。奉天陆军参谋长赵海珊之侄，年六岁，脑后生疮，漫肿作疼，继而头面皆肿，若赤游丹毒，继而作抽掣，日甚一日，浸至周身僵直，其目不能合，亦不能瞬，气息若断若续，呻吟全无。其家人，亦以为无药可治，待时而已。阅两昼夜，形状如旧，时灌以勺水，似犹知下咽，因转念或犹可治。而彼处医者，又皆从前延请，而屡次服药无效者也。其祖父素信愚，因其向患下部及两腿皆肿，曾为治愈。其父受瘟病甚险，亦舁至院中治愈，遂亦舁之来院，求为诊治。其脉洪数而实，肌肤发热。知其夹杂瘟病，阳明府证已实，势虽垂危，犹可挽回也。遂用生石膏细末四两，以蒸汽水煮汤四茶杯，徐徐温灌之，周十二时剂尽，脉见和缓，微能作声。又用阿斯必林瓦半，仍以汽水所煎石膏汤，分五次送下，限一日夜服完。服至末二次，皆周身微见汗，其精神稍明了，肢体能微动。从前七八日不食，且不大便，至此可少进食，大便亦通下矣。自此用生山药细末二三钱，煮作茶汤，调以白蔗糖，送服阿斯必林三分瓦之一，日两次，若见有热，又间饮汽水所煮石膏汤。又用蜂蜜调黄连末，少加薄荷冰，敷其头面肿处，生肌散敷其疮破处。如此调养数日，病势皆减退，可以能言。其左边手足，仍不能动，试略为屈伸，则疼不能忍。细验之，关节处皆微肿，按之亦觉疼，知其关节之间，因热生炎也。遂又用鲜茅根煎浓汤，无鲜茅根，药房中干者亦可用，调以白蔗糖，送服阿斯必林半瓦，日两次。俾服药后，周身微似有汗，亦间有不出汗之时，俾关节中之炎热，徐徐随发表之药透出。又佐以健补脾胃之药，俾其多进饮食。如此旬余，左手足皆能运动，关节处皆能屈伸。以后饮食复常，停药勿服，静养半月，行动如常矣。

此证，共用生石膏三斤、阿斯必林三十瓦，始能完全治愈。愚用阿斯必林治急性关节肿疼者已多次，为此证最险，故详记之。

茅根，性凉中空，禀初春生发之气，能使内热外达，透表而出，又善利小便，引内热自水道出，又味甘多液，善滋养阴分，二鲜饮及白茅根汤皆在第二卷曾详论之。

丁仲祐《西药实验谈》谓，东人治关节急性偻麻质斯，亦多用阿斯必林，兼引矢岛国大郎之医案以证明之，今并录之于下以备参观。

光绪壬寅，日本医学报云：矢岛国大郎阿斯必林之效用，既得诸家之报告，知为各医家所注目，无庸再为陈说。但其应用之处，与向来偻麻质斯剂及各种解热剂，其优劣如何，尚待竭力研究之，始能得其实际。予自接阿斯必林有特效为偻麻质斯之报告，至今施用于患此证者，计共二十三名，中有急性患者十九名，服之均呈效果。余之慢性者，则无效。而急性患者之十九名中，有下之四例兹特报告之：

第一例：根桥其次女，年二十九岁。在二年前右膝关节罹偻麻质斯，历二月而治愈。距今二十日前，复罹感冒，右膝关节肿起而疼痛，恶寒发热，而髀臼关节及足跗关节亦波及，而不便运动。医治不效，疼浸加剧，赴某医会诊之。右脚各关节均红肿，而膝关节尤甚，不能为些微之运动，如微触之则疼痛难忍。体温在三十九度六分，脉搏百二十至一分钟间之脉动数而细弱，听其心脏有如吹气之杂音，舌白苔厚，食量锐减，故诊定为急性关节偻麻质斯。旧时医法内服撒里矢尔酸曹达，每次一瓦，一日三次。或内服沃度剂及阿斯必林，患处缚以涂沃度丁几之布。按法施治未见轻减。予于是用阿斯必林二瓦和乳糖分为三包，一日分服。膝关节部，则嘱该会医施以石炭酸水之冷湿布绷带。明日复往诊视，患者服药后曾发汗，疼亦消减半，夜可睡眠。于是复取阿斯必林二瓦，每日作三次分服。二日后，红肿顿形净退，能为轻微之运动，自后连服二周间，所患竟霍然愈。

第二例：野泽某女，年四十一岁。其所患者为右肩胛关节部肿起疼痛，手指麻痹不能自由运动，加以按摩法肿疼反增剧，且更难运动，乞予诊治。往诊时患者适自浴出，云有人言此证取杂草煎汤沐浴之当见轻，而浴后运动稍觉自由。诊之则肩胛关节部及上膊各处肿起压疼，周身皆运动极难，其外形若脱臼状。体温在三十九度二分，脉搏百零八至，身神倦怠。予恐其浴后体温或一时升腾，有顷再诊之，仍为三十九度二分。遂诊定为急性关节偻麻质斯。戒以发热时不可久浴，宜用温卧法治之，以撒里矢尔酸曹达每服一瓦，日三次服。二日疼稍减而无著明之变化，反起充血性之头疼、耳鸣等证。予于是取阿斯必林一瓦半和入乳糖，分二包，令每日二回分服。翌日患处肿疼皆大减，头疼亦愈，所患之肢能自徐徐上举至头部。乃更用阿斯必林二瓦，分三包与服。翌日患者大喜，来呼云：今朝能自结带矣，后复服此剂二日，而所患悉除。

第三例：矢岛某男，年四十九岁，业水车。病前数日并无他患。一日修缮水车试用于水中，遂整日在水中作业，迨至翌朝而左手腕关节部渐次肿疼，乃以右手持左手来求诊。诊之则肿起疼痛殊甚，殆不能接触。予因其劳动诊定为外伤性关节炎，用局部消炎法。命之静养，至次日恶寒发热，疼痛加甚，不能外出，热至三十九度，脉搏百二十至，夜间难于安眠，意其为偻麻质斯。治以撒里矢尔酸曹达三瓦、苦丁二瓦，和水一百瓦，为一日量，三次服下。患处用冷罨法，继续不断。次日仍无变化，体温依然三十八度八分，出汗后恶寒加甚。于是易以阿斯必林二瓦，分为三包给之。次日大见平静，疼痛亦大为减退，惟运动尚觉疼，肿起则减退净尽。仍令连服阿斯必林，五日后遂痊愈。予故改诊断为腕关节偻麻质斯。

第四例：上田某女，年二十五岁。五年前产第一子，其足遂患疼痛，后复罹心脏病。惟十日前，并无他种原因可记，迨患日觉左肩胛部疼痛，勉强在室操作，觉疼痛浸增且肿起，遂难于运动。诊之其肿起自肩胛关节部蔓延至肩胛背部及上膊部，惟疼痛止在关节部，安静时尚无剧疼。热三十八度，脉搏百至，心脏有杂音，颈部及肘部有如淋巴腺之肿起，遂诊定为肩胛关节偻麻质斯。用阿斯必林一瓦，分作三包，为一日之量，外用沃度丁几。至一周日，毫无变化，肿疼依然。予于是疑药物之作用，且疑其既往病历中或有梅毒，故有肿起之线。乃改方为沃剥剂，兼以撒里矢尔酸曹达一瓦，令顿服，日二次。至一周日，仍不愈，且消化亦多障碍，遂再改诊定为偻麻质斯。以阿斯必林二瓦，分三包，作一日服，每日如此，且以障碍消化，故兼用健胃的疗法，疼痛乃稍退减。复渐次增其药量为二瓦，服至三周间，连前药四周间而治愈。由是知前用之量不合，而患者亦为慢性证，且患者正乳其第二子，昼间虽有人代为抱持，夜间仍自行提挈，忍疼以尽襁褓之任，故治疗遂益形缓慢。

丁仲祐曰：阿斯必林之应用不过为解热、治关节疼二端而已。阅者每易滑过，而不知所谓解热者，乃流行性感冒气管支加答儿。炎热肿疼之轻者及一切热性病皆可用之。所谓治关节疼者，凡淋毒性关节偻麻质斯及一切神经疼、颈寒、乳癌疼、子宫癌疼、脊髓劳皆可用之。阿斯必林之原质性味形状愚于参麦汤在第一卷下曾详言之。其善治流行感冒者，以其能入三焦即包连脏腑之油膜，第五卷小柴胡汤解下详言之，外达腠理以发汗也。其善治肺结核者，以其能引肺中之毒热外透皮毛肺主皮毛，以消散也。其善治关节肿疼者，以其凉散之性能使关节之郁热悉融化也。愚尝历试此药，用之得当，奏效甚速。然其力甚猛，虚人服少半瓦即可出汗，故其案中于体质虚者，必以健胃之药辅之始效也。

第五卷

治 伤 寒 方

麻黄加知母汤

治伤寒无汗。

麻　黄四钱　　桂枝尖二钱　　甘　草一钱　　杏　仁去皮炒，二钱

知　母三钱

先煮麻黄五六沸，去上沫，纳诸药，煮取一茶盅，温服，覆被取微似汗，不须啜粥，余如桂枝法将息。

麻黄汤原方，桂枝下有去皮二字，非去枝上之皮也。古人用桂枝，惟取梢尖嫩枝，折视之，内外如一，皮骨不分。若见有皮骨可分辨者，去之不用，故曰去皮。陈修园之侄鸣岐曾详论之。

《伤寒论》太阳篇中麻黄汤，原在桂枝汤后，而麻黄证多，桂枝证不过十

中之一二，且病名伤寒，麻黄汤为治伤寒初得之主方，故先录之。

伤寒者，伤于寒水之气也。在天有寒水之气，冬令之严寒是也；在人有寒水之经，足太阳膀胱之经是也。外感之来，以类相从，故伤寒之证，先自背受之。背者足太阳所辖之部位也。是以其证初得，周身虽皆恶寒，而背之恶寒尤甚；周身虽皆觉疼，而背下连腿之疼痛尤甚。其脉阴阳俱紧者，诚以太阳为周身外卫之阳，陡为风寒所袭，逼其阳气内陷，与脉相并，其脉当有力，而作起伏迭涌之势；而寒气之缩力凡物之体，热则涨，寒则缩，又将外卫之气缩紧，逼压脉道，使不得起伏成波澜，而惟现弦直有力之象，甚或因不能起伏，而至左右弹动。故方中用麻黄之性热中空者，直走太阳之经，外达皮毛，藉汗解以祛外感之寒；桂枝之辛温微甘者，偕同甘草以温肌肉，实腠理，助麻黄托寒外出；杏仁之苦降者，入胸中以降逆定喘。原方止此四味，而愚为加知母者，诚以服此汤后，间有汗出不解者，非因汗出未透，实因余热未清也，佐以知母，于发表之中兼寓清热之意，自无汗后不解之虞。此乃屡经试验而确知其然，非敢于经方轻为加减也。

或问：喘为肺脏之病，太阳经于肺无涉，而其证多兼微喘者何也？答曰：胸中亦太阳部位，其中所积之大气，原与周身卫气息息相通：卫气既为寒气所束，则大气内郁，必膨胀而上逆冲肺，此喘之所由来也。又风寒袭于皮毛，必兼入手太阴肺经，挟痰涎凝郁肺窍，此又喘之所由来也。麻黄能兼入手太阴经，散其在经之风寒，更能直入肺中，以泻其郁满。所以能发太阳之汗者不仅麻黄，而仲景独取麻黄，为治足经之药，而手经亦兼顾无遗，此仲景制方之妙也。

凡利小便之药，其中空者，多兼能发汗，萹蓄、木通之类是也；发汗之药，其中空者，多兼能利小便，麻黄、柴胡之类是也。太阳经病，往往兼及于膀胱，以其为太阳之腑也。麻黄汤治太阳在经之邪，而在腑者亦兼能治之。盖在经之邪，由汗而解，而在腑之邪，亦可由小便而解。彼后世自作聪明，恒用他药以代麻黄汤者，于此义盖未之审也。

大青龙汤，治伤寒无汗烦躁。是胸中先有内热，无所发泄，遂郁而作烦躁，故于解表药中，加石膏以清内热。然麻黄与石膏并用，间有不汗之时。若用此方，将知母加重数钱，其寒润之性，能入胸中化合而为汗，随麻、桂以达于外，而烦躁自除矣。

伤寒与温病，始异而终同。为其始异也，故伤寒发表，可用温热，温病发表必须辛凉。为其终同也，故病传阳明之后，无论寒温，皆宜治以寒凉，而大忌温热。兹编于解表类中，略取《伤寒论》太阳篇数方，少加疏解，俾初学知伤寒初得治法，原异于温病，因益知温病初得治法，不同于伤寒。至于伤寒三阴治法，虽亦与温病多不同，然其证甚少。若扩充言之，则凡因寒而得之霍乱痧证，又似皆包括其中。精微浩繁，万言莫罄，欲精其业者，取原书细观可也。

钱天来曰：汉之一两为今之二钱七分。一升为今之二合半。程扶生曰：以古今量度及秬黍考之，以一千二百黍之重，实于黄钟之龠，得古之半两，今之三钱也。合两龠为合，得古之一两，今之六钱也。十铢为千黍之重，今之二钱半也。一铢为百黍之重，今之二分半也。陆九芝曰：伤寒方一两，准今之七分六厘。一升，准今之六勺七抄。若麻黄汤麻黄三两，准今之二钱三分，其三之一，应得七分强。承气汤大黄四两，准今之三钱，折半应得一钱五分。按：程氏之说，古方分量过重；陆氏之说，古方分量又过轻；惟钱氏之说，其轻重似适宜。陈修园则谓，用古不必泥于古，凡《伤寒》、《金匮》古方中之一两，可折为今之三钱。

陆氏又谓，麻黄数分即可发汗，大黄一二钱即可降下燥结，此以治南方人犹可，若治北方人则不然。愚临证体验多年，麻黄必至二钱始能出汗，大黄必至三钱始能通结，然犹是富贵中，且不受劳碌之人。至其人劳碌不避寒暑，饮食不择精粗，身体强壮，或又当严寒之时，恒有用麻黄至七八钱始能汗者，若其大便燥结之甚，恒有用大黄至两余大便始能通者。究之，用药以胜病为主，此中因时、因地、因证、因人，斟酌咸宜，自能愈病，安可有拘执之见，存于心中也哉。

加味桂枝代粥汤

治伤寒有汗。

桂枝尖三钱　　生杭芍三钱　　甘草钱半　　生姜三钱　　大枣三枚，瓣开

生黄芪三钱　　知母三钱　　防风二钱

煎汤一茶盅，温服，覆被令一时许，遍身絷絷微似有汗者益佳。不可如水流漓，病必不除。禁生冷、黏滑、肉面、五辛、酒酪及臭恶等物。

桂枝汤为治伤风有汗之方。释者谓风伤营则有汗，又或谓营分虚损即与外邪相感召。斯说也，愚尝疑之。人之营卫，皆为周身之外廓。卫譬则郭也，营譬则城也。有卫以为营之外围，外感之邪，何能越卫而伤营乎？盖人之胸中大气，息息与卫气相关，大气充满于胸中，则饶有吸力，将卫气吸紧，以密护于周身，捍御外感，使不得着体，即或着体，亦止中于卫，而不中于营，此理固显然也。有时胸中大气虚损，不能吸摄卫气，卫气散漫，不能捍御外邪，则外邪之来，直可透卫而入营矣。且愚临证实验以来，凡胸中大气虚损，或更下陷者，其人恒大汗淋漓，拙拟升陷汤在第四卷下，载有数案，可参观也。是知凡桂枝汤证，皆因大气虚损，其汗先有外越之机，而外邪之来，又乘卫气之虚，直透营分，扰其营中津液，外泄而为汗也。究之，风寒原不相离，即系伤风，其中原挟〔1〕有寒气，若但中于卫则亦能闭汗矣。故所用桂枝汤中，不但以祛风为务，而兼有散寒之功也。

陈古愚曰：桂枝辛温，阳也。芍药苦平，阴也。桂枝又得生姜之辛，同气相求，可恃之调周身之阳气。芍药而得大枣、甘草之甘苦化合，可恃之以滋周

---

〔1〕　挟，现代汉语应为"夹"，本书中不作改动，保留原貌。

身之阴液。既取大补阴阳之品，养其汗源，为胜邪之本，又啜粥以助之，取水谷之津以为汗，汗后毫不受伤，所谓立身于不败之地，以图万全也。按：此解甚超妙，而于啜粥之精义，犹欠发挥。如谓取水谷之津，以为汗，而人无伤损，他发汗药何以皆不啜粥？盖桂枝汤所主之证，乃外感兼虚之证，所虚者何，胸中大气是也。《内经》曰："谷始入于胃，其精微者，先出于胃之两焦，以溉五脏，而其大气之抟而不行者，积于胸中，命曰气海。"由斯观之，大气虽本于先天，实赖后天水谷之气培养而成。桂枝汤证。既因大气虚损，致卫气漫散，邪得越卫而侵营，故于服药之后，即啜热粥，能补助胸中大气以胜邪，兼能宣通姜、桂以逐邪，此诚战则必胜之良方也。乃后世医者，忽不加察，虽用其方，多不啜粥，致令服后无效，病转深陷。故王清任《医林改错》深诋桂枝汤无用。非无用也，不啜粥故也。是以愚用此方时，加黄芪升补大气，以代粥补益之力，防风宣通营卫，以代粥发表之力，服后啜粥固佳，即不啜粥，亦可奏效。而又恐黄芪温补之性，服后易至生热，故又加知母以预为之防也。

按：凡服桂枝汤原方，欲其出汗者，非啜粥不效。赵初晴曰：族侄柏堂，二十一岁时，酒后寐中受风，遍身肌肤麻痹，搔之不知疼痒，饮食如常。时淮阴吴鞠通适寓伊家，投以桂枝汤，桂枝五钱、白芍四钱、甘草三钱、生姜三片、大枣两枚，水三杯，煎二杯，先服一杯，得汗止后服，不汗再服。并嘱弗夜膳，临睡腹觉饥，服药一杯，须臾啜热稀粥一碗，覆被取汗。柏堂如其法，只一服，便由头面至足，遍身染染得微汗，汗到处，以手搔之，辄知疼痒，次日病若失。观此医案，知欲用桂枝汤原方发汗者，必须啜粥，若不啜粥，即能发汗，恐亦无此功效。

或问：桂枝汤证，其原因既为大气虚损，宜其阳脉现微弱之象，何以其脉转阳浮而阴弱乎？答曰：人之一身，皆气之所撑悬也。此气在下焦为元气，在中焦为中气，在上焦为大气，区域虽分，而实一气贯注。故一身之中，无论何处气虚，脉之三部，皆现弱象。今其关前之脉因风而浮，转若不见其弱；而其关后之脉仍然微弱，故曰阳浮而阴弱也。如谓阴弱为下焦阴虚，则其脉宜兼数象。而愚生平所遇此等证，其脉多迟缓不及四至，其为气分虚损，而非阴分虚损可知。即所谓啬啬恶寒，淅淅恶风，翕翕发热，亦皆气分怯弱之形状也。后世谓"伤寒入足经，不入手经"；治伤寒之方，亦但治足经，不治手经，其说诚非也。夫麻黄汤，兼治手太阴经，于前方后曾详论之。至桂枝汤，兼治手太阳经，唐容川论之甚详。其言曰：膀胱主气属卫分，小肠主火主血属营分。营生于心、藏于肝，而导之出者，小肠也。心火生营血，循包络下入肝膈，散走连网而及小肠，通体全生于连网之上。小肠者心之府，而连网者，肝膈相连者也。小肠宣心之阳，从连网肝膈之中，而外达腠理，又外达肌肉，是为营气与卫气合，以成其为太阳之功用。故邪在营分，用甘、枣补脾，从脾之膏油外达，以托肌肉之邪。用芍药行肝血，从肝膈连网而外达肌肉，以行营血之滞。用生姜宣三焦少阳之气，从连网达腠理，以散外邪。而尤重在桂枝一味，能宣心阳，从小肠连网，以达于外，使营血充于肌肉间，而邪不得留也。然则此方，正是和肌肉、治营血之方，正是小肠血分之方。盖膀胱属水，小肠属火，以火化水，而后成太阳之功用。若不知水火合化之理，则此方之根源不明也。按：连网即包连脏腑之网油脂膜，亦即三焦也。从前论三焦者，皆未能确指为何物，独容川所著《医经精义》论之甚详，能发前人所未发，其功伟矣。

王叔和《脉诀》三焦与心包络，皆诊于右尺，后世多有诋其差谬者。愚向亦尝疑之，后见容川所论三焦与肾系，心始豁然。所谓肾系者，即络肾之脂膜。其根连于脊椎，自下数第七节处，此为命门穴，乃相火由生之处。此油膜，原与网油相连为一体，上为膈膜，更上为心与肺相连之包络，由斯知心包络与三焦，亦皆发原于命门。且心包络与三焦，脏腑相配，又皆属火，故可与相火同诊于右尺也。叔和当日，去古未远，此必有秘传口授，而后笔之于书也。详观容川之论，可明叔和之《脉诀》；既明叔和之《脉诀》，更知容川之论信而有征矣。

小青龙汤解

用小青龙汤治外感痰喘之经过及通变化裁之法[1]参看第五期《衷中参西录》第五卷。

《伤寒论》曰：伤寒表不解，心下有水气，干呕，发热而咳，或渴，或利，或噎，或小便不利、少腹满，或喘者，小青龙汤主之：

陈修园注云：太阳主寒水之气，运行于皮肤，出入于心胸。今不运行出入，以致寒水之气，泛溢而无底止。水停于胃则干呕，水气与寒邪留恋而不解故发热，肺主皮毛，水气合之则发热而咳，是发热而咳，为心下有水气之明证。然水性之变动不居，不得不于未然之时，先作或然之想。或水蓄而正津不行则为渴，或水渍入肠间则为利，或逆之于上则为噎，或留而不行则为小便不利、小腹满，或如麻黄证之喘，而兼证处，显出水气，则为水气之喘者。以上诸证，不必悉具，但见一二证即是也，以小青龙汤主之。

又《伤寒论》曰："伤寒，心下有水气，咳而微喘，发热不渴，服汤已渴者，此寒去欲解也，小青龙汤主之。"陈修园注云：寒水之气，太阳所专司，运行于肤表，出入于心胸，有气而无形。苟人伤于寒，则不能运行出入，停于心下，无形之寒水，化而为有形之水气。水寒伤肺而气上逆，则为咳而微喘。病在太阳之表，则现出标阳而发热。然水寒已甚，标阳不能胜之，虽发热而仍不渴。审证既确，而以小青龙汤与服，服汤已而渴者，此寒去欲解，而水犹未解也。仍以小青龙汤主之，再散其水气而愈。

修园此二节之注，原系即经文而为衬注，逐字逐句，补缀挑剔，曲畅尽致，可谓善解经文者矣。

---

[1] 用小青龙汤治外感痰喘之经过及变通之法，由于注释较长，故写在本书附录中，见本书 411 页。

附录：小青龙汤原方

| 麻　黄去节，三两 | 芍　药三两 | 细　辛三两 | 干　姜三两 |
| 甘　草三两 | 桂　枝去皮，三两 | 五味子半升 | 半　夏半升，汤洗 |

上八味，以水一斗，先煮麻黄减二升，去上沫，纳诸药，煮取三升，去滓，温服一升。若微利者，去麻黄，加荛花，如鸡子大，熬令赤色。古以熬字作炒字用。若渴者，去半夏，加栝蒌根三两。若噎者，即呃逆，去麻黄，加附子一枚炮。若小便不利、少腹满，去麻黄，加茯苓四两。若喘者，去麻黄，加杏仁半升，去皮尖。

按：荛花今人罕用，修园谓可以茯苓代之。

附录：更定小青龙汤分量

| 麻　黄二钱 | 生杭芍三钱 | 干　姜一钱 | 甘　草钱半 |
| 桂枝尖二钱 | 清半夏二钱 | 五味子钱半 | 细　辛一钱 |

此后世方书所载小青龙汤分量，而愚略为加减也。喘者，原去麻黄加杏仁，愚于喘证之甚实者，又恒加杏仁三钱，而仍用麻黄一钱，则其效更捷。若兼虚者，麻黄断不宜用。《伤寒论》小青龙汤，无加石膏之例，而《金匮》有小青龙加石膏汤，治肺胀咳而上气，烦躁而喘，脉浮者，心下有水。是以愚治外感痰喘之挟热者，遵《金匮》之例，必酌加生石膏数钱，其热甚者，又或用至两余。

喻嘉言曰：桂枝、麻黄法无大小，而青龙汤有大小者，以桂枝、麻黄之变化多，而大青龙汤之变法，不过于桂、麻二汤内施其化裁，或增或去，或饶或减，其中神化莫可端倪。又立小青龙一法，散邪之功兼乎涤饮，取义山泽小龙养成头角，乘雷雨而翻江搅海直奔龙门之义，用以代大青龙，而擅江河行水之力，立法诚大备也。因经叔和编次漫无统纪，昌于分编之际，特以大青龙为纲，于中麻、桂诸法悉统于青龙项下，拟为龙背、龙腰、龙腹，然后以小青龙汤尾之，或飞或潜，可弥可伏，用大用小，曲畅无遗。居然仲景通天手眼，驭龙心法矣。昔有善画龙者，举笔凝思，而青天忽生风雨。吾不知仲景制方之时，其为龙乎，其为仲景乎，必有倏然雷雨满盈大青龙汤，倏然密云不雨桂枝二越婢一汤，倏然波浪奔腾小青龙汤，以应其生心之化裁者，神哉青龙等方，即拟为九天龙经可也。

又曰：娄东胡卣臣先生，昌所谓贤士大夫也。凤昔痰饮为恙，夏日地气上升，痰即内动，设小有外感，膈间痰即不行，二三日瘥后当膺尚结小痤。无医不询，无方不考，乃至梦寐恳求大士治疗，因而闻疾思苦，深入三摩地位荐，分治病手眼，今且仁智兼成矣。昌昔谓膀胱之气流行，地气不升，则天气常朗，其偶受外感，则仲景之小青龙一方，与大士水月光中大圆镜智无以异也。盖无形之感挟有形之痰互为胶漆，其当胸窟宅，适在太阳经位，惟于麻、桂方中，倍加五味、半夏以涤饮而收阴，加干姜、细辛以散结而分解，合而用之，令药力适在痰饮绾结之处，攻击片时，则无形之感从肌肤出，有形之痰从水道出，顷刻分解无余，而膺胸空旷不复丛生小痤矣。若泥麻、桂甘温减去不用，则不成其为龙矣，将恃何物为翻波鼓浪之具乎。

寒温中，皆有痰喘之证，其剧者甚为危险。医者自出私智治之，皆不能效，惟治以小青龙汤，或治以小青龙加石膏汤，则可随手奏效。然寒温之证，兼喘者甚多，而有有痰无痰与虚实轻重之分，又不必定用小青龙汤也。今将其证，分列数条于下，审证施治，庶几不误。

气逆迫促，喘且呻，或兼肩息者，宜小青龙汤，去麻黄加杏仁。热者，加生石膏。

喘状如前，而脉象无力，或兼数者，宜小青龙汤，去麻黄加杏仁，再加生石膏、人参。

喘不至呻，亦不肩息，惟吸难呼易，苦上气，其脉虚而无力，或兼数者，宜拙拟清燥汤在后。

喘不甚剧，呼吸无声，其脉实，而至数不数者，宜小青龙汤，去麻黄加杏仁、生石膏。若脉更滑数者，宜再加知母。

喘不甚剧，脉洪滑而浮，舌苔白厚，胸中烦热者，宜用拙拟寒解汤在后汗之。

喘而发热，脉象确有实热，至数兼数，重按无力者，宜拙拟白虎加人参以山药代粳米汤在第六卷，更以生地代知母，加茅根作引。

喘而结胸者，宜用《伤寒论》中诸陷胸汤丸，或拙拟荡胸汤在第七卷，以开其结，其喘自愈。上所列喘证共七种，合之后馏水石膏饮所主之喘证，外感喘证之治法，亦略备矣。至于麻黄汤证，多有兼微喘者，此为业医者所共知，不必列于数条中也。

小青龙汤，为治外感痰喘之神方。其人或素有他证，于小青龙汤不宜，而至必须用小青龙汤之时，亦不可有所顾忌。徐灵胎曰：松江王孝贤夫人，素有血证，时发时止，发则微嗽。又因感冒变成痰喘，不能着枕，日夜俯几而坐，竟不能支持矣。是时有常州名医法丹书调治不效，延余至。余曰：此小青龙汤证也。法曰：我固知之，但体弱而素有血证，麻、桂诸方可用乎？余曰：急则治标，若更喘数日殆矣。且治其新病，愈后再治其本病可也。法曰：诚然，病家焉能知之，如用麻、桂而本病复发，则不咎病本无治，而恨而麻、桂误之矣。我乃行道之人，不能任其咎，君不以医名，我不与闻，君独任之可也。余曰：然服之有害，我自当之，但求先生不阻之耳。遂与服，饮毕而气平，终夕得安。然后以消痰、润肺、养阴、开胃之方，以次调之，体乃复旧。

按：有血证者，最忌桂枝，不甚忌麻黄。用此方时，宜稍为变通，去桂枝留麻黄，再加生石膏，服之亦可愈病，且妥善无他虞。

又愚用小青龙汤，凡遇脉虚者，必预购补药，以备不时之需。曾治一叟，年六十三，于仲冬得伤寒证，痰喘甚剧，其脉浮而弱，不任循按。问其平素，言有劳病，冬日恒发喘嗽。愚再三踌躇，勉强治以小青龙汤，去麻黄加杏仁、生石膏。为其脉弱，俾预购补药数种备用，服药喘稍愈。再诊其脉微弱益甚，愚遂用龙骨、牡蛎皆不用煅、野台参、生杭芍、山萸肉去净核为方，皆所素购也。煎汤甫成，此时病人呼吸俱微，自觉气息不续，急将药饮下，气息遂可接续。愚将旋里，嘱再服药数剂，以善其后。隔三日复来迎愚，言病又反复。愚至，见其喘促异常，其脉尺部无根，寸部有热。急用酸石榴一个，连皮捣烂，煮汤，调白砂糖多半两，服之喘愈大半。又用所服原方去萸肉，仍加酸石榴一个，与药同煎好，再兑生梨自然汁半茶盅，服之喘遂大愈。盖石榴与萸肉，同系酸敛之品，而一则性温，一则性凉，此时脉象有火，故以酸石榴易萸肉，而又加生梨汁之甘寒，所以服之能效也。

又门人高如璧，曾治一外感痰喘，其脉甚虚，如璧投以小青龙汤，去麻黄，加杏仁，又加野台参五钱，生石膏八钱，一剂而喘定。继用拙拟从龙汤在后，亦加参与石膏，病若失。按：如此调方，以治外感之痰喘兼虚者，诚为稳善，较愚之用补药于小青龙汤后者，可谓青出于蓝矣。

又长子荫潮，曾治一外感痰喘，喘逆甚剧，脉甚虚数。诸医因喘剧脉虚数，皆辞不治。荫潮投以小青龙汤，去麻黄，加杏仁，又加人参、生石膏各一两，一剂病愈大半。继投以从龙汤，去半夏，加人参、生石膏，两剂痊愈。

小青龙汤，治外感挟水气，凡证由于外感痰饮者，用之皆有捷效，以痰饮即水之所结也。一媪，年六十余。得温病三四日，胸膈烦满，甚觉短气，其脉滑而有力。投以小青龙汤，加生石膏一两，胸次豁然，仍觉表里发热。继投以大剂白虎加人参汤，方中生石膏用三两，煎汤一大碗，分三次温饮下，尽剂而愈。

外感之证，皆忌用五味，而兼痰嗽者尤忌之，以其酸敛之力甚大，能将外感之邪锢闭肺中而终身成劳嗽也。惟与干姜并用，济之以至辛之味，则分毫无碍。按五行之理，辛可胜酸，《内经》有明文也。徐氏《本草百种录》中亦论之甚详。

肺具阖辟之力，其阖辟之力适均，且机关灵动活泼，则呼吸自顺。陈修园曰：干姜以司肺之辟，五味以司肺之阖，细辛以发动其阖辟活动之机，小青龙汤中，当以此三味为主，故他药皆可加减，此三味则缺一不可。按：五味能阖，干姜能辟，其理易明，至细辛能发动其阖辟之机，其理甚邃。盖细辛味辛，而细嚼之，有酸收之意，《本经》谓主咳逆上气，是此一药不但味辛能辟，而又能阖也，其所以能发动阖辟之机者，诚在于斯。

细辛有服不过钱之说，是言单服此一味也。若入汤剂，有他药渣相混，即用一钱，不过有半钱之力，若再少用，即不能成功矣。故用小青龙汤者，细辛必以一钱为度。

麻黄能泻肺气以定喘，桂枝能降肺气以定喘。外感痰喘，多有兼气虚者，故不敢用麻黄泻肺，而易以杏仁，助桂枝以降肺。由是观之，若其气分不虚，而证又甚实，不去麻黄亦可，或加杏仁，减麻黄之半亦可。况《金匮》小青龙加石膏汤，治肺胀作喘，原不去麻黄，亦不加杏仁。盖加石膏，即可以不去麻黄，为有麻黄，所以不用杏仁。若遇其气分甚虚者，虽加石膏，亦宜以杏仁代麻黄，而又加参也。

愚用小青龙治外感痰喘，屡次皆效。然必加生石膏，或七八钱，或至两余，若畏石膏不敢多用，即无效验。堂姊丈褚樾浓，体丰气虚，素多痰饮，薄受外感，即大喘不止，医治无效，旬日喘始渐愈。偶与愚言及，若甚恐惧。愚曰：此甚易治，顾用方何如耳。《金匮》小青龙加石膏汤，为治外感痰喘之神方，辅以拙拟从龙汤，则其功愈显。若后再喘时，先服小青龙加石膏汤，若一剂喘定，继服从龙汤一剂，其喘必不反复。若一剂喘未定，小青龙加石膏汤可服至二三剂，若犹未痊愈，继服从龙汤一二剂，必能痊愈。若服小青龙加石膏汤，喘止旋反复，再服不效者，继服从龙汤一二剂必效。遂录两方赠之，樾浓甚欣喜，如获异珍。后用小青龙汤时，畏石膏不敢多加，虽效实无捷效。偶因外感较重喘剧，连服小青龙汤两剂，每剂加生石膏三钱，喘不止而转增烦躁，遂放胆加生石膏一两，一剂喘止，而烦躁亦愈。由斯观之，即脉与证皆无热象者，亦宜加生石膏数钱，以解麻、桂、姜、辛之热也。

尝视《伤寒》之方，不但小青龙汤宜加石膏，而他方亦多有宜加凉药者。仲景为医中之圣，所著《伤寒论》一书，弘博渊深，开后人无限法门，原不可轻加拟议。特是天地之气运，数十年而一变。仲景先成《伤寒论》，小青龙汤一方，加法甚多，而独不加石膏，盖其时无可加石膏之证也。后著《金匮》，则小青龙汤加石膏矣，其时有其证可知。相隔应不甚远，气运即有变迁，况自汉季至今，一千六百余年，必执定古人之方，以治今人之病，不知少有变通，是亦不善用古方也。况《伤寒论》前原散佚，经王叔和编次而成，其中能保无舛讹乎？是以愚于《伤寒论》一书，其可信者，尊之如《本经》、《内经》，间有不敢信者，不得不存为疑案，以待质高明也。

即如太阳一篇，第二十五节云："服桂枝汤大汗出，脉洪大者。与桂枝汤如前法。"按：此证有过汗亡阴之象徐氏《洄溪医案》言过汗亡阴亡阳之分，论之甚详，其脉之洪大，乃阳偏盛也，桂枝之辛温犹可用乎？

第四十五节云："太阳病，脉浮紧，无汗，发热，身疼痛，八九日不解，表证仍在，此当发其汗，服药已微除，其人发烦目瞑，剧者必衄，衄乃解，所以然者，阳气重故也，麻黄汤主之。"按：此证麻黄汤主之，谓用麻黄汤于未衄之前，当发其汗时也。然服麻黄汤后，至于发烦目瞑，剧者且衄，则其先早有伏热可知。设用麻黄汤时，去桂枝勿使动其血分，再加知母以清其伏热，其人不发烦目瞑，血即可以不衄，纵衄时不亦轻乎！且今日寒温诸证，恒有因衄血过剧而偾事者，又不可执定衄后即解也。曾治一室女得温病，七八日间衄血甚多，衄后身益热，且怔忡，脉甚虚数。投以大剂白虎加人参汤，主石膏重用三两，煎汤一大碗，分三次温饮下，热遂退。隔半日复衄血，病家惧甚，诊其脉甚平和，曰无须用药即愈矣，果须臾而愈。此证若于初次衄后，不急用白虎加人参汤，清热兼补其虚，其身热脉数，心复怔忡之状况，犹堪再衄乎！

第五十四节云："伤寒不大便六七日，头痛有热者，与承气汤。小便清者，知不在里，仍在表也，当须发汗，若头痛者必衄，宜以桂枝汤。"按：此谓用桂枝汤，于未衄之前，即可以不衄也。徐灵胎曰："外感风热，药中误用桂枝，即可吐血衄血。"此诚确当之论。曾治一媪，年近六旬，感冒风寒，投以发表之剂，中有桂枝，一服而愈。后数月又得感冒证，兼有心中积热，自服原方，竟至吐血。由斯观之，此证既血热，有将衄之势，桂枝汤亦似难用，纵有表证宜解，拟用麻黄汤，去桂枝，加知母、芍药，方为稳妥。

诸如此类，窃疑非仲景原文。即系仲景原文，而当时人犹近古，禀质浑穆，虽经外感铄耗，其阴分不易亏损，即偶有所损，而其根柢仍固。故治之者，率可但治其外感，不必多有所顾忌。今人禀赋不及古人，而人事又多遭损，或吸烟、或酗酒、或纵欲及一切劳心劳力过度之事，皆足伤人阴分，故甫经邪热铄耗，其阴分即有莫支之势。治之者，宜时时顾其阴分，无论或发表、或和解、或降下，见有热象可征者，即宜加凉润之药佐之，若知母、生石膏、芍药之类。惟甘寒黏泥，虽能滋阴，而能锢闭外邪者，不宜用也。

从 龙 汤

治外感痰喘，服小青龙汤，病未痊愈，或愈而复发者，继服此汤。

龙　骨不用煅，一两，捣　　　牡　蛎不用煅，一两，捣　　　生杭芍五钱

清半夏四钱　　　　　　　　牛蒡子炒，捣，三钱　　　　苏　子炒，捣，四钱

热者，酌加生石膏数钱或至一两。

从来愚治外感痰喘，遵《伤寒论》小青龙汤加减法，去麻黄加杏仁，热者更加生石膏，莫不随手而愈。然间有愈而复发，再服原方不效者，自拟得此汤后，凡遇此等证，服小青龙汤一二剂即愈者，继服从龙汤一剂，必不再发。未痊愈者，服从龙汤一剂或两剂，必然痊愈。名曰从龙汤者，为其最宜用于小青

龙汤后也。

或疑方中重用龙骨、牡蛎，收涩太过，以治外感之证，虽当发表之余，仍恐余邪未尽，被此收涩之药固闭于中，纵一时强制不喘，恐病根益深，异日更有意外之变。答曰：若是以品龙骨、牡蛎，浅之乎视龙骨、牡蛎者也。斯可征之，以前哲之说。

陈修园曰：痰水也，随火而上升。龙属阳而潜于海，能引逆上之火、泛滥之水，下归其宅。若与牡蛎同用，为治痰之神品。今人止知其性涩以收脱，何其浅也。

徐灵胎曰：龙得天地纯阳之气以生。藏时多，见时少，其性虽动而能静。故其骨最黏涩，能收敛正气，凡心神耗散，肠胃滑脱之疾，皆能已之。又曰：阳之纯者，乃天地之正气。故在人亦但敛正气，而不敛邪气。所以仲景于伤寒邪气未尽者，亦恒与牡蛎同用，后之医者，于此义盖未之审也。又曰：人身之神属阳，然非若气血之有形质，可补泻也，故治神为最难。龙者秉天地之元阳出入，而变化不测，乃天地之神也，以神治神，则气类相感，更佐以寒热温凉补泻之法，虽无形之病，不难治矣。又曰：天地之阳气有二，一为元阳之阳，一为阴阳之阳。阴阳之阳，分于太极既判之时，以日月为升降，而水火则其用也；与阴为对待，而不并于阴，此天地并立之义也。元阳之阳，存于太极未判之时，以寒暑为起伏，而雷雨则其用也；与阴为附丽，而不杂于阴，此天包地之义也。龙者正天地元阳之气所在，藏于水而不离乎水者也。故春分阳气上并泉冷，龙用事而能飞。秋分阳气下并泉温，龙退蛰而能潜。人身五脏属阴，而肾尤为阴中之至阴，故人之元阳藏焉，是肾为藏水之脏，而亦为藏火之脏也。所以阴分之火，动而不藏者亦用龙骨，盖借其气以藏之，必能自还其宅也。

按：此论与前论皆妙甚，果能细参其理，则无疑于拙拟之从龙汤矣。

邑郑仁村，年五十许。感冒风寒，痰喘甚剧，服表散、清火、理痰之药皆不效，留连二十余日，渐近垂危。其甥刘振绪，愚外祖家近族表弟也，年十四，从愚读书，甚慧。与言医学，颇能记忆。闻其舅病革，往省之，既至，则衣冠竟属犷矣。振绪用葶苈四钱生者布包大枣五枚劈开汤，加五味子二钱，煎汤灌之，豁然顿醒，继服从龙汤一剂痊愈。盖此证乃顽痰郁塞肺之窍络，非葶苈大枣汤，不能泻之。且喘久则元气必虚，加五味子二钱，以收敛元气，并可借葶苈下行之力，以纳气归肾也。以十四岁童子，而能如此调方，岂非有神助欤？为其事特异，故附记于此。且以知拙拟从龙汤，固宜于小青龙汤后，而服过发表之药者，临时制宜，皆可酌而用之，不必尽在小青龙汤后也。

馏水石膏饮

治胸中先有蕴热，又受外感，胸中烦闷异常，喘息迫促，其脉浮洪有力，按之未实，舌苔白而未黄者。

生石膏轧细，二两　　甘草三钱　　麻黄二钱

上药三味，用蒸汽水煎二三沸，取清汤一大碗，分六次温服下。前三次，一点钟服一次，后三次，一点半钟服一次。病愈则停服，不必尽剂。下焦觉凉者，亦宜停服。僻处若无汽水，可用甘澜水代之。

作甘澜水法：用大盆盛水，以杓扬之，扬久水面起有若干水泡，旁有人执杓逐取之，即甘澜水。

若以治温病中似此证者，不宜用麻黄，宜用西药阿斯必林一瓦，融化于汤中以代之。若僻处药房无阿斯必林，又可代以薄荷叶二钱。

奉天车站经理矿务钱慕韩，愚之同乡也。其妇人于仲冬得伤寒证，四五日间，喘不能卧，胸中烦闷异常，频频呼唤，欲自开其胸。诊其脉浮洪而长，重按未实，舌苔白厚。知其证虽入阳明，而太阳犹未罢也。胸中属太阳。此时欲以

小青龙汤治喘，则失于热。欲以白虎汤治其烦热，又遗却太阳之病，而喘不能愈。踌躇再三，为拟此方，取汽水轻浮之力，能引石膏上升，以解胸中之烦热。甘草甘缓之性，能逗留石膏不使下趋，以专其上行之力。又少佐以麻黄解散太阳之余邪，兼借以泻肺定喘，而胸中满闷可除也。汤成后，俾徐徐分六次服之。因病在上焦，若顾服，恐药力下趋，则药过病所。而病转不愈也。服至三次，胸间微汗，病顿见愈，服至尽剂，病愈十之八九。再诊其脉，关前犹似浮洪，喘息已平，而从前兼有咳嗽未愈。继用玄参一两，杏仁去皮二钱，蒌仁、牛蒡子各三钱，两剂痊愈。

葛根黄芩黄连汤解

《伤寒论》曰：太阳病桂枝证，反下之，利遂不止，脉促者，表未解也，喘而汗出者，葛根黄芩黄连汤主之。

唐容川曰：此节提出桂枝证，以别于上书麻黄证之太阳病也。上二节是伤寒，以见此一节是伤风。风在肌肉，阳明所司之界，本能翕翕发热，若误下之，则热邪内陷，为协热下利，与上节之必自利者不同。何以知其与上节寒利不同哉？盖寒脉不数，今以其脉数而歇至，名之为促，所以促者，因热内陷，而表未解，故邪欲出而不得出，是以促急也。热气逆于肺则喘，热气蒸于肌腠则汗出，此太阳阳明协热下利之证，故用葛根黄芩黄连汤治之。陆九芝曰：温热之与伤寒所异者，伤寒恶寒，温热不恶寒耳。恶寒为太阳主证，不恶寒为阳明主证，仲景于此，分之最严。恶寒而无汗用麻黄，恶寒而有汗用桂枝，不恶寒而有汗且恶热者用葛根。阳明之葛根，即太阳之桂枝也，所以达表也。葛根黄芩黄连汤中之芩、连，即桂枝汤中之芍药也，所以安里也。桂枝协麻黄，治恶寒之伤寒。葛根协芩、连，治不恶寒之温热。其方为伤寒温热之分途，任后人审其病之为寒为热而分用之。尤重在芩、连之苦，不独可降、可泻，且合苦以坚之之义，坚毛窍可以止汗，坚肠胃可之止利。所以葛根黄芩黄连汤，又有下利不止之治。一方而表里兼清，此则药借病用，本不专为下利设也。乃后人视此方，若舍下利一证外，更无他用者何也。

按：用此方为阳明温热发表之药，可为特识。然葛根发表之力甚微，若遇证之无汗者，拟加薄荷、蝉退，或更加连翘，方能得清凉解热之汗。试观葛根汤，治项背强几几，无汗恶风者，必佐以麻、桂可知也。

或问：薄荷、蝉退之类，既善解阳明经无汗之温热，何以《伤寒论》方中皆不用？答曰：仲景用药多遵《本经》，薄荷《本经》不载，《别录》亦不载，当仲景时犹未列于药品可知。蚱蝉虽载于《本经》，然古人止知用蝉，不知用蜕，较之蝉退，以皮达皮之力，必远不如，故仲景亦不用。至连翘古惟知用根，即麻黄连轺赤小豆汤中之连轺，其发表之力，亦必不如连翘。故身发黄证，仲景用之以宣通内热，而非用之以发表也。

附录：葛根黄芩黄连汤原方

葛根半斤　　甘草炙，二两　　黄芩三两　　黄连三两

上四味，以水八升，先煮葛根，减二升，纳诸药，煮取二升，去滓，分温再服。

附录：后世用葛根黄芩黄连汤分量

葛根四钱　　甘草炙，一钱　　黄芩一钱五分　　黄连一钱五分

不下利者，去黄连加知母三钱。无汗者，加薄荷叶、蝉退各钱半。

小柴胡汤解

小柴胡汤本为少阳之方，而太阳、阳明、厥阴篇皆用之。诚以少阳介于太阳、阳明之间，又与厥阴脏腑相连，故三经中，亦皆有小柴胡证也。

太阳篇曰："太阳病，十日已去，脉浮细而嗜卧者，外已解也。设胸满胁痛者，与小柴胡汤。"陈修园注曰：十日已去，为十一日，正值少阴重主气之期。此言太少阴阳之气表里相通，而太阳又得少阴之枢以为出入也。

又曰："伤寒五六日，中风，往来寒热，胸胁苦满，默默不欲饮食，心烦喜呕，或胸中烦而不呕，或渴，或腹中痛，或胁下痞硬，或心下悸、小便不利，或不渴身有微热，或咳者，与小柴胡汤主之。"陈修园注曰：太阳之气不能从胸出入，逆于胸胁之间，内干动于脏气，当借少阳之枢转而外出。伤寒五、六日，经尽一周，气值厥阴，可藉其中见之少阳而枢转也。

唐容川注曰：《内经》云少阳为枢，盖实有枢之境地可指。足少阳胆经，胆附于肝，人皆知之。至手少阳三焦经，宋元以来，皆不知为何物。致西人讥中国三焦之说为妄谈。且谓人身有连网，所饮之水，由胃散出，缘连网而下通膀胱，此为人身行水之道，中书并未言及。而不知《内经》早言之，特不名为连网，而名为三焦耳。《内经》灵兰秘典曰："三焦者，决渎之官，水道出焉。"此水道，即西人所谓行水之道，是三焦即连网也。然西人知有连网，而不知连网生于何处，且止知其能行水，至其微妙处西人仍不知。按：焦字，古本作膲，从采，有层折可辨也，从韋，以其膜像韋皮也，从焦，有皱纹如火灼皮也，西人以连网形容之，古圣只一膲字，已如绘其形，其根起于肾中，肾系贯脊通髓，名为命门，由命门生出膜油，上生胁下两大板油，为足少阳经之都会。又生出脐下膜油，中有细窍，通于膀胱。膀胱之后，大肠之前，膜中一大夹室，女子名血室，男子名精室，道家名丹田，乃气血交会，化生精气孕育之所。又有冲任二脉，导血而下以此，导气而上出于胸膜。凡热入血室，冲气上逆，皆责于此，是为下焦最重之所。从脐上至胸前鸠尾，环肋骨至腰脊，是为中焦，其膜根于肾系，而发出如网，与小肠胃脘相连，有细窍通肠胃，所谓秘别糟粕，蒸津液也。此膜上有脾居之，脾气发生膏油，凡有膜网处，其上皆生膜油，凡化水谷，皆是膏油发力以薰吸之，所谓脾主化食利水者如此。再上生心下膈膜，由膈膜透过，上生心肺相连之系，其系之近心处，为心包络，与三焦为脏腑之配。由内膜透出筋骨之外，是生肥肉。肥肉内，瘦肉外，一层网膜有纹理，为营卫外出之路，名曰腠理，乃三焦之表也。邪在腠理，出与阳争则寒，入与阴争则热，故往来寒热。胸胁是膈膜连接之处，邪在膈膜，故胸胁苦满。足少阳胆火，游行三焦，内通包络，火郁不达，故默默。凡人饮水，俱从胃散于膈膜，下走连网，以入膀胱。凡人食物，化为汁液，从肠中出走网油，以达各脏。邪在膜油之中，水不下行，则不欲饮。食不消化，则不欲食。心烦者，三焦之相火，内合心包也。喜呕者，三焦为行水之府，水不下行，故反呕也。或但合心火，为胸中烦，而水不上逆则不呕。或三焦之火，能消水则渴。或肝膈中之气迫凑于腹内网油之中，则腹中痛。或邪结于胁下两大板油之中，则胁下痞满。或三焦中火弱水盛，水气逆于心下膈膜之间，而心下悸。或三焦之府不热，则不消渴。而邪在三焦之府，居腠理之间，则身有微热。或从膈膜中上肺，致肺中痰火，上冲咽喉则咳。总之，是少阳三焦膜中之水火郁而为病也。统以小柴胡汤散火降水主之，各随其证之所见而加减之，无不确切。

又曰："血弱气衰腠理开，邪气因入，与正气相搏，结于胁下。正邪分争，往来寒热，休作有时，默默不欲饮食，脏腑相连，其痛必下，邪高痛下，故使呕也，小柴胡汤主之。"陈修园曰：此言太阳之气结于胁下，而伤太阴、阳明之气，亦当借少阳之枢而转出也。

又曰："伤寒四五日，身热恶风，胁下满，手足温而渴者，小柴胡汤主之。"唐容川注曰：此证全与上节指九十七节相同。只是未经误下，脉亦不浮弱。是脾之膏油未伤，而邪在膜网。仍当清疏理其膜网，故用小柴胡汤。

又曰："伤寒阳脉涩，阴脉弦，法当腹中急痛者，先与小建中汤，不差者，与小柴胡汤主之。"唐容川注曰：阳脉属气分，卫气从膜网而出，以达皮肤。膜网不通利，则卫气难于外出，故脉应之而涩。阴脉属血分，血藏膏油中，血滞油寒，气不得与血流通，则血行气阻而作痛，所谓痛则不通也。故先与小建中汤，以温其膏油，建中者，指中焦而言。中焦之膏油既温，则血不凝滞，而膜中之气，自通而不痛矣。若油既温和，痛仍不瘥者，是膏油血分通利，而膜网之微细管窍不通利，故阳气不得出也，复与小柴胡汤，疏通其膜网。则阳气通畅而愈。又曰："妇人中风七八日，续得寒热，发作有时，经水适断者，此为热入血室，其血必结，故使如疟状，发作有时，小柴胡汤主之。"唐容川注曰：邪在表里之间，只能往来寒热，而不发作有时。惟疟证邪客风府，或疟母结于胁下，膜油之中，卫气一日一周，行至邪结之处，欲出不得，相争为寒热，所以发作有时也。夫卫气者，发于膀胱水中，达出血分，血为营、气为卫，此证热入血室，在下焦膜网之中，其血必结。阻其卫气至血结之处，相争则发寒热。卫气已过则寒热止，是以发作有时，与疟无异。原文故使二字，明言卫气从膜中出，血结在膜中，故使卫气不得达也。用柴胡透达膜膈而愈。知热入血室在膜中，即知疟亦在膜中亦。又曰："伤寒五六日，头汗出，微恶寒，手足冷，心下满，口不欲食，大便鞕，脉细者，此为阳微结，必有表复有里也。脉沉亦在里也。汗出为阳微，假令纯阴结，不复有外证，悉入在里，此为半在里半在外也。脉虽沉紧，不得为少阴病。所以然者，阴不得有汗，今头汗出，故知非少阴也。可与小柴胡汤，设不了了者，得屎而解。"陈修园注曰：此言阳微结似阴，虽见里证，而究与少阴之纯阴结有辨。

又曰："伤寒五六日，呕而发热者，柴胡证具，而以他药下之，柴胡证仍在者，复与柴胡汤。此虽已下之不为逆，必蒸蒸而振，却发热汗出而解。若心下满而鞕痛者，此为结胸也，大陷胸汤主之。但满而不痛者，此为痞，柴胡不中与之，宜半夏泻心汤。"唐容川注曰：柴胡证，是表之腠理间病。腠理是赤肉外之膜油。若从外膜而入内膜，聚于膈则为陷胸。盖胸膈乃内膜之大者，为上下之界。故邪入于内，多与正气结于此间。正气不升，饮食亦停于膈，是为有形之水饮。邪气内陷，并心包之火阻于胸膈，则为有形之痰血。血生于心火，火行则血行，火阻则血阻，血与水交结，则化为痰，是为结胸实证，当夺其实，用大陷胸汤。但满而不痛，则无血与水，无凝聚成痰之实证，只水火无形之气，塞于胸膈，和其水火之气，而痞自解，不必攻下有形之物也。柴胡汤，是透膈膜而外达腠理；陷胸汤，是攻膈膜而下走大肠；泻心等汤，则和膜膈以运行之。皆主膈膜间病，而有内外虚实之分，故仲景连及言之。阳明篇曰："阳明病发潮热，大便溏，小便自可，胸膈满不去者，小柴胡汤主之。"唐容川注曰：此潮热，是如疟之发作有时，以胸胁结满，冲阳之气上至结处，即相交而发热，其但热不寒者，以其为少阳阳明也。

又曰："阳明病胁下鞕满，不大便而呕，舌上白苔者，可与小柴胡汤。上焦得通，津液得下，胃气因和，身濈然而汗出解也。"唐容川注曰：凡病在三焦膜膈中，则舌色必白，现出三焦之本色。故丹田有热，亦云舌白苔，丹田是下焦之膜中也。此上病是胸前，正当胃中之水，散走之路，阳明之热合于此间，则水不得入于膜中，而反呕出，是为上焦不通，必用柴胡以透达胸膜，则上焦得水道下行，是以津液得下。胃中水不留逆，则因而和平。内膜之水道既通，则外膜之气道自畅，故身濈然而汗出解也。

又曰："阳阴中风，脉弦浮大而短气，腹部满，胁下及心痛，久按之气不通，鼻干不得汗，嗜卧，一身及面目悉黄，小便难，有潮热，时时哕，耳前后肿，刺之少差，外不解，过十日脉续浮者，与小柴胡汤。"唐容川注曰：此节是发明首章太阳阳明、少阳阳明之义，故提出脉弦为少阳经之眼目，提出脉浮为太阳经之眼目。此下先言少阳阳明，谓少阳三焦膜中，水不得利，则气不化而气短。三焦之膜油布于腹中，故腹部满。胁下是板油所居，心下是膈膜所在，故结而作痛。久按之气不通，则膜中之气结甚矣。此皆少阳三焦膜中病也。而阳明经脉之热，又夹鼻作干。膜与油连，膏油是阳明所司，膏油被蒸，周身困顿，故嗜卧，遂发出膏油被蒸之黄色。膜中水不利，则小便难。有潮热者，发作如疟，应正气至邪结处而热，与上条潮热同例。膜中实，胃中虚，膜中气逆入胃则哕。随少阳经上耳，则前后肿。刺之经脉已愈，而其外各证不解。又见脉浮有欲出于表之情，故与小柴胡汤，使达于外也。

少阳篇曰："本太阳病不解，转入少阳者，胁下鞕满，干呕，不食，往来寒热，尚未吐下，脉沉紧者，与小柴胡汤。"唐容川注曰：此节言三焦有膜，膜上有膏。邪从太阳肌肉入于膏油，而内着胁下，居板油之内，则胁下痛满。膏油主消食，故不能食。邪从皮毛而入于膜，是为腠理，居阴阳之界，故往来寒热。膜缝内气逆于上，则为干呕。脉沉者，邪已内陷之象，脉紧者，正与邪争，尚欲外出之象。故以柴胡汤清利疏达，而膜中油中之邪，仍达出而解，此即少阳为枢之义也。

厥阴篇曰："呕而发热者，小柴胡汤主之。"陈修园注曰：此厥阴病，从少阳之枢转而治之也，发热应是寒热往来。

手少阳是三焦经，足少阳是胆经，从前因不知三焦为何物，并胆经亦不能确为指出。致小柴胡汤所主之病，皆不发明其理，即知为借少阳之枢转，而所以能枢转之理终渺茫。自容川悟出三焦一经，则手少阳之经明，足少阳之经亦因之能明。而《内经》太阳主开，阳明主阖，少阳为枢之理始显。本此以释小柴胡汤所主之病，触处贯通，无事烦言而解，故编中特详录之。其有剩义未尽发者，复参以管见，列数则于下。学者果尽明其理，于治伤寒一道，思过半矣。

小柴胡汤，虽兼主手足少阳，而实注重足少阳。何以知之？因少阳提纲中明言不可发汗也。盖手少阳为水道所出，而小便与汗，皆与水道相通，是汗解为手少阳之出路。足少阳之大都会为胁下板油，此油外膜上紧连膈膜。凡小柴胡证，必胁满喜呕，是邪藏板油之中，欲借少阳上升之气缘膜透膈而出也。小柴胡汤，是因其病机而越之。

少阳提纲既戒发汗矣，而一百零二节与一百四十九节、二百三十节，皆言汗解者，因误下后，胁下所聚之邪，兼散漫于三焦包络。仍投以小柴胡汤，以和解宣通之。而邪之散漫者，遂由手少阳，外达之经络，作汗而解。而其留于胁下者，亦与之同气相求，借径于手少阳而汗解。故于汗出上特加一"却"字，言非发其汗，而却由汗解。此是宣通其少阳，听其自汗，而非强发其汗也。

其汗时，必发热蒸蒸而振者，有战而后汗之意也。盖少阳之病由汗解，原非正路，而其留于胁下之邪作汗解尤难。乃至服小柴胡汤后，本欲上透膈膜，因下后气虚，不能由上透出，而其散漫于手少阳者，且又以同类相招，遂于蓄极之时，而开旁通之路。此际几有正气不能胜邪之势，故汗之先，必发热而振动，此小柴胡方中，所以有人参之助也。是以愚用此方时，于气分壮实者，恒不用人参。而于误服降药后，及气虚者，则必用人参也。

少阳经所居之部位，介太阳、阳明之间，此指手少阳而言，三焦所属之腠理也。而其传经之次第，乃在阳明之后，此指足少阳而言，胆经所属之板油也。板油与包脾之膜油相近，故从此可传太阴。小柴胡证多兼咳，其咳者咳吐黏涎也。乃太阴湿气，经少阳之热炼铄而成。是以愚验此证，常以吐黏涎为的。而方中之参、草、大枣，亦所以补助脾经，断其传太阴之路也。

小柴胡证喜呕者，不必作呕吐也，但常常有欲呕之意，即为喜呕。是以愚治伤寒，遇有觉恶心而微寒热往来者，即投以小柴胡汤，一剂而愈。此《伤寒论》所谓："伤寒中风，有柴胡证，但见一证便是，不必悉见也。"

容川谓：三焦外通于腠理，其说甚确。《内经》胀论曰："三焦胀者，气满皮肤中，轻轻然而不坚。"是明言三焦与腠理相通也。又容川欲征明三焦，即西人所谓连网，而引征于《内经》"三焦者，决渎之官"数语。然《内经》可征三焦即是连网者，不独此数语也。《灵枢》勇论谓："勇士者三焦理横，怯士者三焦理纵。"夫理既明明可辨其横纵，则其理之大且显可知。而一身之内，理之大且显者，莫连网若也，此又三焦即连网之明征也。

附录：小柴胡汤原方

| 柴 胡八两 | 黄 芩三两 | 人 参三两 | 甘 草三两 |
| 半 夏半升，洗 | 生 姜三两，切 | 大 枣十二枚，擘 | |

上七味，以水一斗二升，煮取六升，去滓再煎，取三升，温服一升，日三服。若胸中烦而不呕，去半夏、人参，加栝蒌实一枚。若渴者，去半夏，加人参，合前成四两半，栝蒌根四两。若腹中痛，去黄芩，加芍药三两。若胁下痞鞭，去大枣，加牡蛎四两。若心下悸，小便不利者，去黄芩，加茯苓四两。若不渴，外有微热者，去人参，加桂枝三两，温覆取微汗愈。若咳者，去人参、大枣、生姜，加五味子半升，干姜二两。

附录：后世用小柴胡汤分量

柴　　胡八钱　　黄　　芩三钱　　　　人　　参三钱　　　　　甘　　草三钱

清半夏四钱　　生　　姜三钱，切　　大　　枣四枚，擘

陈修园曰：少阳介于两阳之间，须兼顾三经，故药不宜轻。去滓再煎者，因其方为和解之剂，再煎则药性和合，能使经气相融，不复往来出入也。古圣不但用药之妙，其煎法俱有精义。

按：去滓再煎，此中犹有他义。盖柴胡有升提之力，兼有发表之力，去滓重煎，所以去其发表之力也。然恐煎久并升提之力亦减，故重用至八两，而其三分之一，折为今之八钱也。唐容川曰：柴胡之力，能透胸前之膈。而仲景用柴胡以治少阳，其义尤精。少阳者，水中之阳，发于三焦，以行腠理，寄居胆中，以化水谷。必三焦之膜网通畅，肝胆之木火清和，而水中之阳，乃能由内达外。柴胡茎中虚松有白瓤，通气，像人身三焦之膜网。膜网有纹理与肌肤筋骨相凑，故名腠理。少阳木火郁于腠理而不达者，则作寒热。惟柴胡能达之，以其松虚像腠理能达阳气，且味清苦，能清三焦之火与胆中之火。其兼治太阳阳明者，则是通三焦之路，以达其气，乃借治非正治也。又曰：柴胡须用一茎直上，色青叶四面生，如竹叶而细，开小黄花者，乃为真柴胡，是仲景所用者。至于软柴胡、红柴胡、银柴胡，皆不堪用。

通变大柴胡汤

治伤寒温病，表证未罢，大便已实者。

柴胡三钱　　薄荷三钱　　知母四钱　　大黄四钱

此方若治伤寒，以防风易薄荷。

《伤寒论》大柴胡汤，治少阳经与阳明腑同病之方也。故方中用柴胡以解在经之邪，大黄以下阳明在腑之热，方中以此二药为主，其余诸药，可加可减，不过参赞以成功也。然其方宜于伤寒，而以治温病与表证不在少阳者，又必稍为通变，而后所投皆宜也。

或问：其表果系少阳证，固宜用柴胡矣。若非少阳证，既加薄荷、防风以散表邪，何须再用柴胡乎？答曰：凡表证未罢，遽用降药下之，恒出两种病证，一为表邪乘虚入里，《伤寒论》所载下后胸满心下痞鞕，下后结胸者是也；一为表邪乘虚入里且下陷，《伤寒论》所谓下之利不止者是也。此方中用防风、薄荷以散之，所以防邪之内陷，用柴胡以升之，所以防邪之下陷也。

一人，年二十余。伤寒六七日，头疼恶寒，心中发热，咳吐黏涎，至暮尤寒热交作，兼眩晕，心中之热亦甚。其脉浮弦，重按有力，大便五日未行。投以此汤，加生石膏六钱，芒硝四钱，下大便二次。上半身微见汗，诸病皆见轻。惟心中犹觉发热，脉象不若从前之浮弦，而重按仍有力。拟投以白虎加人参汤，恐当下后，易作滑泻，遂以生山药代粳米，连服两剂痊愈。

加味越婢加半夏汤

治素患劳嗽，因外感袭肺，而劳嗽益甚，或兼喘逆，痰涎壅滞者。

麻 黄二钱	石 膏煅，捣，三钱	生山药五钱	寸麦冬带心，四钱
清半夏三钱	牛蒡子炒，捣，三钱	玄 参三钱	甘 草一钱五分
大 枣三枚，擘开	生 姜三片		

《伤寒论》有桂枝二越婢一汤，治太阳病发热恶寒，热多寒少。《金匮》有越婢汤，治受风水肿。有越婢加半夏汤，治外感袭肺，致肺中痰火壅滞，胀而作喘。今因其人素患劳嗽，外感之邪与肺中蕴蓄之痰，互相胶漆，壅滞肺窍，而劳嗽益甚。故用越婢加半夏汤，以祛外袭之邪。而复加山药、玄参、麦冬、牛蒡子，以治其劳嗽。此内伤外感兼治之方也。

一叟，年近七旬。素有劳嗽，初冬宿病发动，又兼受外感，痰涎壅滞胸间，几不能息。剧时昏不知人，身躯后挺。诊其脉，浮数无力。为制此汤，一剂气息通顺，将麻黄、石膏减半，又服数剂而愈。

或问：子尝谓石膏宜生用，不宜煅用。以石膏寒凉之中，原兼辛散，煅之则辛散之力变为收敛，服之转可增病。乃他方中，石膏皆用生者，而此独用煅者何也？答曰：此方所主之病，外感甚轻，原无大热。方中用麻黄以祛肺邪，嫌其性热，故少加石膏佐之。且更取煅者，收敛之力，能将肺中痰涎凝结成块，易于吐出。此理从用煅石膏点豆腐者悟出，试之果甚效验。后遇此等证，无论痰涎如何壅盛，如何堵塞，投以此汤，须臾，药方行后，莫不将痰涎结成小块，连连吐出，此皆煅石膏与麻黄并用之效也。若以治寒温大热，则断不可煅。若更多用则更不可煅也煅石膏用于此方，且止三钱，自无妨碍，然愚后来志愿，欲全国药房，皆不备煅石膏，后有用此方者，若改用生石膏四钱更佳。

治温病方

清解汤

治温病初得，头疼，周身骨节痠疼，肌肤壮热，背微恶寒无汗，脉浮滑者。

薄荷叶四钱　　蝉　退去足土，三钱　　甘　草一钱五分　　生石膏捣细，六钱

《伤寒论》曰："太阳病，发热而渴，不恶寒者，为温病。若发汗已，身灼热者，名曰风温。风温为病，脉阴阳俱浮，自汗出，身重，多眠睡，息必鼾，言语难出。"此仲景论温病之提纲也。乃提纲详矣，而后未明言治温病之方。及反复详细观之，乃知《伤寒论》中原有治温病方，且亦明言治温病方，特涉猎观之不知耳。六十一节云："发汗后，不可更行桂枝汤。汗出而喘，无大热者，可与麻黄杏仁甘草石膏汤主之。"夫此证既汗后不解，必是用辛热之药，发不恶寒证之汗，即温病提纲中，所谓若发汗已也。提纲中所谓若发汗，是用辛热之药强发温病之汗。其汗出而喘，无大热者，即温病提纲中，所谓若发汗已，身灼热及后所谓自汗出，多眠睡，息必鼾也。睡而息鼾，醒则喘矣。此证既用辛热之药，误发于前，仲景恐医者见其自汗，再误认为桂枝汤证，故特戒之曰：不可更行桂枝汤，而宜治以麻杏甘石汤。此节与温病提纲遥遥相应，合读之则了如指掌。然麻杏甘石汤，诚为治温病初得之的方矣。而愚于发表药中不用麻黄，而用薄荷、蝉退者，曾于葛根黄芩黄连汤解后详论之，兹不再赘。

今者论温病之书甚伙，而郑卫红紫，适足乱真。愚本《内经》仲景，间附以管见，知温病大纲，当分为三端。今逐端详论，胪列于下，庶分途施治，不至错误。

一为春温。其证因冬月薄受外感，不至即病。所受之邪，伏于膜原之间，阻塞脉络，不能宣通，暗生内热。迨至春日阳生，内蕴之热，原有萌动之机，而复薄受外感，与之相触，则陡然而发，表里俱热，《内经》所谓"冬伤于寒，春必病温"者是也。宜治以拙拟凉解汤在后。热甚者，拙拟寒解汤在后。有汗者，宜仲景葛根黄芩黄连汤，或拙拟和解汤在后加生石膏。若至发于暑月，又名为暑温，其热尤甚。初得即有脉洪长，渴嗜凉水者。宜投以大剂白虎汤，或拙拟仙露汤在第六卷。

一为风温。犹是外感之风寒也，其时令已温，外感之气已转而为温，故不名曰伤寒、伤风，而名风温。即《伤寒论》中所谓风温之为病者是也。然其证有得之春初者，有得之春暮者，有得之夏秋者，当随时序之寒热，参以脉象，而分别治之。若当春初秋末，时令在寒温之间。初得时虽不恶寒，脉但浮而无热象者，宜用拙拟清解汤，加麻黄一二钱，或用仲景大青龙汤。若当暑热之日，其脉象浮而且洪者，用拙拟凉解汤，或寒解汤。若有汗者，用拙拟和解汤，或酌加生石膏。

一为湿温。其证多得之溽暑。阴雨连旬，湿气随呼吸之气传入上焦，窒塞胸中大气。因致营卫之气不相贯通，其肌表有似外感拘束，而非外感也。其舌苔白而滑腻，微带灰色。当用解肌利便之药，俾湿气由汗与小便而出，如拙拟宣解汤在后是也。仲景之猪苓汤，去阿胶，加连翘亦可用至湿热蓄久，阳明腑实，有治以白虎汤加苍术者，其方亦佳。而愚则用白虎汤，以滑石易知母，又或不用粳米，而以生薏米代之。至于"冬不藏精，春必病温"，《内经》虽有明文，其证即寓于风温、春温之中。盖内虚之人，易受外感，而阴虚蕴热之人，尤易受温病。故无论风温、春温，兼阴虚者，当其发表、清解、降下之时，皆宜佐以滋阴之品，若生山药、生地黄、玄参、阿胶、生鸡子黄之类均可酌用。

或宜兼用补气之品，若白虎汤之加人参，竹叶石膏汤之用人参，诚以人参与凉润之药并用，不但补气，实大能滋阴也。

上所论温病，乃别其大纲及其初得治法。至其证之详悉，与治法之随证变通，皆备于后之方案中。至于疫病，乃天地之疠气，流行传染，与温病迥异，详于第七卷中。

方中薄荷叶，宜用其嫩绿者。至其梗，宜用于理气药中，若以之发汗，则力减半矣。若其色不绿而苍，则其力尤减。若果嫩绿之叶，方中用三钱即可。

薄荷气味近于冰片，最善透窍。其力内至脏腑筋骨，外至腠理皮毛，皆能透达。故能治温病中之筋骨作疼者。若谓其气质清轻，但能发皮肤之汗，则浅之乎视薄荷矣。

蝉退去足者，去其前之两大足也。此足甚刚硬，有开破之力。若用之退目翳消疮疡，带此足更佳。若用之发汗，则宜去之，盖不欲其于发表中，寓开破之力也。

蝉退性微凉味淡，原非辛散之品，而能发汗者，因其以皮达皮也。此乃发汗中之妙药，有身弱不任发表者，用之最佳，且温病恒有兼瘾疹者，蝉退尤善托瘾疹外出也。

石膏性微寒，《本经》原有明文，虽系石药，实为平和之品。且其质甚重，六钱不过一大撮耳。其凉力，不过与知母三钱等，而其清火之力则倍之，因其凉而能散也。尝观后世治温之方，至阳明腑实之时，始敢用石膏五六钱，岂能知石膏者哉。然必须生用方妥，煅者用至一两，即足偾事，此编例言中，曾详论之。又此方所主之证，或兼背微恶寒，乃热郁于中，不能外达之征，非真恶寒也。白虎汤证中，亦恒有如此者，用石膏透达其热，则不恶寒矣。

或问：外感中于太阳则恶寒，中于阳明则不恶寒而发热。时至春夏，气候温热，故外感之来，不与寒水相感召，而与燥金相感召，直从身前阳明经络袭入，而为温病。后世论温病者，多是此说。而《伤寒论》温病提纲，冠之以太阳病者何也？答曰：温病初得，亦多在太阳，特其转阳明甚速耳。曾治一人，年二十余。当仲夏夜寝，因夜凉，盖单衾冻醒，发懒，仍如此睡去。须臾又冻醒，晨起微觉恶寒。至巳时已觉表里大热，兼喘促，脉洪长而浮。投以清解汤，方中生石膏，改用两半，又加牛蒡子炒，捣三钱，服后得汗而愈。由斯观之，其初非中于太阳乎，然不专在太阳也。人之所以觉凉者，由于衣衾之薄。其气候究非寒凉，故其中于人不专在太阳，而兼在阳明。且当其时，人多蕴内热，是以转阳明甚速也。然此所论者风温耳。若至冬受春发，或夏发之温，恒有与太阳无涉者。故《伤寒论》温病提纲中，特别之曰"风温之为病"，明其异于冬伤于寒，春必病温之温病也。又杏仁与牛蒡子，皆能降肺定喘，而杏仁性温、牛蒡子性凉。伤寒喘证，皆用杏仁，而温病不宜用温药，故以牛蒡子代之。

凉 解 汤

治温病，表里俱觉发热，脉洪而兼浮者。

薄荷叶三钱　　蝉　退去足土，二钱　　甘草一钱五分　　生石膏捣细，一两

春温之证，多有一发而表里俱热者。至暑温尤甚，已详论之于前矣。而风温证，两三日间，亦多见有此证脉者，此汤皆能治之，得汗即愈。

西人治外感，习用阿斯必林第一卷参麦汤，第四卷曲直汤下皆论及此药法。用阿斯必林一瓦，和乳糖可代以白蔗糖服之，得汗即愈。愚屡次试之，其发汗之力甚猛，外感可汗解者，用之发汗可愈。若此凉解汤，与前清解汤，皆可以此药代之，以其凉而能散也。若后之寒解汤，即不可以此药代之，盖其发汗之力有余，而清热之力仍有不足也。

寒 解 汤

治周身壮热，心中热而且渴，舌上苔白欲黄，其脉洪滑。或头犹觉疼，周身犹有拘束之意者。

生石膏捣细，一两　　知　母八钱　　蝉　退去足土，一钱五分　　连　翘一钱五分

或问：此汤为发表之剂，而重用石膏、知母，微用连翘、蝉退，何以能得汗？答曰：用此方者，特恐其诊脉不真，审证不确耳。果如方下所注脉证，服之复杯可汗，勿庸虑此方之不效也。盖脉洪滑而渴，阳明腑热已实，原是白虎汤证。特因头或微疼，外表犹似拘束，是犹有一分太阳流连未去。故方中重用石膏、知母以清胃腑之热；而复少用连翘、蝉退之善达表者，引胃中化而欲散之热，仍还太阳作汗而解。斯乃调剂阴阳，听其自汗，非强发其汗也。况石膏性凉《本经》谓其微寒，即凉也味微辛，有实热者，单服之即能汗乎。曾治一少年，孟夏长途劳役，得温病，医治半月不效。后愚诊视，其两目清白，竟无所见。两手循衣摸床，乱动不休。谵语不省人事。其大便从前滑泻，此时虽不滑泻，每日仍溏便一两次。脉浮数，右寸之浮尤甚，两尺按之即无。因此证目清白无见者，肾阴将竭也。手循衣摸床者，肝风已动也。病势之危，已至极点。幸喜脉浮，为病还太阳。右寸浮尤甚，为将汗之势。其所以将汗而不汗者，人身亦之有汗。如天地之有雨。天地阴阳和而后雨，人身亦阴阳和而后汗，此证尺脉甚弱，阳升而阴不能应，汗何由作。当用大润之剂，峻补真阴，济阴以应其阳，必能自汗。遂用熟地、玄参、阿胶、枸杞之类，约重六七两，煎汤一大碗，徐徐温饮下，一日连进二剂，即日大汗而愈。审是则发汗原无定法，当视其阴阳所虚之处，而调补之，或因其病机而利道之，皆能出汗，非必发汗之药

始能汗也。按：寒温之证，原忌用黏腻滋阴、甘寒清火，以其能留邪也。而用以为发汗之助，则转能逐邪外出，是药在人用耳。

一人，年四十余。为风寒所束不得汗，胸中烦热，又兼喘促。医者治以苏子降气汤，兼散风清火之品，数剂病益进。诊其脉，洪滑而浮，投以寒解汤，须臾上半身即出汗。又须臾，觉药力下行，至下焦及腿亦皆出汗，病若失。

一人，年三十许。得温证，延医治不效，迁延十余日。愚诊视之，脉虽洪而有力，仍兼浮象。问其头疼乎？曰然。渴欲饮凉水乎？曰有时亦饮凉水，然不至燥渴耳。知其为日虽多，而阳明之热，犹未甚实，太阳之表，犹未尽罢也。投以寒解汤，须臾汗出而愈。

一人，年三十余。于冬令感冒风寒，周身恶寒无汗，胸间烦躁。原是大青龙汤证，医者投以麻黄汤，服后汗无分毫，而烦躁益甚。几至疯狂。诊其脉，洪滑异常，两寸皆浮，而右寸尤甚。投以寒解汤，复杯之顷，汗出如洗而愈。审是则寒解汤不但宜于温病，伤寒现此脉者，投之亦必效也。

一叟，年七旬，素有劳疾，薄受外感，即发喘逆。投以小青龙汤，去麻黄，加杏仁、生石膏辄愈。上元节后，因外感甚重，旧病复发，五六日间，热入阳明之腑。脉象弦长浮数，按之有力，而无洪滑之象，此外感兼内伤之脉。投以寒解汤，加潞参三钱，一剂汗出而喘愈。再诊其脉，余热犹炽，继投以白虎加人参以山药代粳米汤在第六卷一大剂，分三次温饮下，尽剂而愈。此条亦系伤寒。

一妊妇，伤寒两三日。脉洪滑异常，精神昏愦，间作谵语，舌苔白而甚厚。为开寒解汤方，有一医者在座，问方中之意何居？愚曰：欲汗解耳。曰此方能汗解乎？愚曰：此方遇此证，服之自能出汗。若泛作汗解之药服之，不能汗也。饮下须臾，汗出而愈，医者讶为奇异。

门人高如璧曾治一媪，年近七旬。于春初得伤寒证，三四日间，烦热异常，又兼白痢，昼夜滞下无度，其脉洪滑兼浮。如璧投以寒解汤，加生杭芍三钱，一剂微汗而热解，痢亦遂愈。按：用凉药发汗，自古有之。唐志曰：袁州天庆观，主首道士王自正伤寒旬余，四肢乍冷乍热，头重气塞，唇寒面青，累

229

日不能食，势已甚殆。医者诊之曰：脉极细虚，是为阴证，必须桂枝汤乃可。及医者去后，方将煎桂枝汤；若有语之者曰：何不服竹叶石膏汤。四顾无人，惟小童在侧。自正惑焉，急邀医者还，告之曰：或教我服竹叶石膏汤可如？医者曰：竹叶石膏汤与桂枝汤，寒燠如冰炭，君之疾状已危，不可再为药误。方酬答间，复闻人语如前。自正心悚然。医者去后，即买竹叶石膏汤煎之，又闻所告如初。于是断然曰：神明三次告我，是赐我再生之路也，汤成即服其半。先时身体重千斤，倏而轻清，唇亦渐暖，咽膈通畅。遂悉服之，少顷汗出如洗，径就睡，平旦脱然。自正为人素谨饬，常茹素，与人齐醮尽诚，故为神明所佑如此。按：此虽阳证，状与阴证无异。然当时若问其小便，必黄热短涩，且必畏见沸汤，是其明证也。医者不知辨此，竟欲以桂枝汤强发其汗，危哉。幸邀神佑，得服竹叶石膏汤，大汗而愈。此即拙拟寒解汤，所谓调其阴阳，听其自汗也。又按：桂枝汤亦非治阴证之药，乃治伤风有汗之药。然桂枝下咽，阳盛则毙，叔和之言，诚千古不易之论。故伤寒无汗者，误服桂枝汤，犹大热烦渴，变为白虎汤证，况内蕴实热者乎！

又洪吉人曰：昔一名医，成化年，新野疫疬，有邻妇卧床数日，忽闻其家，如羊嘶声，急往视之。见数人用被覆其妇，床下置火一盆，令其出汗，其妇面赤声哑，气息几断。因叱之曰：急放手，不然命殆矣。众不从，乃强拽被。其妇跃起，倚壁而喘，口不能言。曰：饮凉水否？颔之。与水一碗，一饮而尽，始能言。又索水，复与之。饮毕，汗出如雨，其病遂愈。或问其故，曰彼发热数日，且不饮食，肠中枯涸，以火蒸之，是速其死也，何得有汗。试观以火燃空鼎，虽赤而气不升，沃之以水，则气四达矣。遇此等证，不可不知。

按：此案与案后之论皆妙，是知用之得当，凉水亦大药也。其饮凉水而得汗之理，亦即寒解汤能发汗之理也。

又吴又可曰："里证下后，脉浮而微数，身微热，神思或不爽。此邪热浮于肌表，里无壅滞也。虽无汗，宜白虎汤，邪可从汗而解。若下后，脉空虚而数，按之豁然如无者，宜白虎加人参汤，复杯则汗解。"按：白虎汤与白虎加人参汤，皆非解表之药。而用之得当，虽在下后，犹可须臾得汗，况在未下之前乎！不但此也，即承气汤，亦可为汗解之药，亦视乎用之何如耳。又洪吉人曰："余尝治热病八九日，用柴葛解之、芩连清之、硝黄下之，俱不得汗。昏愦扰乱，撮空摸床，危在顷刻。以大剂地黄汤，必系减去桂、附者，重加人参、麦冬进之。不一时，通身大汗淋漓，恶证悉退，神思顿清。"按：此条与愚用补阴之药发汗相似，所异者，又加人参以助其气分也。上所论者皆发汗之理，果能汇通参观，发汗之理，无余蕴矣。

石膏阿斯必林汤

治同前证。

生石膏轧细，二钱　　　阿斯必林一瓦

上药二味，先用白蔗糖冲水，送服阿斯必林。再将石膏煎汤一大碗，待周身正出汗时，乘热将石膏汤饮下三分之二，以助阿斯必林发表之力。迨至汗出之后，过两三点钟，犹觉有余热者，可仍将所余石膏汤温饮下。若药服完，热犹未尽者，可但用生石膏煎汤，或少加粳米煎汤，徐徐温饮之，以热全退净为度，不用再服阿斯必林也。

阿斯必林，前曾再三论之矣。然此药有优劣，其结晶坚实，粒粒若针尖形者，服一瓦必能出汗。若无甚结晶，多半似白粉末者，其发表之力稍弱，必服至一瓦强，或至一瓦半，方能出汗。用者宜视其药之优劣，而斟酌适宜方好。

又：此汤不但可以代寒解汤，并可以代凉解汤。若以代凉解汤时，石膏宜减半。

和 解 汤

治温病表里俱热，时有汗出，舌苔白，脉浮滑者。

连　翘五钱　　蝉　退去足土，二钱　　生石膏捣细，六钱　　生杭芍五钱
甘　草一钱

若脉浮滑，而兼有洪象者，生石膏当用一两。

宣 解 汤

治感冒久在太阳，致热蓄膀胱，小便赤涩，或因小便秘，而大便滑泻。兼治湿温初得，憎寒壮热，舌苔灰色滑腻者。

滑　石一两　　甘　草二钱　　连　翘三钱　　蝉　退去足土，三钱
生杭芍四钱

若滑泻者，甘草须加倍。

一叟，年六十五，得风温证。六七日间，周身悉肿，肾囊肿大似西瓜，屡次服药无效。旬日之外，求为诊视。脉洪滑微浮，心中热渴，小便涩热，痰涎上泛，微兼喘息，舌苔白厚。投以此汤，加生石膏一两，周身微汗，小便通利，肿消其半，犹觉热渴。遂将方中生石膏加倍，服后又得微汗，肿遂尽消，诸病

皆愈。按：此乃风温之热，由太阳经入于膀胱之腑，阻塞水道，而阳明胃腑亦腑实也。由是观之，彼谓温病入手经、不入足经者，何其谬哉。

滋阴宣解汤

治温病，太阳未解，渐入阳明。其人胃阴素亏，阳明腑证未实，已燥渴多饮。饮水过多，不能运化，遂成滑泻，而燥渴益甚。或喘，或自汗，或小便秘。温疹中多有类此证者，尤属危险之候，用此汤亦宜。其方即宣解汤加生山药一两，甘草改用三钱。

此乃胃腑与膀胱同热，又兼虚热之证也。滑石性近石膏，能清胃府之热，淡渗利窍。能清膀胱之热，同甘草生天一之水，又能清阴虚之热，一药而三善备，故以之为君。而重用山药之大滋真阴，大固元气者，以为之佐使。且山药生用，则汁浆稠黏，同甘草之甘缓者，能逗留滑石于胃中，使之由胃输脾，由脾达肺，水精四布，循三焦而下通膀胱，则烦热除，小便利，而滑泻止矣。又兼用连翘、蝉退之善达表者，以解未罢之太阳，使膀胱蓄热，不为外感所束，则热更易于消散。且蝉之性，饮而不食，有小便无大便，故其蜕，又能利小便，而止大便也。愚自临证以来，遇此等证，不知凡几，医者率多束手，而投以此汤，无不愈者。若用于温疹，兼此证者，尤为妥善，以连翘、蝉退，实又表散温疹之妙药也。

一媪，年近七旬，素患漫肿。为调治月余，肿虽就愈，而身体未复。忽于季春得温病，上焦烦热。病家自剖鲜地骨皮，煮汁饮之稍愈，又饮数次，遂滑泻不止，而烦热益甚。其脉浮滑而数，重诊无力。病家因病者年高，又素有疾病，加以上焦烦热，下焦滑泻，惴惴惟恐不愈，而愚毅然以为可治。投以滋阴宣解汤，一剂泻止，烦热亦觉轻。继用拙拟白虎加人参以山药代粳米汤<small>在第六</small>

卷，煎汁一大碗，一次只温饮一大口，防其再觉滑也，尽剂而愈。

一室女，感冒风热，遍身瘾疹，烦渴滑泻，又兼喘促。其脉浮数无力。愚踌躇再四，亦投以滋阴宣解汤，两剂诸病皆愈。按：服滋阴宣解汤，皆不能出大汗，且不宜出大汗，为其阴分虚也。间有不出汗者，病亦可愈。

滋阴清燥汤

治同前证。外表已解，其人或不滑泻，或兼喘息，或兼咳嗽，频吐痰涎，确有外感实热，而脉象甚虚数者。若前证，服滋阴宣解汤后，犹有余热者，亦可继服此汤。其方即滋阴宣解汤，去连翘、蝉退。

一妇人，受妊五月，偶得伤寒。三四日间，胎忽滑下。上焦燥渴，喘而且呻，痰涎壅盛，频频咳吐。延医服药，病未去而转添滑泻，昼夜十余次。医者辞不治，且谓危在旦夕。其家人惶恐，迎愚诊视。其脉似洪滑，重诊指下豁然，两尺尤甚。本拟治以滋阴清燥汤，为小产才四五日，不敢遽用寒凉，遂先用生山药二两，酸石榴一个，连皮捣烂，同煎汁一大碗，分三次温饮下。滑泻见愈，他病如故。再诊其脉，洪滑之力较实。因思此证虽虚，确有外感实热，若不先解其实热，他病何以得愈。时届晚三点钟，病人自言，每日此时潮热，又言精神困倦已极，昼夜若不得睡。遂于斯日，复投以滋阴清燥汤。方中生山药重用两半，煎汁一大碗，徐徐温饮下，一次只饮药一口。诚以产后，脉象又虚，不欲寒凉侵下焦也。斯夜遂得安睡，渴与滑泻皆愈，喘与咳亦愈其半。又将山药、滑石各减五钱，加龙骨、牡蛎各八钱，一剂而愈。

一室女，伤寒过两旬矣，而瘦弱支离，精神昏愦，过午发热，咳而且喘，医者辞不治。诊其脉，数至七至，微弱欲无。因思此证若系久病至此，不可为矣。然究系暴虚之证，生机之根柢当无损。勉强投以滋阴清燥汤，将滑石减半，又加玄参、熟地黄各一两，野台参五钱，煎汤一大碗，徐徐温饮下。饮完煎滓重饮，俾药力昼夜相继。两日之间，连服三剂。滑石渐减至二钱，其病竟愈。按：此证始终不去滑石者，恐当伤寒之余，仍有余邪未净。又恐补药留邪，故用滑石引之下行，使有出路也。又按：凡煎药若大剂，必宜多煎汤数杯，徐徐服之。救险证宜如此，而教险证之阴分亏损者，尤宜如此也。

陆军第二十八师师长汲海峰之太夫人，年近七旬，身体羸弱，谷食不能消化，惟饮牛乳，或间饮米汤少许，已二年卧床，不能起坐矣。于戊午季秋，受温病。时愚初至奉天，自锦州邀愚诊视。脉甚细数，按之微觉有力。发热咳嗽，吐痰稠黏，精神昏愦，气息奄奄。投以滋阴清燥汤，减滑石之半，加玄参五钱，一剂病愈强半。又煎渣取清汤一茶盅，调入生鸡子黄一枚，服之痊愈，愈后身体转觉胜于从前。

奉天大东关旗人号崧宅者，有孺子年四岁，得温病，邪犹在表。医者不知为之清解，遽投以苦寒之剂，服后滑泻，四五日不止。上焦燥热，闭目而喘，精神昏愦。延为诊治，病虽危险，其脉尚有根柢，知可挽回。俾用滋阴清燥汤原方，煎汁一大茶杯。为其幼小，俾徐徐温饮下，尽剂而愈。然下久亡阴，余有虚热。继用生山药、玄参各一两以清之，两剂热尽除。大抵医者遇此等证，清其燥热。则滑泻愈甚；补其滑泻，其燥热亦必愈甚。惟此方用山药以止滑泻，而山药实能滋阴退热；滑石以清燥热，而滑石实能利水止泻，二药之功用，相得益彰。又佐以芍药之滋阴血、利小便，甘草之爕阴阳和中宫，亦为清热止泻之要品。汇集成方，所以效验异常。愚用此方，救人多矣，即势至垂危，投之亦能奏效。

滋阴固下汤

治前证服药后，外感之火已消，而渴与泻仍未痊愈，或因服开破之药伤其气分，致滑泻不止，其人或兼喘逆，或兼咳嗽，或自汗，或心中怔忡者，皆宜急服此汤。

生山药两半　　怀熟地两半　　野台参八钱　　滑　石五钱

生杭芍五钱　　甘　草二钱　　酸石榴一个，连皮捣烂

上药七味，用水五盅，先煎酸石榴十余沸，去滓再入诸药，煎汤两盅，分二次温饮下。若无酸石榴，可用牡蛎研煅一两代之。汗多者，加山萸肉去净核六钱。

按：寒温诸证，最忌误用破气之药。若心下或胸胁疼痛，加乳香、没药、楝子、丹参诸药，腹疼者加芍药，皆可止疼。若因表不解，束其郁热作疼者，解表清热，其疼自止。若误服槟榔、青皮、郁金、枳壳诸破气之品，损其胸中大气，则风寒乘虚内陷，变成结胸者多矣。即使传经已深，而肠胃未至大实，可降下者，则开破与寒凉并用，亦易使大便滑泻，致变证百出。愚屡见此等医者误人，心甚恻怛。故与服破气药而结胸者，制荡胸汤在第七卷以救其误。服破气药而滑泻者，制此汤以救其误。究之，误之轻者可救，误之重者实难挽回于垂危之际也。志在活人者，可不知其所戒哉。

犹　龙　汤

治胸中素蕴实热，又受外感。内热为外感所束，不能发泄。时觉烦躁，或

喘，或胸胁疼。其脉洪滑而长者。

连　翘一两　　　生石膏捣细，六钱　　　蝉退去足土，二钱　　　牛蒡子炒，捣，二钱

喘者，倍牛蒡子；胸中疼者加丹参、没药各三钱；胁下疼者，加柴胡、川楝子各三钱。

按：用连翘发汗，必色青者方有力。盖此物嫩则青，老则黄。凡物之嫩者，多具生发之气，故凡发汗所用之连翘，必须青连翘。

此方所主之证，即《伤寒论》大青龙汤所主之证也。然大青龙汤宜于伤寒，此则宜于温病。至伤寒之病，其胸中烦躁过甚者，亦可用之以代大青龙，故曰犹龙也。

一妇，年三十余。胸疼连胁，心中发热。服开胸、理气、清火之药不效。后愚诊视，其脉浮洪而长。知其上焦先有郁热，又为风寒所束，则风寒与郁热相搏而作疼也。治以此汤，加没药、川楝子各四钱，一剂得汗而愈。

一叟，年过七旬。素有劳病。因冬令伤寒，劳病复发，喘而且咳，两三日间，痰涎涌盛，上焦烦热。诊其脉，洪长浮数。投以此汤，加玄参、潞参各四钱，一剂汗出而愈。

门人刘子馧，曾治一人，年四十。外感痰喘甚剧。四五日问，脉象洪滑，舌苔白而微黄。子馧投以此汤，方中石膏用一两，连翘用三钱。一剂周身得汗，外感之热已退，而喘未痊愈。再诊其脉，平和如常，微嫌无力。遂用拙拟从龙汤，去苏子，加潞参三钱，一剂痊愈。愚闻之喜曰：外感痰喘，小青龙汤所主之证也，拙拟犹龙汤，原以代大青龙汤，今并可代小青龙汤，此愚之不及料也。将方中药味轻重略为加减，即能另建奇功。以斯知方之运用在人，慧心者自能变通也。

按：连翘原非发汗之药，即诸家本草亦未有谓其能发汗者。惟其人蕴有内热，用至一两必然出汗，且其发汗之力缓而长。为其力之缓也，不至为汪洋之

大汗；为其力之长也，晚睡时服之，可使通夜微觉解肌。且能舒肝气之郁，泻肺气之实，若但目为疮家要药，犹未识连翘者也。

第六卷

治伤寒温病同用方

仙 露 汤

治寒温阳明证，表里俱热，心中热，嗜凉水，而不至燥渴。脉象洪滑，而不至甚实。舌苔白厚，或白而微黄，或有时背微恶寒者。

生石膏捣细，三两　　　玄参一两　　　连翘三钱　　　粳米五钱

上四味，用水五盅，煎至米熟，其汤即成。约可得清汁三盅，先温服一盅。若服完一剂，病犹在者，可仍煎一剂，服之如前。使药力昼夜相继，以病愈为度。然每次临服药，必详细问询病人。若腹中微觉凉，或欲大便者，即停药勿服。候两三点钟，若仍发热未大便者，可少少与服之。若已大便，即非溏泻而热犹在者，亦可少少与服。

《伤寒论》白虎汤，为阳明腑病之药，而兼治阳明经病；此汤为阳明经病

之药，而兼治阳明腑病。为其所主者，责重于经，故于白虎汤方中，以玄参之甘寒，《本经》言苦寒，细嚼之实甘而微苦，古今药或有不同，易知母之苦寒，又去甘草，少加连翘，欲其轻清之性，善走经络，以解阳明在经之热也。

方中粳米，不可误用糯米俗名浆米。粳米清和甘缓，能逗留金石之药于胃中，使之由胃输脾，由脾达肺，药力四布，经络贯通。糯米质黏性热，大能固闭药力，留中不散，若错用之，即能误事。一叟年七十有一，因感冒风寒，头疼异常，彻夜不寝。其脉洪大有力，表里俱发热，喜食凉物，大便三日未行，舌有白苔甚厚。知系伤寒之热，已入阳明之腑。因头疼甚剧，且舌苔犹白，疑犹可汗解。治以拙拟寒解汤在第五卷，加薄荷叶一钱。头疼如故，亦未出汗，脉益洪实。恍悟曰：此非外感表证之头疼，乃阳明经腑之热相并上逆，而冲头部也。为制此汤，分三次温饮下，头疼愈强半，夜间能安睡，大便亦通。复诊之，脉象余火犹炽。遂用仲景竹叶石膏汤，生石膏仍用三两，煎汁一大碗，分三次温饮下，尽剂而愈。

按：竹叶石膏汤，原寒温大热退后，涤余热复真阴之方。故其方不列于六经，而附载于六经之后。其所以能退余热者，不恃能用石膏，而恃石膏与参并用。盖寒温余热，在大热铄涸之余，其中必兼有虚热。石膏得人参，能使寒温后之真阴顿复，而余热自消，此仲景制方之妙也。又麦冬甘寒黏滞，虽能为滋阴之佐使，实能留邪不散，致成劳嗽。而惟与石膏、半夏并用，则无忌，诚以石膏能散邪，半夏能化滞也。或疑炙甘草汤亦名复脉汤中亦有麦冬，却无石膏、半夏，然有桂枝、生姜之辛温宣通者，以驾驭之，故亦不至留邪。彼惟知以甘寒退寒温之余热者，安能援以为口实哉。

又按：上焦烦热太甚者，原非轻剂所能疗，而投以重剂，又恐药过病所，而病转不愈。惟用重剂，徐徐饮下，乃为合法。曾治一人，年四十余。素吸鸦片，于仲冬得伤寒，二三日间，烦躁无汗。原是大青龙汤证，因误服桂枝汤，烦躁益甚。迎愚诊视，其脉关前洪滑，两尺无力。为开仙露汤，因其尺弱，嘱其徐徐饮下，一次只饮药一口，防其寒凉侵下焦也。病家忽愚所嘱，竟顿饮之，遂致滑泻数次，多带冷沫。上焦益觉烦躁，鼻如烟熏，面如火炙。其关前脉，大于前一倍，又数至七至。知其已成戴阳之证，急用人参一两，煎好兑童便半茶盅，将药碗置凉水盆中，候冷顿饮之。又急用玄参、生地、知母各一两，煎汤一大碗，候用。自服参后，屡诊其脉，过半点钟，脉象渐渐收敛，至数似又加数。遂急将候用之药炖热，徐徐饮下，一次饮药一口，阅两点钟尽剂，周身微汗而愈。此因病家不听所嘱，致有如此之失，幸而救愈，然亦险矣。审是则凡药宜作数次服者，慎勿顿服也。盖愚自临证以来，无论内伤外感，凡遇险证，皆煎一大剂，分多次服下。此以小心行其放胆，乃万全之策，非孤注之一掷也。

温病中，有当日得之，即宜服仙露汤者。一童子，年十六。暑日力田于烈日之中，午饭后，陡觉发热，无汗，烦渴引饮。诊其脉，洪而长，知其暑而兼温也。投以此汤，未尽剂而愈。按：此证初得，而胃腑之热已实。彼谓温病入手经，不入足经者，何梦梦也。

世医以《伤寒论》有白虎汤方，以石膏为君，遂相传石膏性猛如虎，而不敢轻用，甚或终身不敢一用。即用者，亦多将石膏煅如石灰，且只用二三钱。吁！如此以用石膏，则石膏果何益乎？尝考《伤寒》、《金匮》两书，用石膏之方甚多。《伤寒论》白虎汤、竹叶石膏汤，皆用石膏一斤。即古今分量不同，亦约有今之五两许。虽分作三次服，而病未愈者，必陆续服尽，犹一剂也。《金匮》治热瘫痫，治疟，治暑，治妇人乳中虚、烦乱呕逆皆用石膏。《千金》用《伤寒论》理中汤治霍乱，名为治中汤，转筋者加石膏。是石膏为寻常药饵，诸凡有实热之证，皆可用者也。又考《神农本经》石膏气味，辛微寒、无毒。夫既曰微寒，则性非大寒可知，既曰无毒，则性原纯良可知。且又谓能治产乳，是较他凉药尤为和平，故虽产后，亦可用也。愚生平重用石膏治验之案不胜记，今略载数则于下，以释流俗之惑。

长子荫潮，七岁时感冒风寒，四五日身大热，舌苔黄而带黑。孺子苦服药，强与之即呕吐不止。遂但用生石膏两许，煎取清汁，分三次温饮下，病稍愈；又煎生石膏二两，分三次饮下，又稍愈；又煎生石膏三两，徐徐温饮下，如前病遂痊愈。夫以七岁孺子，约一昼夜间，共用生石膏六两，病愈后饮食有加，毫无寒中之弊，则石膏果大寒乎？抑微寒乎？

一媪，年六旬，得温病，脉数而有力，舌苔黄而干，闻药气即呕吐，俾用生石膏六两，煎水一大碗，恐其呕吐，一次止饮药一口，甫饮下，烦躁异常，病家疑药不对证。愚曰：非也，病重药轻故耳。饮至三次，遂不烦躁，阅四点钟，尽剂而愈。

一媪，年近七旬，于正月中旬，伤寒无汗，原是麻黄汤证，因误服桂枝汤，遂成白虎汤证，而上焦烦热太甚，闻药气即呕吐，单饮所煎石膏清水亦吐出，俾用鲜梨片蘸生石膏细末嚼咽之，服尽二两病遂愈。

一人，年三十余，素有痰饮，得伤寒证，服药调治而愈。后因饮食过度而复，三四日间，延愚诊视。其脉洪长有力，而舌苔淡白，亦不燥渴。食梨一口，即觉凉甚，食石榴子一粒，心亦觉凉。愚舍证从脉，投以大剂白虎汤，为其素有痰饮，加半夏数钱。有一医者在坐，问曰：此证心中不渴不热，而畏食寒凉，以余视之，虽清解药亦不宜用，子何所据而用白虎汤也？愚曰：此脉之洪实，原是阳明实热之证，治以白虎汤，乃为的方。其不觉渴与热者，因其素有痰饮湿胜故也。其畏食寒凉者，因胃中痰饮与外感之热互相胶漆，致胃腑转从其化与凉为敌也。病家素晓医理，信用愚方。两日夜间，服药十余次。共用生石膏斤许，脉始和平，愚遂旋里。隔两日复来迎愚，言病人反复甚剧，形状异常，有危在顷刻之虞。因思此证治愈甚的，何骤如此反复。及至，见其痰涎壅盛，连连咳吐不竭，精神恍惚，言语错乱，身体颤动。诊其脉，甚平和，微嫌胃气不畅舒。愚恍悟曰：前因饮食过度而复，今必又戒饮食过度而复也。其家人果谓，有鉴前失，所与饮食甚少。愚曰：此次无须用药，饱食即可愈矣。其时已届晚八钟，至明饮食三次，病若失。

石膏性本微寒，而以治寒温之热百倍于他药者，以其味微辛，阴中含阳而善发汗也。然宜生用，而不宜煅用。煅之则辛散之力顿消，转能收敛外邪，凝聚痰火使之不散，用至一两，即足伤人，用石膏者当切戒之。至买此石膏时，又当细心考察，勿为药坊所欺，致以煅者冒充生者。例言中石膏条下，言之甚详，可参观。

寒温为病中第一险证，而石膏为治寒温第一要药。愚生平习用生石膏，未尝少有失误，而俗医见愚重用生石膏之方，病虽治愈，亦骇为卤莽，或目为行险侥幸。忆五年前，族家姊，年七旬有三，忽得瘫痪证。迎愚诊视，既至见有医者在座，用药一剂，其方系散风补气理痰之品，甚为稳善。愚亦未另立方。翌日，脉变洪长，知其已成伤寒证。先时愚外祖家近族有病者，订于斯日迎愚，其车适至。愚将行，谓医者曰：此证乃瘫痪基础预伏于内，今因伤寒而发，乃两病偕来之证。然瘫痪病缓，伤寒病急。此证阳明实热，已现于脉，非投以白虎加人参汤不可，君须放胆用之，断无差谬。后医者终畏石膏寒凉，又疑瘫痪证不可轻用凉药。迟延二日，病势垂危，复急迎愚。及至则已夜半矣。诊其脉，洪而且数，力能搏指，喘息甚促，舌强直，几不能言。幸喜药坊即在本村，急取白虎加人参汤一剂，方中生石膏用三两，煎汤两盅，分二次温饮下，病稍愈。又单取生石膏四两，煮汁一大碗，亦徐徐饮下，至亭午尽剂而愈。后瘫痪证调治不愈，他医竟归咎于愚。谓从前用过若干石膏，所以不能调治。吁！年过七旬而瘫痪者，愈者几人！独不思愚用石膏之时，乃挽回已尽之人命也。且《金匮》治热瘫痫有风引汤，原石膏与寒水石并用，彼谤愚者，生平盖未见《金匮》也。

又尝治一少年，素羸弱多病。于初夏得温证，表里俱热，延医调治不愈。适愚自他处治病归，经过其处，因与其父素稔，入视之。其脉数近六至，虽非洪滑鼓指，而确有实热。舌苔微黄，虽不甚干，毫无津液。有煎就药一剂未服，仍系发表之剂。乃当日延医所疏方，其医则已去矣。愚因谓其父曰：此病外感实热，已入阳明之腑。其脉象不洪滑者，元气素虚故也。阳明腑热之证，断无发表之理。况其脉数液短，兼有真阴虚损之象尤忌发汗乎。其父似有会悟，求愚另为疏方。本拟用白虎加人参汤，又思用人参即须多用石膏。其父素小心过度，又恐其生疑不敢服。遂但为开白虎汤，方中生石膏用二两。嘱其煎汁两茶盅，分二次温饮下，服后若余火不净，仍宜再服清火之药。言毕愚即旋里。后闻其服药后，病亦遂愈。迟十余日，大便又燥结，两腿微肿，将再迎愚诊治。而其父友人有自谓知医者，言其腿肿，系多服生石膏之过，而孰知系服石膏犹少之过哉！病家竟误听其言，改延他医，投以大剂承气汤，服后其人即不语矣，迁延数日而亡。夫自谓知医者，不过欲炫己之长，而妄指他人之短。岂知其言之一出，即足误人性命哉！

夫愚之被谤何足惜，独惜夫石膏之功用，原能举天下病热之人，尽登之清凉之域。而愚学浅才疏，独不能为石膏昭雪，俾石膏之功用大显于世。每一念及，曷胜扼腕。因思《伤寒论》序中大意谓其宗族素蕃盛，自建安纪年以来，族人多患伤寒，大抵委付凡医，恣其所措，以致户口凋零，遂感愤而作《伤寒论》，故一百十三方中，救误治之方几居其半。夫仲景为医中之圣，犹任其族人之患伤寒者，为庸医所误而不能以苦口争，何况于愚也。又何怪乎愚用生石膏而遭谤也。愚今师仲景感愤著书之意，僭成《医学衷中参西录》一书。于石膏治愈之案，不觉语长词复，言之慨切，非过为石膏延誉也，实欲为患寒温者，广开生路也。天下后世之仁人君子览斯编者，必当有所兴起也。

《神农本经》药性有寒、有微寒，微寒即后世所谓凉也。石膏之性，《本经》明言微寒，不过为凉药中之一药耳。且为石之膏，而并非石质，诚为凉药中极纯良之品。世俗医者，何至畏之若是。能重用石膏一味，即能挽回寒温中垂危之大证。此愚屡经试验，上所列案中，已略举一二。即使石膏果系大寒，而当阳明腑热方炽之时，用生石膏五六两，煎汤一大碗，一次只饮药一口，以火退为度。若觉微凉，即便停止，何至遽将人凉坏。况愚用此方以救寒温之热，其热退至八九分，石膏即可停止，初不待其觉凉也。又尝思之，寒温中之实火，直等燔柴之烈，惟石膏则可比救燔柴之水。设使人在燔柴中不能出，救之者若不急用水泼灭其火，而复从容周旋，徐为调停，则其人必为忍人。乃何以本属可救之实热，而竟以不敢重用石膏者误之耶？且愚于可重用石膏之证，又得一确实征验，其人能恣饮新汲井泉水而不泻者，即放胆用生石膏治之必愈。此百用不至一失之法也。

按：重用石膏治病，名医之案甚伙。今略载数条于下，并今人之用石膏治验之案数则，连类记之。以明愚之重用石膏，原非一己之私见也。

濮依云曰：家君于壬午夏病热，喜立日中，且恶凉饮，脉则皆伏。群医咸谓三阴证，慈未之敢信，质于师陆九芝先生。先生惊曰：此温热之大证，阳极似阴也，误用辛热必殆。乃迭进芩、连、膏、黄，热象大显。石膏用至斤许，热乃渐退。窃思此疾当畏寒，脉伏时，谁知其为大热者。若非家君早令习医，受吾师至教，笃信吾师之说，必为群医所误矣。

纪文达曰：乾隆癸丑春夏间，京中多疫。以张景岳法治之，十死八九。以吴又可法治之，亦不甚效验。有桐城一医，以重剂石膏治冯鸿胪星实之姬，人见者骇异。然呼吸将死，应手辄痊。踵其法者，活人无算。有一剂用至八两，一人服至四斤者。虽刘守真之《原病式》，张子和之《儒门事亲》，专用寒凉亦未敢至是。实自古所未闻矣。

按：桐城医者，文达未详其姓名。友人刘仲华告愚曰：此医姓余名霖字师愚。于乾隆间著书，名《疫疹一得》。其间重用石膏方名清瘟败毒散。后道光间，归安江笔花著《医镜》，内有治一时疫发斑，用石膏至十四斤，而斑始透。盖深得余师愚之法者。

又曰：吴门顾松圃名靖远，因父患热病，为庸医参、附所误。发愤习医，寒暑无间者，阅三十年。尝著有《医镜》十六卷，惜无刊本。近见陆定圃进士《冷庐医话》，载其治王缵功阳明热证，主白虎汤，每剂石膏三两，两剂热顿减。而遍身冷汗，肢冷发呃，别医谓非参附不克回阳，诸医和之。群哗曰：白虎再投必毙。顾引仲景热深厥亦深之文，及喻嘉言阳证变阴厥，万中无一之说，谆谆力辩。诸医固执不从，投参、附回阳敛汗之剂，汗益多，而体益冷，反诋白虎之害。微阳脱在旦暮，举家惊惶，复求顾诊。仍主白虎汤，连服两大剂，汗止身温。再以前汤加减，数服而痊。因著《辨治论》，以为温热病中，宜用白虎汤并不伤人，以解世俗之惑。

按：此案服白虎汤两剂后，而转热深厥深者，以方中所用三两犹轻，不能胜此病也。若如前案中，每剂用石膏半斤，则无斯弊矣。幸其持论不移，卒能以大剂白虎汤挽回此证。又幸患此证者，必为壮实之人，其素日阴分无亏。不然服参附一剂之后，其病即不可问矣，岂犹容后日复用白虎汤哉。

徐灵胎曰：西濠陆炳若之夫人，产后感风热，瘀血未尽。医者执产后属虚寒之说，用干姜、熟地治之，汗出而身热如炭，唇燥舌紫，仍用前药。余是日偶步田间看菜花，近炳若之居，趋迎求诊。余曰：生产血枯火炽，又兼风热，复加刚燥滋腻之品，益火塞窍，凶危立见，非石膏则阳明之盛火不解。遵仲景法，用竹皮、石膏等药。余归，而他医至，笑且非之，谓自古无产后用石膏之理。盖生平未见仲景方也。其母素信余，立主服之，一剂而苏。明日炳若求诊，余曰，更服一剂，即痊愈矣，勿庸易方，如言而愈。观此案，则产后病寒温者，石膏亦所不忌也。按：《金匮》有竹皮大丸，治妇人乳中虚，烦乱呕逆，即此案所谓产后风热也。竹皮大丸中，原有石膏，故徐氏谓遵仲景之法。而愚治产后寒温之实热，则用白虎加人参汤，以玄参代知母。盖退寒温之实热，知母不如石膏，而其性实寒于石膏，当为产后所忌。故竹皮大丸中不用知母。至玄参则宜于产乳余疾，《本经》有明文也。用白虎汤之例，汗吐下后，皆加人参，以其虚也。产后较汗吐下后更虚，故必加之方妥。

又曰：嘉兴朱宗臣以阳胜阴亏之体，又兼痰凝气逆。医者以温补治之，胸膈痞塞，而阳道痿。群医谓脾肾两亏，将恐无治。就余于山中。余视其体丰而气旺，阳升而阴不降，诸窍皆闭。笑谓之曰：此为肝肾双实证，先用清润之品，加石膏以降其逆气，后以消痰开胃之药，涤其中宫，更以滋肾强阴之药，镇其元气。阳事既通，五月后，妻即怀孕，得一女。又一年，复得一男。观此案，则无外感而有实热者，石膏亦可用也。俗医妄谈，谓石膏能寒人之下焦，令人无子，何其言之谬耶！

袁子才曰：丙子九月，余患疟，饮吕医药，至日昳，忽呕逆头眩不止。家慈抱余起坐，觉血气自胸偾起，性命在呼吸间。忽有征友赵蕓村来访，家人以疾辞。曰我解医。乃延入诊脉看方。笑曰容易。命速买石膏，加他药投之。余甫饮一勺，如以千钧之石，将肠胃压下，血气全消。未半盂，沉沉睡去，头上微汗，朦胧中，闻家慈喈曰，岂非仙丹乎。睡须臾醒，君犹在座，问思西瓜否。曰想甚。即买西瓜。曰凭君尽量，我去矣。食片许，如醍醐灌顶，头目为轻，晚食粥。次日来曰，君所患者，阳明经症。吕医误为太阳经，以升麻、羌活二味升提之，将君妄血逆流而上。惟白虎汤可治，然亦危矣。详观此案，石膏之功用直胜金丹，诚能挽回人命于顷刻也。以此普济群生之药，医者果何所畏惧而不肯轻用也。

太医院吏目杨荣春，号华轩，南皮人。曾治一室女，周身拘挛，四肢不能少伸，年余未起床矣。诊其脉，阳明热甚。华轩每剂药中，必重用生石膏，以清阳明之热。共用生石膏四斤，其病竟愈。盖此证必因素有外感之热，传入阳明经。医者用甘寒滞泥之品，锢闭其热于阳明经中，久而不散。夫阳明主宗筋，宗筋为热所伤而拘挛，久之周身之筋皆病矣。此锢闭之热，惟生石膏可清之内消，兼逐之外出，而他药不能也。

友人毛仙阁曾治一少妇，产后十余日，周身大热无汗，心中热而且渴。延医调治，病势转增，甚属危急。仙阁诊其脉甚洪实，舌苔黄而欲黑，撮空摸床，内风已动。治以生石膏三两，玄参一两，野台参五钱，甘草二钱。为服药多呕，取竹皮大丸之义，加竹茹二钱，煎汤一大碗，徐徐温饮下，尽剂而愈。观此案，则外感之热，直如燎原，虽在产后，岂能从容治疗乎。孙思邈曰：智欲圆而行欲方，胆欲大而心欲小。世俗医者，遇此等证，但知心小，而不知胆大。岂病人危急之状，漠不关于心乎？

友人张少白曾治一阎姓叟，年近七旬，素有劳疾，发则喘而且嗽。于丙午冬，感冒风寒，上焦烦热，劳疾大作，痰涎胶滞。喘促异常。其脉上部洪滑，按之有力。少白治以生石膏二两，以清时气之热，因兼劳疾，加沉香五钱，以引气归肾。且以痰涎太甚，石膏能润痰之燥，不行痰之滞，故又借沉香辛温之力，以为石膏之反佐也。一日连服两剂，于第二剂，加清竹沥二钱，其病若失。劳疾自此亦愈，至今数年，未尝反复。观此案，则石膏之功用，不几令人不可思议哉。然非其人感冒伤寒，又孰能重用石膏，为被除其劳疾哉。

附录：湖北潜江红十字分会张港义务医院院长崔兰亭来函。寿甫老先生台鉴：久仰仁术，普救苍生，真乃医中一大伟人也。汉唐以来，各家著述虽多，恒系理想，究少实验，是以其方有效有不效。惟先生之著述，则屡试屡验。今略举用《衷中参西录》中诸方，随手奏效数则，敬呈台端。丁卯仲夏，国民革命军第二十军四师七旅旅长何君，身染温病。军医以香薷饮，藿香正气散治之，不效。迎仆诊视。遵用《衷中参西录》清解汤，一剂而愈。时因大军过境，温病盛行。以书中清解汤、凉解汤、寒解汤、仙露汤、从龙汤、馏水石膏饮，有呕者，兼用代赭石。本此数方，变通而用。救愈官长目兵三千余人，共用生石膏一千余斤，并未偾事。先生之《衷中参西录》，真乃世界救命之书，而堪为医界开一新纪元也。后学又自搜求两方，亦甚奇异。一为服食松脂法。《抱朴子内篇》有，上党赵姓身患癞病，历年不愈。后遇异人指示，服松脂百日，癞病痊愈。不但治病，而且延年。初不知松脂为何物，后参阅群书，知松脂即是松香。解毒、除湿、消肿、止痛、生肌、化痰，久服轻身延年，辟谷不饥。《万国药方》久咳丸，系松脂、甘草并用。向曾患咳嗽，百药不效，后每服松脂干末一钱，用凉茶送服，月余咳嗽痊愈，至今十年，未尝反复，精神比前更强壮。观此，松脂实有补髓健骨之力。又丁卯夏，川鄂战争。敝会出发至战地，救一兵士，子弹由背透胸出，由伤处捡出碎骨若干，每日令食牛乳、山药，数日饮食稍进，口吐臭脓，不能坐立；后每日令服松脂两次，每次一钱，三日后臭脓已尽；伤口内另长新骨，月余伤口全平，行步如常。敝会送路费及路票，回川来书道谢。又一兵士李兆元，过食生冷，身体浮肿，腹大如箕，百药罔效。令每日服松脂三钱，分三次服下，五日痊愈。乡村一男子，患肝痈溃破，医治五年不愈，溃穿二孔，日出臭水碗许，口吐脓血，臭气异常。戊辰孟夏，迎为诊治，视其形状，危险万分，辞而不治。再三恳求，遂每早晚令服松脂一钱，五日臭脓减少，疮口合平，照前服之，半月痊愈。又有患肺痈者，服林屋山人犀黄丸不效，而服松脂辄效者，难以枚举矣。又一方，家母年五十时患咳嗽，百药不效，严冬时卧不安枕。遇一老医，传授一方，系米壳四两，北五味三钱，杏仁去皮炒熟五钱，枯矾二钱，共为细末，炼蜜为丸，梧桐子大，每服二十丸，白糖开水送下。吞服数日，病若失，永不复发。家母生于甲辰，现年八十有六，貌若童颜。此丸不但止嗽，而且延年。以后用此丸疗治咳嗽痊愈者，笔难悉述。此二方，皆为寻常药品，而能愈此难愈之大证，且又屡试屡效，诚佳方也。深望先生，将此二方载于贵著。或兼登各处医报，以公诸医界，则幸甚矣。按：此来函谓，共用生石膏千余斤，治愈三千余人，未尝少有错误，是诚善用石膏者矣。录之，足证愚喜重用生石膏，以治寒温实热，原非一偏之见。且足证石膏必须生用，始能有益无害，活人千万。至所附载二方，皆甚奇异，试之有效，因并录之。

按：《伤寒论》阳明篇中，白虎汤后继以承气汤，以攻下肠中燥结，而又详载不可攻下诸证。诚以承气力猛，倘或审证不确，即足误事。愚治寒温三十余年，得一避难就易之法。凡遇阳明应下证，亦先投以大剂白虎汤一两剂。大便往往得通，病亦即愈。即间有服白虎汤数剂，大便犹不通者，而实火既消，津液自生，肠中不致干燥，大便自易降下。用玄明粉三钱，加蜂蜜或柿霜两许，开水冲调服下大便即通。若仍有余火未尽，而大便不通者，单用生大黄末一钱，若凉水调服生大黄末，一钱可抵煮服者一两，蜜水调服，通其大便亦可。且通大便于服白虎汤后，更无下后不解之虞。盖下证略具，而脉近虚数者，遽以承气下之，原多有下后不解者，以其真阴亏元气虚也。惟先服白虎汤或先服白虎加人参汤，去其实火，即以复其真阴，培其元气，而后微用降药通之，下后又何至不解乎？此亦愚百用不至一失之法也。

又按：重用石膏以退火之后，大便间有不通者，即可少用通利之药通之。此固愚常用之法，而随证制宜，又不可拘执成见。曾治一少年，伤寒已过旬日，阳明火实，大便燥结，投一大剂白虎汤，一日连进二剂，共用生石膏六两，至晚九点钟，火似见退，而精神恍惚，大便亦未通行。再诊其脉，变为弦象，夫弦主火衰，亦主气虚。知此证清解已过，而其大便仍不通者，因其元气亏损，不能运行白虎汤凉润之力也。遂单用人参五钱，煎汤俾服之，须臾大便即通，病亦遂愈。盖治此证的方，原是白虎加人参汤。因临证时审脉不确，但投以白虎汤，遂致病有变更。幸迷途未远，犹得急用人参，继所服白虎汤后以成功。诚以日间所服白虎汤尽在腹中，得人参以助之，始能运化。是人参与白虎汤，前后分用之，亦无异于一时同用之也。益叹南阳制方之神妙，诚有令人不可思议者也。吴又可谓，如人方肉食而病适来，以致停积在胃，用承气下之，惟是臭水稀粪而已；于承气汤中，单加人参一味，虽三四十日停积之物于是方下。盖承气借人参之力鼓舞胃气，宿物始动也。又可此论，亦即愚用人参于白虎汤后，以通大便之理也。

间有用白虎汤润下大便，病仍不解，用大黄降之而后解者，以其肠中有匿藏之结粪也。曾治一媪，年七十余，季冬得伤寒证，七八日间，延愚诊视。其脉洪长有力，表里俱热，烦渴异常，大便自病后未行。投以白虎加人参汤二剂，大便遂通，一日降下三次。病稍见愈，而脉仍洪长。细审病情，当有结粪未下，遂单用大黄三钱，煮数沸服之，下结粪四五枚，病遂见愈，仍非脉净身凉。又用拙拟白虎加人参以山药代粳米汤在后，服未尽剂而愈。然此乃百中之一二也。临证者，不可因此生平仅遇之证，遂执为成法，轻视白虎，而重视承气也。

又按：石膏用于外感之阳证，虽不当其时，亦无大患。惟用于阴盛格阳，真寒假热证，则危不旋踵。然此等证，即误用他凉药，其害亦同。此非石膏之过，而医者审证不确之过也。今录古人治此等证验案数则于下，以备参观。庶不至误用寒凉之药，以治阴证也。

李东垣尝治一阴盛格阳伤寒，面赤烦渴，脉七八至，但按之则散。用姜附汤加人参投之，得汗而愈。按：阴盛格阳烦渴，与阳证烦渴确有分辨。阳证烦渴，喜用大碗饮凉水，饮后必轻快须臾。阴盛格阳烦渴，亦若嗜饮凉水，而饮至口中，又似不欲下咽，不过一两口而止。李士材曰：休宁吴文哉伤寒，烦躁面赤，昏乱闷绝，时索冷水。其弟日休，求余诊视。手扬足掷，五六人制之，方得就诊。其脉洪大无伦，按之如丝。余曰，浮大沉小，阴证似阳也，与附子理中汤，当有生理。日休骇曰：医者十辈至，不曰柴胡、承气，则曰竹叶石膏。今反用热药，恶乎敢？余曰，温剂犹生，凉剂立危矣。遂用理中汤，加人参四钱，附子三钱，煎成，将药碗置冷水中，候冷与饮。服后一时，狂躁定矣。再剂而神爽。服参五斤而安。文哉遗以书曰：弟为俗医所误，既登鬼录矣，而兄翁拯全之，大奇亦大幸也。方弟燥热之时，医以三黄汤入牛黄，服之，转加闷绝，举室哀号，惟候目瞑而已。不意兄翁毅然以为可活，参附以投，阴霜见睨。荆妻稚子，含泪欢呼。父母生之，而兄翁再生之，大恩罔极，莫可言喻。敢志巅末，乞附案峡，俾天下万世，知药不可轻投，命不可轻弃，何莫非大仁人回春之泽哉。按：此案中有曰，时索冷水，而不曰时饮凉水，盖索者未必能饮也。

喻嘉言曰：徐国桢伤寒六七日，身热目赤，索水到前，复置不饮。异常烦躁，将门牖洞启，身卧地上，辗转不快，更求入井。一医急以承气与服。余诊其脉，洪大无伦，按之无力。谓医者曰：此用人参、附子、干姜之证，奈何认为下证？医曰：身热目赤，有余之邪，躁急如此，再以人参、附子、干姜服之，踰垣上屋矣。余曰：阳欲暴脱，外显假热，内有真寒，以姜、附投之，尚恐不能胜回阳之任，况敢用纯阴之药，重劫其阳乎！观其得水不欲咽，情已大露。岂水不欲咽，而可用大黄、芒硝乎？天地燠蒸，必有大雨，此证顷刻一身大汗，不可救矣。惟用姜、附，可谓补中有发，并可以散邪退热，一举两得，至稳至当之法，何可致疑？吾在此久坐，如有差误，吾任其咎。于是以附子、干姜各五钱，人参三钱，甘草二钱，煎汤冷服，服后寒战，戛齿有声。以重绵和头复之，缩手不肯与诊，阳微之状始著。再与前药一剂，微汗热退而安。

上所录医案，皆阴极似阳也。然其证百中不一见，愚临证数十年，亦未尝见，其证之少可知。至阳极似阴，外面虽见大寒之状，仍须投以大剂寒凉者，愚曾治过数次。前哲医案中，亦多有之。今复登数则于下，可与上列之案对观，庶可分辨阴阳于毫厘之间也。

一人，年五十，周身发冷，两腿疼痛。医者投以温补之药，其冷益甚，欲作寒战。诊其脉，甚沉伏，重按有力。其舌苔黄厚，小便赤涩。时当仲春，知其春温之热，郁于阳明而未发，故现此假象也。欲用白虎汤加连翘治之。病人闻之骇然。愚曰：但预购生石膏四两，迨热难忍时，煎汤饮之可乎？病者曰：恐无其时耳。愚曰：若取鲜白茅根，煎汤饮之，则冷变为热，且变为大热矣。病者仍不确信，然欲试其验否。遂剖取鲜白茅根，去净皮，细剉一大碗，煮数沸，取其汤，当茶饮之。有顷热发，若难忍。须臾再诊其脉，则洪大无伦矣。愚将所预购之四两生石膏煎汤，分三次温饮下，其热遂消。盖茅根中空，性凉能散，故饮之能将郁热达于外也。

一妇人，年二十余，得温病。咽喉作疼，舌强直，几不能言，心中热而且渴，频频饮水，脉竟沉细异常，肌肤亦不发热。遂舍脉从证，投以拙拟寒解汤在第五卷，得微汗，病稍见愈。明晨又复如故，舌之强直更甚。知药原对证，而力微不能胜病也。遂仍投以寒解汤，将石膏加倍，煎汤两盅，分二次温饮下，又得微汗，病遂愈。按：伤寒脉若沉细，多系阴证。温病脉若沉细，则多系阳证。盖温病多受于冬，至春而发，其病机自内向外。有时病机郁而不能外达，其脉或即现沉细之象，误认为凉必至误事。又此证寒解汤既对证见愈矣，而明晨舌之强直更甚，乃将方中生石膏倍作二两，分两次前后服下，其病即愈。由是观之，凡治寒温之热者，皆宜煎一大剂，分数次服下，效古人一剂三服之法也。

喻嘉言曰：黄长人犯房劳，病伤寒，守不服药之戒，身热已退，十余日外，忽然昏沉，浑身战慄，手足如冰。急请余至，一医已合就姜、桂之药矣。余适见而骇之，姑俟诊毕，再三辟其差谬。病家自疑阴证，言之不入。只得与医者约曰：此病之安危只争此药一剂，所用当否性命有关，吾与丈各立担承，倘至用药差误，责有所归。医者曰：吾治伤寒三十余年，不知甚么担承。余笑曰：吾有明眼在此，不忍见人立就倾危，若不担承，待吾用药，病家方才心安，亟请用药。予以调胃承气汤，约重五钱，煎成，热服半盏，厥渐退，人渐苏。仍与前药，服至尽剂，人事大清。忽然浑身壮热，再与大柴胡汤一剂，热退身安。门人问曰：病者云是阴证见厥，先生确认为阳证，而用下药果应，其理安在？答曰：凡伤寒病初得发热，煎熬津液，鼻干、口渴、便秘，渐至发厥者，不问而知为热也。若阳证忽变阴厥者，万中无一，从古至今无一也。盖阴厥得之阴证，一起便直中真阴经。唇青、面白、遍体冷汗、便利不渴、身倦多睡、醒则人事了了，与伤寒传经之热邪，转入转深人事昏惑者，万万不同也。按：喻氏案后之论甚明晰，学者宜细观之。

张令韶曰：余治一妇人，伤寒九日，发狂，面白，谵语不识人，循衣摸床，口目瞤动，肌肉抽搐，遍身手足尽冷，六脉皆无。诸医皆辞不治。余因审视良久，闻其声，重而且长，句句有力。乃曰：此阳明内实热郁于内，故令脉道不通，非脱也。若脉真将无，则气息奄奄，危在顷刻，安得有如许气力，大呼疾声，久而不绝乎！遂用大承气汤，启齿灌下。夜间，解黑粪满床，脉出，身热，神清，舌燥而黑。更服小陷胸汤，二剂而愈。因思此证大类四逆，若误投之立死。及死之后，必以为原系死证，服之不效数也，不知病人怀恨九原矣。按：此证易辨其决非四逆汤证，征以前案喻氏之论，自能了然。

李士材曰：社友韩茂远伤寒，九日以来，口不能言，目不能视，体不能动，四肢俱冷。众皆曰阴证。比余诊之，六脉皆无。以手按腹，两手护之，眉皱作楚。按其趺阳，大而有力。知其腹有燥粪，欲与大承气汤。病家惶惧，不敢进。余曰：吾郡能辨是证者，惟施笠泽耳。延至诊之，与余言若合符节。遂投以大承气汤，下燥粪六七枚。口能言，体能动。若"按手不及足"者，何以辨此证哉。按：《伤寒论》仲景原叙，原有"握手不及足"之戒。足上脉三部，趺阳为胃脉，太溪为肾脉，太冲为肝脉。三脉之中，又以趺阳为要。故其叙中趺阳与人迎并举。凡临证，其手上脉不见者，皆当取其趺阳脉为准，不但寒温之证为然也。

上所列医案，皆阳极似阴也。其理惟刘河间论之最透。其言曰：蓄热内甚，脉须疾数，以其热蓄极甚而脉道不利，反致脉沉细而欲绝。俗未明造化之理，反谓传为寒极阴毒者，或始得之阳热暴甚，而便有此证候者，或两感热甚者，通宜解毒。如大承气汤下之后，热稍退而未愈者，黄连解毒汤调之。或微热未除者，凉解散调之。按：此论发挥阳极似阴之理甚妙。诚以河间生平治病主火，故能体会至此。至其所论用药，则不必拘。

阴极似阳，阳极似阴之外，又有所谓戴阳证者。其人面赤烦躁，气息甚粗，脉象虽大，按之无力，又多寸盛尺虚。乃下焦虚寒，孤阳上越之危候，颇类阴极似阳，而与阴极似阳微有不同。盖阴极似阳，乃内外异致；戴阳证，乃上下异致也。愚曾治有戴阳证验案，仙露汤方后，论药宜分数次服者，不可顿服。曾引其案，以为炯戒，兹不再赘。而前人善治此证者，喻嘉言独推陶节庵立法甚妙。用人参、附子等药，收拾阳气归于下元，而加葱白透表，以散外邪。如法用之，无不愈者。然其法实本仲景，特仲景未明言治戴阳证，而节庵则明言治戴阳证耳。嘉言何不祖述仲景，而但知推重节庵也！按：《伤寒论》原有治戴阳证之方，通脉四逆汤是也。其方载少阴篇，"主少阴病，下利清谷，里寒外热，手足厥热，脉微欲绝，身反不恶寒，其人面赤色，或腹痛，或干呕，或咽痛，或利止脉不出者"。方用炙甘草二两，生附子经药坊制过而未炮熟者，即是生附子，非野间剖取之生附子，大者一枚，去皮破八片，干姜三两，强人可四两。上三味，以水三升煮取一升二合，分两次服。面赤者，加葱九茎。腹中痛者，去葱加芍药二两。呕者，加生姜三两。咽痛者，去芍药加桔梗一两。利止脉不出者，去桔梗加人参三两。按：面赤即戴阳证，于通脉四逆汤中加葱九茎，即治戴阳证之专方也。盖上窜之元阳，原以下焦为宅窟。故用干姜、附子之大辛大温，直达下焦，据其故垒，张赤帜而招之。然恐元阳当涣散之际，不堪姜、附之健悍，故又重用甘草之温和甘缓者，以安养元气，燮理阴阳。且俾姜、附得甘草之甘而热力愈长；得甘草之缓而猛力悉化。洵乎节制之师，扫荡余寇，即以招集流亡，则元阳自乐还其宅也。特是元阳欲还道途不无间隔，故又用葱白之温通，且取老阳之数，多至九茎，以导引介绍之。则上至九天，下至九渊，一气贯通，毫无隔碍，而元阳之归还自速也。至利止而脉不出者，其下焦之元气必虚，故又加人参二两以助元气。后日陶氏之方，不过于此汤中并加葱白、人参，何尝出仲景之范围哉。

按：治戴阳证，用通脉四逆汤必须加葱，亦宜并加人参。而葱九茎，可变为葱白九寸。又按：腹痛者加芍药，若以治温病中之戴阳证，虽不腹痛，亦宜加芍药。曾治一少年，素伤于烟色。夏月感冒时气，心中发热，因多食西瓜，遂下利清谷，上焦烦躁异常。急迎愚诊视，及至已昏不知人。其脉上盛下虚，摇摇无根，数至六至。为疏方用附子钱半，干姜二钱，炙甘草三钱，人参四钱，葱白五寸，生芍药五钱，又加龙骨、牡蛎皆不用煅、玄参各四钱。煎汤一大盅，顿饮之。须臾苏醒，下利与烦躁皆愈。时有医者二人在座，皆先愚至而未敢出方，见愚治愈，问先生何处得此良方。答曰：此仲景方，愚不过加药三味耳，诸君岂未之见耶。遂为发明通脉四逆汤之精义，并谓其善治戴阳证。二医者皆欣然，以为闻所未闻云。

又喻嘉言曰：石开晓病伤风，咳嗽，未尝发热，自觉气迫欲死，呼吸不能相续。求余诊之，见其头面赤红，躁扰不歇，脉亦豁大而空。谓曰：此证颇奇，全是伤寒戴阳证。何以伤风小恙亦有之。急宜用人参、附子等药温补下元，收回阳气。不然子丑时，一身大汗，脱然而死矣。渠不以为然。及日落阳不用事，忙乱不能少支。忙服前药，服后稍宁片刻。又为床侧添同寝一人，逼出其汗。再用一剂，汗止身安，咳嗽俱不作。询其所由，云连服麻黄药四剂，遂如此躁急。然后知伤风亦有戴阳证，与伤寒无别。总因其人平素下虚，是以真阳易于上越耳。按：此证由于连服麻黄四剂之后，而服药后，犹设法逼出其汗，岂服麻黄时未出汗乎。独不虑其元阳，因服药甫收敛，又因出汗而浮越乎。愚曾治有类此之证，其病因亦类此。愚重用山萸肉去净核二两，加人参、龙骨不煅各数钱而愈。其案详拙拟来复汤在第一卷后，可参视。

石膏粳米汤

治温病初得，其脉浮而有力，身体壮热。并治一切感冒初得，身不恶寒而心中发热者。若其热已入阳明之腑，亦可用代白虎汤。

生石膏轧细，二两　　生粳米二两半

上二味，用水三大碗，煎至米烂熟，约可得清汁两大碗。乘热尽量饮之，使周身皆汗出，病无不愈者。若阳明腑热已实，不必乘热顿饮之，徐徐温饮下，以消其热可也。

或问：外感初得，即中有蕴热，阳明胃腑，不至燥实，何至遽用生石膏二两？答曰：此方妙在将石膏同粳米煎汤，乘热饮之。俾石膏寒凉之性，随热汤发散之力，化为汗液尽达于外也。西人谓，胃本无化水之能，亦无出水之路。而壮实之人，饮水满胃，须臾水气旁达，胃中即空。盖胃中原多微丝血管，能引水气以入回血管。二管详解在第二卷补络补管汤下。由回血管过肝入心，以运行于周身。由肺升出为气，由皮肤渗出为汗，余透肾至膀胱为溺。石膏煎汤，毫无气味，毫无汁浆，直与清水无异。且又乘热饮之，则敷布愈速。不待其寒性发作，即被胃中微丝血管吸去，化为汗、为气，而其余为溺，则表里之热，亦随之俱化。此寒因热用，不使伤胃之法也。且与粳米同煮，其冲和之气，能助胃气之发达，则发汗自易。其稠润之汁，又能逗留石膏，不使其由胃下趋，致寒凉有碍下焦。不但此也，清水煎开后，变凉甚速，以其中无汁浆，不能留热也。此方粳米多至二两半，汤成之后，必然汁浆甚稠。饮至胃中，又善留蓄热力，以为作汗之助也。是以人之欲发汗者，饮热茶不如啜热粥也。

初拟此方时，惟用以治温病。实验既久，知伤寒两三日后，身不恶寒而发热者，用之亦效。丙辰正月上旬，愚随巡防营，自广平移居德州。自邯郸上火车，自南而北，复自北而南，一昼夜绕行千余里。车窗多破，风寒彻骨。至德州，同行病者五六人，皆身热无汗。遂用生石膏、粳米各十余两，饭甑煮烂熟，俾病者尽量饮其热汤，皆周身得汗而愈，一时称快。

沈阳县知事朱霭亭夫人，年五旬。于戊午季秋，得温病甚剧。时愚初至奉天，霭亭系愚同乡，求为诊治。见其以冰囊作枕，复悬冰囊，贴面之上侧。盖从前求东人调治，如此治法，东人之所为也。合目昏昏似睡，大声呼之，毫无知觉。其脉洪大无伦，按之甚实。愚谓霭亭曰：此病阳明腑热，已至极点。外治以冰，热愈内陷。然此病尚可为，非重用生石膏不可。霭亭韪愚言，遂用生石膏细末四两，粳米八钱，煎取清汁四茶杯，徐徐温灌下。约历十点钟，将药服尽，豁然顿醒。后又用知母、花粉、玄参、白芍诸药，少加连翘以清其余热，服两剂痊愈。霭亭喜甚，命其公子良佐，从愚学医云。

镇逆白虎汤

治伤寒温病，邪传胃腑，燥渴身热，白虎证俱，其人胃气上逆，心下满闷者。

生石膏捣细，三两　　知　母两半　　清半夏八钱　　竹茹粉六钱

用水五盅，煎汁三盅，先温服一盅，病已愈者，停后服，若未痊愈者，过两点钟，再温服一盅。《伤寒论》白虎汤，治阳明腑热之圣药也。盖外邪炽盛，势若燎原，胃中津液，立就枯涸。故用石膏之辛寒以祛外感之邪，知母之凉润以滋内耗之阴。特是石膏质重虽煎作汤性亦下坠，知母味苦，苦降与重坠相并，

下行之力速，胃腑之热或难尽消。且恐其直趋下焦而为泄泻也。故又借粳米之浓汁，甘草之甘味，缓其下趋之势。以待胃中微丝血管徐徐吸去，由肺升出为气，由皮肤渗出为汗，余入膀胱为溺，而内蕴之热邪随之俱清，此仲景制方之妙也。然病有兼证，即用药难拘成方。犹是白虎汤证也，因其人胃气上逆，心下胀满，粳米、甘草不可复用。而以半夏、竹茹代之，取二药之降逆，以参赞石膏、知母成功也。

一妇人，年三十余，得温证。始则呕吐，五六日间，心下满闷，热而且渴。脉洪滑有力，舌苔黄厚。闻其未病之先，曾有郁怒未伸，因得斯证。俗名夹恼伤寒。然时当春杪，一得即不恶寒，乃温病，非伤寒也，为疏此方。有一医者在座，系病家姻亲，非但延之治病，且以视他医之用方也。疑而问曰：此证因胃气上逆作胀满，始将白虎汤方，另为更定。何以方中不用开通气分之药，若承气汤之用厚朴、枳实，而惟用半夏、竹茹乎？答曰：白虎汤用意，与承气迥异。盖承气汤，乃导邪下行之药，白虎汤乃托邪外出之药。故服白虎汤后，多有得汗而解者。间有服后未即得汗，而大热既消，其饮食之时，恒得微汗，余热亦由此尽解。若因气逆胀满，恣用破气之药，伤其气分，不能托邪外出，将邪陷愈深，胀满转不能消，或更增剧。试观《伤寒论》多有因误下伤其气分成结胸、成心下痞鞕证，不可不知也。再试观诸泻心，不轻用破气之品，却有半夏泻心汤；又仲景治"伤寒解后，气逆欲呕"有竹叶石膏汤，半夏与石膏并用；治"妇人乳中虚，烦乱呕逆"有竹皮大丸，竹茹与石膏并用；是半夏、竹茹善降逆气可知也。今师二方之意，用之以易白虎汤中之甘草、粳米，降逆气而不伤正气，服后仍可托邪外出，由汗而解，而胀满之证，亦即消解无余。此方愚用之屡矣，未有不随手奏效者。医者闻言省悟，听愚用药。服后，病人自觉胀满之处，如以手推排下生，病亦遂愈。

白虎加人参以山药代粳米汤

治寒温实热已入阳明之腑，燥渴嗜饮凉水，脉象细数者。

生石膏捣细，三两　　知　母一两　　人　参六钱　　生山药六钱

粉甘草三钱

上五味，用水五盅，煎取清汁三盅，先温服一盅，病愈者，停后服。若未痊愈者，过两点钟，再服一盅。至其服法详细处，与仙露汤同。

按：伤寒法，白虎汤用于汗吐下后，当加人参。究之脉虚者，即宜加之，不必在汗吐下后也。愚自临证以来，遇阳明热炽，而其人素有内伤，或元气素弱，其脉或虚数，或细微者，皆投以白虎加人参汤。实验既久，知以生山药代粳米，则其方愈稳妥，见效亦愈速。盖粳米不过调和胃气，而山药兼能固摄下焦元气。使元气素虚者，不至因服石膏、知母而作滑泻。且山药多含有蛋白之汁，最善滋阴，白虎汤得此，既祛实火又清虚热，内伤外感，须臾同愈。愚用此方救人多矣。略列数案于下，以资参考。

一叟，年近六旬，素羸弱劳嗽，得伤寒证三日，昏馈不知人。诊其脉甚虚数，而肌肤烙手，确有实热。知其脉虚证实，邪火横恣，元气又不能支持。故传经犹未深入，而即昏愦若斯也。踌躇再四，乃放胆投以此汤。将药煎成，乘热徐徐灌之。一次只灌下两茶匙。阅三点钟，灌药两盅，豁然顿醒。再尽其余，而病愈矣。

一叟，年六旬，素亦羸弱多病，得伤寒证，绵延十余日。舌苔黄厚而干，心中热渴，时觉烦躁，其不烦躁之时，即昏昏似睡，呼之眼微开，精神之衰惫可知，脉象细数，按之无力。投以凉润之剂，因其脉虚，又加野台参佐之。大

便忽滑泻，日下数次。因思此证，略用清火之药即滑泻者，必其下焦之气化不固。先用药固其下焦，再清其上焦、中焦未晚也。遂用熟地黄二两，酸石榴一个，连皮捣烂，同煎汤一大碗。分三次温饮下，大便遂固。间日投以此方，将山药改用一两，以生地黄代知母。煎汤成，徐徐温饮下，一次只饮药一大口。阅八点钟，始尽剂，病愈强半。翌日又按原方，如法煎服，病又愈强半。第三日又按其方服之，尽剂而愈。按：熟地黄原非治寒温之药，而病至极危时，不妨用之，以救一时之急。故仲景治脉结代，有炙甘草汤，亦用干地黄即今生地，结代亦险脉也。如无酸石榴时，可用龙骨煅，捣、牡蛎煅，捣各五钱代之。

一叟，年六旬余。素吸鸦片，羸弱多病，于孟冬感冒风寒，其脉微弱而浮。愚用生黄芪数钱，同表散之药治之，得汗而愈。间日，因有紧务事，冒寒出门，汗后重感，比前较剧。病卧旅邸，不能旋里。因延彼处医者诊治，时身热饮水，病在阳明之腑。医者因其脉微弱，转进温补，病益进。更延他医，以为上有浮热，下有实寒，用附子、吴茱萸，加黄连治之。服后，齿龈尽肿，且甚疼痛，时觉烦躁，频频饮水，不能解渴，不得已复来迎愚。至诊其脉细而数，按之略实。遂投以此汤，加玄参六钱，以散其浮游之热。一剂牙疼即愈，烦躁与渴亦见轻。翌日用原方去玄参，将药煎成，调入生鸡子黄三枚，作三次温饮下，大便得通而愈。

一人，年二十资禀素弱。偶觉气分不舒，医者用三棱、延胡等药破之。自觉短气，遂停药不敢服。隔两日，忽发喘逆，筋惕肉动，精神恍惚。脉数至六至，浮分摇摇，按之若无。肌肤甚热，上半身时出热汗，自言心为热迫，甚觉怔忡。其舌上微有白苔，中心似黄。统观此病情状，虽陡发于一日，其受外感已非一日。盖其气分不舒时，即受外感之时，特其初不自觉耳。为其怔忡太甚，不暇取药，急用生鸡子黄四枚，温开水调和，再将其碗置开水盆中，候温服之，喘遂止，怔忡亦见愈。继投以此汤，煎汁一大碗，仍调入生鸡子黄三枚，徐徐温饮下。自晚十点钟至早七点钟，尽剂而病若失。因其从前服药伤气，俾用玄参一两，潞参五钱，连服数剂以善其后。

一童子，年十七，于孟夏得温证，八九日间，呼吸迫促，频频咳吐，痰血相杂。其咳吐之时，疼连胸胁，上焦微嫌发闷。诊其脉，确有实热，而数至七至，摇摇无根。盖其资禀素弱，又兼读书劳心，其受外感又甚剧，故脉象若是之危险也。为其胸胁疼闷兼吐血，遂减方中人参之半，加竹茹、三七捣细冲服各二钱。用三七者，不但治吐血，实又兼治胸胁之疼也。一剂血即不吐，诸病亦见愈，又服一剂痊愈。

一农家孺子，年十一，因麦秋农家忙甚，虽幼童亦作劳田间，力薄不堪重劳，遂得温病。手足扰动，不能安卧，谵语不休，所言者皆劳力之事，昼夜目不能瞑，脉象虽实，却非洪滑。拟投以此汤，又虑小儿少阳之体，外邪方炽，不宜遽用人参，遂用生石膏两半，蝉退一钱，煎服后，诸病如故。复来询方，且言其苦于服药，昨所服者，呕吐将半。愚曰：单用生石膏二两，煎取清汁，徐徐温饮之，即可不吐，乃如言服之，病仍不愈。再为诊视，脉微热退，谵语益甚。精神昏昏，不省人事。急用野台参两半，生石膏二两，煎汁一大碗，分数次温饮下。身热脉起，目遂得瞑，手足稍安，仍作谵语。又于原渣加生石膏、麦冬各一两，煎汁二盅，分两次温饮下，降大便一次，其色甚黑，病遂愈。按：此证若早用人参，何至病势几至莫救。幸即能省悟，犹能竭力挽回，然亦危而后安矣。愚愿世之用白虎汤者，宜常存一加人参之想也。又按：此案与前案观之，凡用白虎汤而宜加人参者，不必其脉现虚弱之象也。凡谂知其人劳心过度，或劳力过度，或在老年，或有宿疾，或热已入阳明之腑，脉象虽实，而无洪滑之象，或脉有实热，而至数甚数者，用白虎汤时，皆宜酌加人参。

又寒温证表里皆虚，汗出淋漓，阳明胃腑，仍有实热者，用此汤时，宜加龙骨、牡蛎。一童子，年十六，于季冬得伤寒证。因医者用发表药太过，周身时时出汗，仍表里大热，心中怔忡，精神恍惚。脉象洪数，按之无力。遂用此汤，加龙骨、牡蛎皆不煅各一两。煎汁一大碗，分数次温饮下，尽剂而愈。

又仲景治伤寒脉结代者，用炙甘草汤，诚佳方也。愚治寒温，若其外感之热不盛，遇此等脉，即遵仲景之法。若其脉虽结代，而外感之火甚实者，亦用白虎加人参以山药代粳米汤。曾治一叟，年六旬余。于孟冬得伤寒证，五六日间，延愚诊视。其脉洪滑，按之亦似有力。表里俱觉发热，间作呻吟，又兼喘逆，然不甚剧。投以白虎汤，一剂大热稍减。再诊其脉，或七八动一止，或十余动一止，两手皆然，而重按无力。遂于原方中加人参八钱，兼师炙甘草汤中用干地黄之意，以生地代知母。煎汁两盅，分二次温饮下，脉即调匀，且较前有力，而热仍如故。从前方中生石膏二两遂加倍为四两，煎汁一大碗，俾徐徐温饮下，尽剂而愈。按：治此证时，愚习用白虎汤，而犹未习用白虎汤加参也。自此以后，凡年过六旬之人，即脉甚洪实，用白虎汤时，亦必少加人参二三钱。

结代之脉虽并论，究之结脉轻于代脉，故结脉间有宜开通者。曾治一叟，年六十余，大便下血。医治三十余日，病益进。日下血十余次，且多血块，精神昏愦。延为诊视，脉洪实异常，至数不数，惟右部有止时，其止无定数，乃结脉也。其舌苔纯黑，知系温病大实之证。从前医者，但知治其便血，不知治其温病可异也。投以白虎加人参以山药代粳米汤，将石膏改用四两，煎汤三盅，分三次温饮下。每次送服旱三七细末一钱。如此日服一剂，两日血止，大便仍滑泻，脉象之洪实减半，而其结益甚，且腹中觉胀。询其病因，知得诸恼怒之后。遂改用莱菔子六钱，而佐以白芍、滑石、花粉、茅根、甘草诸药，一剂胀消，脉之至数调匀，仍稍有洪实之象，滑泻亦减。再投以加味天水散作汤服之，病遂痊愈。

寒温之证，最忌舌干，至舌苔薄而干，或干而且缩者，尤为险证。而究其原因，却非一致。有因真阴亏损者，有因气虚不上潮者，有因气虚更下陷者，皆可治以白虎加人参以山药代粳米汤。盖人参之性，大能补气，元气旺而上升，自无下陷之虞，而与石膏同用，又大能治外感中之真阴亏损。况又有山药、知母以濡润之乎！若脉象虚数者，又宜多用人参，减石膏一两，再加玄参、生地滋阴之品。煎汁三四茶盅，徐徐温饮下，一次只饮一大口，防其寒凉下侵致大便滑泻。又欲其药力息息上达，助元气以生津液，饮完一剂，再煎一剂，使药力昼夜相继，数日舌润火退，其病自愈。一人年二十余，素劳力太过，即觉气分下陷。一岁之间，为治愈三次。至秋杪感冒时气，胸中烦热满闷，燥渴引饮，滑泻不止，微兼喘促。舌上无苔，其色鲜红，兼有砂粒。延医调治，投以半补半破之剂。意欲止其滑泻兼治其满闷也。服药二剂，滑泻不止。后愚为诊视，其脉似有实热，重按无力。遂先用拙拟加味天水散在第三卷止其滑泻。方中生山药用两半、滑石用一两，一剂泻止。继服滋阴清火之剂，数剂喘促亦愈，火亦见退。惟舌干连喉几不能言，频频饮水，不少濡润，胸中仍觉满闷。愚恍悟曰：此乃外感时气，挟旧病复发，故其脉象虽热，按之不实。其舌干如斯者，津液因气分下陷而不上潮也。其胸中满闷者，气分下陷，胸中必觉短气，粗人不善言病情，故漫言满闷也。此时大便不行已五日。遂投以白虎加人参以山药代粳米汤，一剂病愈十之七八，而舌之干亦减半。又服一剂，大便得通，病觉痊愈。舌上仍无津液，又用潞参一两，玄参两半，日服一剂，三日后舌上津液滋润矣。

一童子，年十三，于孟冬得伤寒证。七八日间，喘息鼻煽动，精神昏愦，时作谵语，所言者皆劳力之事。其脉微细而数，按之无力。欲视其舌，干缩不能外伸，启齿探视，舌皮有瘢点作黑色，似苔非苔，频饮凉水，毫无濡润之意。愚曰：此病必得之劳力之余，胸中大气下陷，故津液不能上潮，气陷不能托火外出，故脉道瘀塞，不然何以脉象若是，恣饮凉水而不滑泻乎？病家曰：先生之言诚然，从前延医服药，分毫无效，不知尚可救否？曰：此病按寻常治法，一日只服药一剂，即对证亦不能见效。听吾用药勿阻，定可挽回。遂治以白虎加人参以山药代粳米汤，煎汁一大碗，徐徐温饮下，一昼夜间连进二剂，其病遂愈。

又按：脉虚数而舌干者，大便虽多日不行，断无可下之理，即舌苔黄而且黑亦不可下。惟按上所载治法，使其大便徐徐自通，方为稳善。若大便通后，而火犹炽，舌仍干者，可用潞参一两，玄参二两煮汁，徐徐饮之，以舌润火退为度。若或因服药失宜，大便通后，遂滑泻，其虚火上逆，舌仍干者，可用拙拟滋阴固下汤在第五卷去滑石，加沙参数钱。若其为日既久，外感之火全消，而舌干神昏，或呼吸之间，常若气不舒，而时作太息者，此大气因服药下陷，病虽愈而不能自复也。宜单用人参两许煎汤服之，或少加柴胡亦可此证有案在第四卷升陷汤下宜参观。若微有余热，可加玄参佐之。

寒温下后不解，医者至此，恒多束手。不知《伤寒论》原有治此证的方，即白虎加人参汤也。其一百六十八节云："伤寒病，若吐若下后，七八日不解，热结在里，表里俱热，时时恶风，大渴，舌上干燥而烦，欲饮水数升者，白虎加人参汤主之。"愚生平治寒温，未有下后不解者，于仙露汤后曾详论之。然恒有经他医下后不解，更延愚为诊治者。其在下后多日，大便未行，脉象不虚弱者，即按《伤寒论》原方。若在甫下之后，或脉更兼虚弱，即以山药代粳米，或更以生地代知母，莫不随手奏效。盖甫下之后，大便不实，骤用寒凉，易至滑泻。而山药收涩，地黄黏润，以之代粳米、知母，实有固下之力，而于脉之兼虚弱者，则尤宜也。况二药皆能滋真阴，下后不解，多系阴分素虚之人，阴分充足，自能胜外感之余热也。

寒温之证，过十余日大热已退，或转现出种种危象，有宜单治以人参，不必加人参于白虎汤中者。王宇泰曰：余每治伤寒温热等证，为庸医妄汗误下，已成坏证，危在旦夕者，以人参二两，童子小便煎之，水浸冰冷，饮之立效。又张致和曾治一伤寒坏证，势近垂危，手足俱冷，气息将断。用人参一两，附子一钱，于石铫内煎至一碗。新汲水浸之冰冷，一服而尽。少顷病人汗出，鼻梁尖上涓涓如水。盖鼻梁应脾，若鼻端有汗者可救。以土在人身之中周遍故也。

又愚曾治一温证，已过两旬，周身皆凉，气息奄奄。确知其因误治，胸中大气下陷。遂用人参一两，柴胡二钱，作汤灌之，两剂痊愈。此证详案，在拙拟升陷汤在第四卷下可参观。

白虎汤加人参，又以山药代粳米，既能补助气分托邪外出，更能生津止渴、滋阴退热，洵为完善之方。间有真阴太虚，又必重用滋阴之药以辅翼之，始能成功者。一妪，年过七旬，于孟夏得温证，五六日间，身热燥渴，精神昏愦，舌似无苔，而舌皮数处作黑色，干而且缩。脉细数，按之无力。当此高年，审证论脉，似在不治。而愚生平临证，明明见不可治之证，亦必苦心研究而设法治之，此诚热肠所迫，不能自已，然亦往往多有能救者。踌躇再四，为疏两方。一方即白虎加人参以山药代粳米汤，一方用熟地黄二两、生山药、枸杞各一两，真阿胶不炒五钱，煎汤后，调入生鸡子黄四枚。二方各煎汁一大碗，徐徐输流温服，阅十点钟，尽剂而愈。自言从前服药，皆不知觉，此时则犹如梦醒。视其舌上犹干黑，然不缩矣。其脉至数仍数，似有余热。又用玄参二两，潞参一两，煎汤一大碗，徐徐温服，一日一剂。两日大便得通，再视其舌，津液满布，黑皮有脱去者矣。

隔数日，其夫年与相等，亦受温病。四五日间，烦热燥渴。遣人于八十里外置冰一担，日夜食之，烦渴如故。复迎愚诊治。其脉洪滑而长，重按有力，舌苔白厚，中心微黄。知其年虽高而火甚实也。遂投以白虎加人参以山药代粳米汤。将方中石膏改用四两。连进两剂，而热渴俱愈。其家人疑而问曰：此证从前日食冰若干，热渴分毫不退，今方中用生石膏数两，连进两剂而热渴俱愈，是石膏之性凉于冰远矣。愚曰：非也。石膏原不甚凉，然尽量食冰不愈而重用生石膏即愈者，因石膏生用能使寒温之热有出路也。西人不善治寒温，故遇寒温实热证最喜用冰，然多有不愈者。至石膏生用，性能发汗，其热可由汗解。即使服后无汗，亦可宣通内蕴之热，由腠理毛孔息息达出，人自不觉耳。按：此证与前证，年岁同，受病之时亦同，而一则辅以熟地、枸杞之类，以滋真阴；一则重加生石膏，以清大热。此乃随病脉之虚实，活泼加减，所以投之辄效也。

又按：用熟地治寒温，恒为医家所訾。然遇其人真阴太亏，不能支持外感之热者，于治寒温药中，放胆加熟地以滋真阴，恒能挽回人命于顷刻。曾治一室女，资禀素羸弱，得温病五六日，痰喘甚剧。治以《金匮》小青龙汤加石膏，一剂喘顿止。时届晚八点钟，一夜安稳。至寅时喘复作，不若从前之剧，而精神恍惚，心中怔忡。再诊其脉，如水上浮麻不分至数，按之即无，此将脱之候也。取药不暇，幸有预购山药两许，急煎服之，病少愈。此际已疏方取药，方系熟地四两，生山药一两，野台参五钱，而近处药房无野台参，并他参亦罄尽，再至他处，又恐误事，遂单煎熟地、山药饮之，病愈强半。一日之内，按其方连进三剂，病遂痊愈。按：此证原当用拙拟来复汤在第一卷，其方重用山萸肉以收脱，而当时愚在少年，其方犹未拟出，亦不知重用萸肉，而自晨至暮，共服熟地十二两，竟能救此垂危之证，熟地之功用诚伟哉。又此证初次失处，在服小青龙汤后，未用补药。愚经此证后，凡遇当用小青龙汤而脉稍弱者，服后即以补药继之，或加人参于汤中，恐其性热，可将所加之石膏加重。

又按：张氏《八阵》、赵氏《医贯》、冯氏《锦囊》皆喜重用熟地，虽外感证亦喜用之，其立言诚有偏处。然当日必用之屡次见效，而后笔之于书。张氏书中载有：治一老年伤寒，战而不汗，翌日届其时，犹有将汗之意。急与一大剂八味地黄汤以助其汗。服后，遂得大汗，阅数时周身皆凉，气息甚微，汗犹不止。精神昏昏，复与原汤一剂，汗止而精神亦复。夫用其药发汗，即用其药止汗，运用之妙，颇见慧心。又赵氏书中谓：六味地黄汤能退寒温之实热，致贻后世口实。然其言亦非尽不验。忆昔乙酉、丙戌数年间之寒温病，热入阳明腑后，凡于清解药中，能重用熟地以滋阴者，其病皆愈。此乃一时气运使然，不可笔之于书以为定法也。又冯氏所著本草，谓熟地能大补肾中元气，此亦确论。凡下焦虚损，大便滑泻，服他药不效者，单服熟地即可止泻。然须日用四五两，煎浓汤服之亦不作闷，熟地少用则作闷多用转不闷，少用则无效。又善治劳嗽气不归根。曾治一媪，劳喘甚剧，十年未尝卧寝。俾每日用熟地煎汤，当茶饮之，数日即安卧。其家反惧甚，以为如此改常恐非吉兆，而不知其病之愈也。由是观之，熟地能补肾中元气可知。至陈修园则一概抹倒，直视熟地为不可用，岂能知熟地哉。寒温传里之后，其人下焦虚惫太甚者，外邪恒直趋下焦作泄泻，亦非重用熟地不能愈。岁在癸巳，应试都门，曾谒一部郎，其家有女仆，年三十余。得温病十余日，势至垂危，将舁于外，问还有治否？因为诊视，其证昼夜泄泻，昏不知人，呼之不应，其脉数至七至，按之即无，而却无大热。

遂用熟地二两，生山药、生杭芍各一两，甘草三钱，煎汤一大碗，趁热徐徐灌之，尽剂而愈。

又一童子，年十四五，伤寒已过旬日，大便滑泻不止，心中怔忡异常，似有不能支持之状。脉至七至，按之不实。医者辞不治。投以熟地、生山药、生杭芍各一两，滑石八钱，甘草五钱。煎汤一大碗，徐徐温饮下，亦尽剂而愈。

至产后之证，忌用寒凉。而果系产后温证，心中燥热，舌苔黄厚，脉象洪实，亦宜投以白虎加人参以山药代粳米汤，而更以玄参代知母则尤妥善。盖愚于产后温证之轻者，其热虽入阳明之腑，脉象不甚洪实，恒重用玄参一两或至二两，辄能应手奏效；若系剧者，必白虎加人参以山药代粳米汤，而更以玄参代知母方能有效。诚以石膏、玄参《本经》皆明载其治产乳。故于产后温病之轻者，可单用玄参。至温病之剧者，不妨石膏、玄参并用也。然用石膏必须佐以人参，因其时当产后，其热虽实，而体则虚也。不用知母者，《本经》未载其治产乳，不敢师心自用，漫以凉药治产后也。

友人吴瑞五，深通医学，尤笃信《衷中参西录》诸方，用之辄能奏效。其侄文博亦知医，有戚家延之治产后病。临行瑞五嘱之曰：果系产后温热，阳明胃腑大实，非用《衷中参西录》中白虎加人参以山药代粳米汤，更以玄参代知母不可。及至诊之，果系产后温证，病脉皆甚实。文博遵所嘱，开方取药，而药坊皆不肯与，谓产后断无用生石膏之理。病家因此生疑，文博辞归。病家又延医治数日，病势垂危，复求为诊治。携药而往，如法服之，一剂而愈。

宁嗽定喘饮

治伤寒温病，阳明大热已退，其人或素虚或在老年，至此益形怯弱，或喘或嗽或痰涎壅盛，气息似甚不足者。

生怀山药_{两半}　　甘蔗自然汁_{一两}　　生鸡子黄_{四个}　　酸石榴自然汁_{六钱}

先将山药煎取清汤一大碗，再将余三味调入碗中。分三次温饮下，约两点钟服一次。若药亦凉，再服时须将药碗置开水中温之，然不可过热，恐鸡子黄熟，服之即无效。

一周姓叟，年近七旬，素有劳疾，且又有鸦片嗜好，于季秋患温病，阳明腑热炽盛，脉象数而不实，喘而兼嗽，吐痰稠黏。投以白虎加人参汤，以生山药代粳米。一剂，大热已退，而喘嗽仍不愈，且气息微弱，似不接续。其家属惶恐，以为难愈。且言如此光景，似难再进药。愚曰：勿须用药，寻常服食之物即可治愈矣。为开此方，病家视之，果系寻常食物。知虽不对证，亦无妨碍。遂如法服之，二剂痊愈。

荡　胸　汤

治寒温结胸，其证胸膈痰饮，与外感之邪互相凝结，上塞咽喉，下滞胃口，呼吸不利，满闷短气，饮水不能下行，或转吐出，兼治疫证结胸。

蒌　仁_{新炒者，捣，二两}　　生赭石_{研细，二两}　　芒　硝_{冲服，四钱}
苏　子_{炒，捣，六钱}

用水四盅，煎取清汁两盅，先温服一盅。结开，大便通行，停后服。若其胸中结犹未开，过两点钟，再温服一盅。若胸中之结已开，而大便犹未通下，且不觉转矢气者，仍可温服半盅。伤寒下早成结胸，至温病未经下者，亦可成结胸。至疫病自口鼻传人，遇素有痰饮者，其疹疠之气，与上焦痰饮互相胶漆，亦成结胸；《伤寒论》陷胸汤丸三方，皆可随证之轻重高下借用。特是大陷胸汤、丸中皆有甘遂，世俗医者，恒望而生畏。至小陷胸汤，性虽平和，又有吴又可瘟疫忌用黄连之说存于胸中，遂亦不肯轻用。及遇此等证，而漫用开痰、破气、利湿之品，若橘红、莱菔、苍术、白芥、茯苓、厚朴诸药，汇集成方。以为较陷胸诸汤、丸稳，而且病家服之，以为药性和平，坦然无疑。不知破其气而气愈下陷，利其湿而痰愈稠黏。如此用药，真令人长太息者也。愚不得已，将治结胸诸成方变通荟萃之。于大陷胸汤中取用芒硝，于小陷胸汤中取用蒌实。又于治心下痞硬之旋覆代赭石汤中取用赭石，而复加苏子以为下行之向导，可以代大陷胸汤、丸。少服之，亦可代小陷胸汤。非欲与《伤寒论》诸方争胜也，亦略以便流俗之用云尔。

一媪，年六十余。当孟夏晨饭之际，忽闻乡邻有斗者，出视之。见强者凌弱太甚，心甚不平；又兼饭后有汗受风，遂得温证。表里俱热，胃口堵塞，腹中疼痛，饮水须臾仍吐出。七八日间，大便不通。其脉细数，按之略实。自言心中燥渴，饮水又不能受，从前服药止吐，其药亦皆吐出。若果能令饮水不吐，病犹可望愈。愚曰：易耳。为开此汤，加生石膏二两，野台参五钱，煎汤一大碗，分三次温饮下。晚间服药，翌晨大便得通而愈。当大便未通时，曾俾用山萸肉去净核二两煎汤。以备下后心中怔忡及虚脱。及大便通后，微觉怔忡，服之即安。

一室女得温病，二三日间，痰涎郁塞，胸膈满闷异常，频频咳吐，黏若胶漆，且有喘促之意，饮水停滞胃口，间或吐出，其脉浮滑。问之微觉头疼，知其表证犹未罢也。遂师河间双解散之意，于荡胸汤中加连翘、蝉退各三钱。服后微汗，大便得通而愈。

一室女，于中秋节后，感冒风寒。三四日间，胸膈满闷，不受饮食，饮水一口亦吐出，剧时，恒以手自挠其胸。其脉象滑实，右部尤甚。本拟用荡胸汤，恐其闻药味呕吐荡胸汤中不用大黄者，为其气浓味苦。呕吐者，不待药力施行即吐出。然仍不如单用赭石更稳妥，遂单用赭石两半，煎汤饮下，顿饭顷，仍吐出。盖其胃口皆为痰涎壅滞，仅用赭石两半，药不胜病，下行不通，复转而吐出也。又用赭石四两，煎汤一大碗，分三次，陆续温饮下。胸次虽通，饮水不吐，翌日脉变洪长，其舌苔从前微黄，忽改黑色。遂重用白虎汤，连进两剂，共用生石膏半斤，大便得通而愈。

一童子，年十四岁，得温病。六七日间胸膈痰涎壅滞，剧时堵塞咽喉，两目上翻，身躯后挺，有危在顷刻之势。其脉关前洪滑有力。其家固设有药坊，愚因谓其父曰：此病虽剧，易治耳。用新炒蒌仁四两用新炒者取其气香捣碎，煮汤一大碗，分两次服下即愈矣。盖彼时荡胸汤，犹未拟出也。其家人闻愚言，私相计曰：如此重病，而欲用药一味治愈之，先生果神仙乎。盖誉之而实疑之也。其父素晓医理，力主服之，尽剂而愈。隔数日，其邻家童子亦患此证，用新炒蒌仁三两，苏子五钱，亦一剂而愈。

奉天鼓楼南，连奉澡塘曲玉轩得温病。恶心呕吐，五日不能饮食，来院求为诊治。其脉浮弦，数近六至，重按无力，口苦心热，舌苔微黄。因思其脉象浮弦者，少阳、阳明二经之气化挟温热之气上逆也。按之无力者，吐久不能饮食，缺乏水谷之气也。至数近六至者，热而兼虚，故呈此数象也。因思石膏之性能清热镇逆，且无臭味，但以之煮水饮之，或可不吐。遂用生石膏细末两半，煎汤两茶杯，分二次温饮下。初次饮未吐，至二次仍吐出。病人甚觉惶恐，加以久不饮食，几难支持。愚曰：忽恐。再用药末数钱，必然能止呕吐。遂单用生赭石细末四钱，俾以开水送下。须臾觉恶心立止，胸次通畅，饥而思食。遂食薄粥一瓯，觉下行顺利，从此不复呕吐，而心中犹觉发热，舌根肿胀，言语不利。遂用生石膏一两，丹参、乳香、没药、连翘各三钱，两剂而愈。

奉天大东关安靴铺，安显之夫人，年四十许。临产双生，异常劳顿。恶心呕吐，数日不能饮食，精神昏愦，形势垂危。群医辞不治，延为诊视。其脉洪实，面有火色，舌苔厚而微黄。愚曰：此产后温也。其呕吐若是者，乃阳明热实，胃腑之气上逆也。投以生赭石、玄参《本经》谓玄参主产乳各一两，一剂而呕吐止，可进饮食。继仍用玄参同白芍、连翘以清其余热，遂痊愈。

一味莱菔子汤

治同前证。

莱菔子 生者一两，熟者一两

共捣碎，煎汤一大茶杯，顿服之。

奉天烟酒公卖局科员许寿庵，年二十余，得温病。三四日觉中脘郁结，饮食至其处不下行，仍上逆吐出，来院求为诊治。其脉沉滑而实，舌苔白而微黄。表里俱觉发热，然不甚剧。自言素多痰饮，受外感益甚。因知其中脘之郁结，确系外感之邪与痰饮相凝滞也。先投以荡胸汤，两点钟后，仍复吐出。为拟此方，一剂结开，可受饮食。继投以清火理痰之品，两剂痊愈。按：此证若服荡胸汤，将方中赭石细末留出数钱，开水送下，再服汤药亦可不吐，其结亦必能开，非莱菔子汤之力胜于荡胸汤也。而试之偶效，尤必载此方者，为药性较荡胸汤尤平易，临证者与病家，皆可放胆用之而无疑也。若此方不效者，亦可改用荡胸汤，先将赭石细末送下数钱之法。

镇逆承气汤

治寒温阳明府实，大便燥结，当用承气下之，而呕吐不能受药者。

芒　硝六钱　　赭　石二两，研细　　潞党参五钱　　生石膏二两，捣细

上药四味，用水四盅，先煎后三味，汤将成，再加芒硝，煎一两沸，取清汁二盅，先温服一盅。过三点钟，若腹中不觉转动，欲大便者，再温服余一盅。

一邻妇，年二十余。得温病已过十日，上焦燥热、呕吐，大便燥结，自病后未行。延医数次服药皆吐出，适愚自他处归，诊其脉，关前甚洪实，一息五至余，其脉上盛于下一倍，所以作呕吐。其至数数者，吐久伤津液也。为拟此汤，一剂热退呕止，大便得通而愈。

或问：此证胃腑热实大肠燥结，方中何以复用党参？答曰：此证多有呕吐甚剧，并水浆不能存者，又有初病即呕吐，十数日不止者，其胃气与胃中津液，必因呕吐而大有伤损，故用党参补助胃中元气；且与凉润之石膏并用，大能滋胃中津液，俾胃中气足液生，自能运转药力下至魄门以通大便也。愚用此方救人多矣，果遇此等证，放胆投之，无不效者。

一人，年四十许。二便不通，呕吐甚剧，不受饮食，遣人询方。疑系外感之热所致，问其心中发热否？言来时未尝言及。遂为约略疏方，以赭石二两以止其呕吐，生杭芍一两以通小便，芒硝三钱以通大便。隔日，其人复来，言服后呕吐即止，二便亦通，此时心中发热且渴如故。既曰如故，是其从前原有热渴之病，阳明之腑证已实，特其初次遣人未尝详言也。投以大剂白虎加人参汤，一剂而愈。按：此证亦镇逆承气汤证，因其证两次始述明，遂致将方中药品前后两次分用之，其病亦即前后两次而愈矣。

第七卷

治瘟疫瘟疹方

青 盂 汤

治瘟疫表里俱热，头面肿疼，其肿或连项及胸，亦治阳毒发斑疹。

荷　叶一个,用周遭边浮水者良,鲜者尤佳　　生石膏捣细,一两

真羚羊角二钱,另煎兑服　　知　母六钱　　　　蝉　退去足土,三钱

僵　蚕二钱　　　　金线重楼切片,二钱　　粉甘草钱半

《易》系辞谓"震为萑苇"。荷生水中，藕茎皆中空，亦萑苇类也。其叶边平兜，茎在中央，更有震卦仰盂之象，故能禀初阳上升之气，为诸药之舟楫，能载清火解毒之药上至头面，且其气清郁，更能解毒逐秽，施于疫毒诸证尤宜也。至于叶宜取其浮水者，以水为二分氢气，一分氧气，化合而成。浮水者，贴水而生，得水面氢气最多，故善发表。如浮萍之生于水面，而善发汗也。

　　金线重楼，一名蚤休，一名紫河车草，味甘而淡，其解毒之功，可仿甘草。然甘草性温，此药性凉，以解一切热毒，尤胜于甘草，故名蚤休。言若中一切蛊毒，或蝎蜇蛇咬，或疮疡用之而皆可早早止住。古蚤与早，原相通也。古谚赞蚤休曰："七叶一枝花，深山是我家。痈疽遇着我，一似手捻拏。"盖此物七叶对生茎腰，状如莲花一朵，自叶中心出茎，至巅开花一朵，形扁而黄，花上有黄丝下垂，故又名金线重楼。重楼者，其叶与花似各作一层也。其名紫河车草者，盖紫河为初生之地点，其处蕃多，可采之盈车，俗名为草河车误矣。其形状皮色皆如干姜，若皮不黄，而微带紫色者，其味必微辣而不甘，含有毒性，即不可用。若无佳者，方中不用此味亦可。

　　羚羊角与犀角，皆性凉而解毒。然犀禀水土之精气而生，为其禀土之精，故能入胃，以消胃腑之实热。为其禀水之精，故又能以水胜火兼入心中，以消心脏本体之热力。而疫邪之未深入者，转因服犀角后，心气虚冷，不能捍御外邪，致疫邪之恣横，竟犯君主之宫，此至紧要之关系，医者不可不知。羚羊角善清肝胆之火，兼清胃腑之热。其角中天生木胎，性本条达，清凉之中，大具发表之力，与石膏之辛凉，荷叶、连翘之清轻升浮者并用，大能透发温疫斑疹之毒火鬱热，而头面肿处之毒火鬱热，亦莫不透发消除也。曾治一六岁孺子，出疹三四日间，风火内迫，喘促异常。单投以羚羊角三钱，须臾喘止，其疹自此亦愈。夫疹之毒热，最宜表散清解，乃至用他药表散清解无功，势已垂危，而单投以一味羚羊角，即能挽回，其最能清解而兼能表散可知也。且其能避蛊毒，《本经》原有明文。疫病发斑，皆挟有毒疠之气也。

　　僵蚕乃蚕将脱皮时，因受风不能脱下，而僵之蚕。因其病风而僵，故能为表散药之向导，而兼具表散之力。是以痘疹不出者，僵蚕最能表出之。不但此也，僵蚕僵而不腐，凡人有肿疼之处，恐其变为腐烂，僵蚕又能治之，此气化相感之妙也。今坊间鬻者，多用缲丝所剩之蚕充之。其蚕能敛戢心火，与僵蚕性正相反。用此药者，当加审慎，必色白而直，且分毫无乱丝者，乃为真僵蚕。又药坊中，恒误僵蚕为姜蚕，而以姜水炒之，甚非所宜。盖此药经火炒后，则发表之力顿减矣。

疫与寒温不同，寒温者，感时序之正气，因其人卫生之道，于时序之冷暖失宜，遂感其气而为病。其病者，偶有一二人，而不相传染。疫者，感岁运之戾气，因其岁运失和，中含毒气，人触之即病。《内经》刺法论所谓，无问大小，病状相似者是也。其病者，挨户挨村，若徭役然，故名曰疫，且又互相传染也。《内经》本病论有五疫之名，后世约分为寒疫、温疫。治温疫，世习用东垣普济消毒饮；治寒疫，世习用巢谷世圣散子。然温疫多而寒疫少，拙拟之清盂汤，实专为治温疫设也。

病疫相传染者，以其气自口鼻而入也。其初弥漫于上焦，或烦热头疼，外薄于营卫，或身热无汗，与温病初得者相似。然温病初得，用辛凉解肌即可愈，若疫病，则必须兼用解毒之药。至其传经已深，所现之证有与寒温相似者，皆可用治寒温之药治之，然始终宜佐以解毒之药。究之其变证多端，万言难罄。方书中惟喻氏《医门法律》、陆氏《世补斋》论之甚详。今录二家之说于下，以备参考。

喻嘉言曰：圣王御世，春无愆阳，夏无伏阴，秋无凄风，冬无苦雨。乃至民无夭札，物无疵疠，太和之气弥漫乾坤，安有所谓瘟疫哉。然而《周礼》傩以逐疫，方氏掌之，则瘟疫之由来，古有之矣。乡人傩，孔子朝服而致其诚敬。盖以装演巨象为傩人，不过仿佛其形；圣人以正气充塞其间，俾疫气潜消，乃位育之实功耳。古人元旦汲清泉，以饮芳香之药，上已采兰草，以袭芳香之气，重涤秽也。后汉张仲景著《伤寒论》欲明冬寒春温，夏秋暑热之正，自不能并入疫病，以混常法。然至理已毕具于脉法中。夫四时不正之气，感之者因而致病，初不名为疫也。因病致死，病气尸气，混合不正之气，斯为疫矣。以故鸡瘟死鸡，猪瘟死猪，牛马瘟死牛马，推之于人，何独不然。所以饥馑兵凶之际，疫病盛行，大率春夏之交为甚。盖温暑湿热之气交结互蒸，人在其中无隙可避。病者当之，魄汗淋漓，一人病气，足充一室。况连床并榻，沿户阖境，共酿之气，益以出户尸虫，载道腐壤，燔柴掩席，委壑投崖，种种恶秽，上混苍天清净之气，下败水土物产之气，人受之者，亲上亲下病从其类，有必然之势也。如世俗所称大头瘟者，头面腮颐肿如瓜瓢者是也。所称虾蟆温者，喉痹失音，颈筋胀大者是也。所称瓜瓢瘟者胸高肋起，呕汁如血者是也。所称疙瘩瘟者，遍身红肿，发块如榴者是也。所称绞肠瘟者，腹鸣干呕，水泻不通者是也。所称软腿瘟者，便清泄白，足重难移者是也。小儿痘疹尤多。以上疫证，不明治法，咸诿之世运，良可伤悼。大率温疫痘疹，古昔无传，不得圣言折中，是以多入迷途。曾不若俗见，摸索病状，反可顾名思义。昌幸微窥仲景一斑。其平脉篇有谓系叔和所作者，然其文甚古奥中云，寸口脉阴阳俱紧者，法当清邪中于上焦，浊邪中于下焦。清邪中上，名曰洁也。浊邪中下，名曰浑也。阴中于邪，几内慄也。表气微虚，里气不守，故使邪中于阴也。阳中于邪，必发热头痛，项强颈挛，腰痛胫痠，所谓阳中雾露之气，故清邪中上。浊邪中下，阴气为慄，足膝逆冷，便溺妄出，表气微虚，里气微急，三焦相溷，内外不通，上焦拂郁，藏气相熏，口烂食断也；中焦不治，胃气上冲，脾气不能转，胃气为浊，营卫不通，血凝不流。若卫气前通者，小便赤黄，与热相搏，因热作使，游于经络，出入脏腑，热气所过，则为痈脓。若阴气前通者，阳气厥微，阴无所使，客气入内，嚏而出之，声嗢咽塞，寒厥相逐，为热为拥，血凝自下，状如豚肝。阴阳相厥，脾气孤弱，五液注下，下焦不阖，清便下重，令便数难，脐筑湫痛，命将难全。凡二百六十九字，阐发奥理，全非伤寒中所有之事。乃论疫邪从入之门，变病之总。所谓赤文绿字，开天辟地之宝符，人自不识耳。篇中大意谓，人之鼻孔通于天，故阳中雾露之邪者，为清邪自鼻气而上入于阳，则发热头疼，颈挛，正与俗称大头瘟、虾蟆瘟之说符也。人之口气通于地，故阴中水土之邪者，为饮食浊味自口舌而下入于阴，则其人必先内慄，足膝逆冷，便溺妄出，清便下重，脐筑湫痛，正与俗称绞肠瘟、软脚瘟之说符也。然从鼻口所入之邪，必先注中焦，以次分布上下。故中焦受邪，因而不治，则胃中为浊，营卫不通，血凝不流，其酿变即现中焦。俗称瓜瓢瘟、疙瘩瘟证，则又阳毒痈脓、阴毒遍身青紫之类也。此三焦定位之邪也。若三焦邪混而为一，内外不通，藏气熏蒸上焦拂郁，则口烂食断。若卫气前通者，因热作使，游行经络脏腑，则为痈脓。营气前通者，因召客邪嚏出，声嗢咽塞，热拥不行，而下血如豚肝。然以营卫渐通，故非危候。若上焦之阳下焦之阴两不相接，则脾气于中难以独运。斯五液注下，下焦不阖，而命难全矣。伤寒之邪，先行身之背，次行身之前，次行身之侧，由外廓而入。瘟疫之邪，则直行中道，流布三焦。上焦为清阳，故清邪从之上入。下焦为浊阴，故浊邪从之下入。中焦为阴阳交界，凡清浊之邪，必从此区分。甚者三焦相溷，上行极而下，下行极而上，故声嗢咽塞、口烂食断者，亦复下血如豚肝。非定中上不及下，中下不及上也。伤寒邪中外廓，故一表即散。疫邪行在中道，故表之不散。伤寒邪入胃腑，则腑满便结，故可攻下。疫邪在三焦，散漫不收，下之复合。治法，未病前，预饮芳香正气药，则邪不能入，此为上也。邪既入，即以逐秽为第一义。上焦如雾，升而逐之，兼以解毒。中焦如沤，疏而逐之，兼以解毒。下焦如渎，决而逐之，兼以解毒。营卫既通，乘势追拔，勿使潜滋。

陆九芝曰：《内经》五疫之至，各随其所值之年，由伏而发。其治尽于"木郁达之、火郁发之、土郁夺之、金郁泄之、水郁折之"五法。盖治疫独讲太少之五运，与司天主客之六气。就寒温两面而言，却是温疫多而寒疫少。故五运之有木火土金水，半寒而半温也。六气之有湿寒、寒湿、风火、火风、燥火、火燥也，温又多于寒也。然正不得以温多于寒，而遂置寒疫于不问也。周禹载于温独说春温，而于疫又独说温疫，则既不解温之无寒，又不解疫之有寒故耳，黄坤载则知有寒疫矣。然于温疫则曰无内热，无内热何以谓之温乎？于寒疫则反用石膏，用石膏何以谓之寒乎。喻嘉言论疫专主三焦，颇得治疫之法。坤载于疫遍说六经。夫疫之小者不分经络，疫之大者顷刻变生，尚何六经传遍之有。只是仲景六经之药，不外温清两法，以之分治两疫，亦为甚合。大抵以温而疫，则论中芩、连、栀、柏之统于膏、黄者可用也。以寒而疫，则论中吴萸、蜀椒之统于姜、附者可用也。余独举运气一方冠其首，而又举普济消毒饮之治温疫者，以盖清法。举如圣散子之治寒疫者，以盖温法。而禹载之惑可解，坤载之混可别，及嘉言治温而用姜、附，即鞠通本之而用桂枝者皆可删。总而言之，不传染而有热无寒者，是曰温；传染而有热有寒者，是为疫。不得以治寒疫者治温疫，更不得以治寒疫治温病也。

一妇人，年四十许，得大头瘟证。头面肿大疼痛，两目肿不能开，上焦烦热，心中怔忡。彼家误为疮毒，竟延疡医治疗。医者自出药末，敷头面，疼稍愈。求其出方治烦热怔忡。彼言专习外科，不管心中之病。时愚应他家延请，适至其村，求为诊治。其脉洪滑有力，关前益甚。投以清盂汤，将方中石膏改用二两，煎汁两茶盅。分二次温饮下，尽剂而愈。

一人，年三十余，初则感冒发颐，数日颔下颈项皆肿，延至膺胸渐肿而下。其牙关紧闭，惟自齿缝可进稀汤，而咽喉肿疼又艰于下咽。延医调治，服清火解毒之药数剂，肿势转增。时当中秋节后，淋雨不止，因病势危急，冒雨驱车迎愚。既至见其颔下连项壅肿异常，状类时毒，疮中有时毒证，抚之硬而且热，色甚红，纯是一团火毒之气，下肿已至心口，自牙缝中进水半口，必以手掩口，十分努力始能下咽，且痰涎壅滞胸中，上至咽喉，并无容水之处，进水少许必换出痰涎一口，且觉有气自下上冲，常作呃逆，连连不止。诊其脉洪滑而长，重按有力，兼有数象。愚谓病家曰：此世俗所称虾蟆瘟也。毒热炽盛，盘踞阳明之腑，若火之燎原，必用生石膏清之乃可缓其毒热之势。从前医者在座，谓曾用生石膏一两毫无功效。愚曰：石膏乃微寒之药，《本经》原有明文，如此热毒仅用两许何能见效？遂用生石膏四两，清半夏四钱，金线重楼三钱，连翘、蝉退各一钱，煎服后，觉药停胸间不下，其热与肿似有益增之势，知其证兼结胸，火热无下行之路，故益上冲也。幸药坊即在本村，复急取生石膏四两，赭石三两，又煎汤徐徐温饮下，仍觉停于胸间。又急取赭石三两，蒌仁二两，芒硝八钱，又煎汤饮下，胸间仍不开通。此时咽喉益肿，再饮水亦不能下。病家惶恐无措，愚晓之曰：我所以亟亟连次用药者，正为此病肿势浸长，恐稍迟缓则药不能进。今其胸中既贮如许多药，断无不下行之理。药下行则结开便通，毒火随之下降，而上焦之肿热必消矣。时当晚十点钟，至夜半觉药力下行，黎明下燥粪数枚，上焦肿热觉轻，水浆可进，晨饭时牙关亦微开，服茶汤一碗。午后肿热又渐增，抚其胸热犹烙手，脉仍洪实，意其燥结必未尽下，遂投以大黄四钱，芒硝五钱，又下燥粪兼有溏粪，病遂大愈，而肿处之硬者仍不甚消，胸间抚之犹热，脉象亦仍有余热，又用生石膏三两，金银花、连翘、金线重楼各数钱，煎汁一大碗，分数次温饮下，日服一剂，三日痊愈。按：此证二次用石膏、赭石之时即宜加大黄、芒硝。

一人，年二十余，得温疫。三四日间头面悉肿，其肿处皮肤内含黄水，破后且溃烂，身上间有斑点，闻人言，此证名大头瘟。其溃烂之状，又似瓜瓤瘟，最不易治。惧甚，求为诊视。其脉洪滑而长，舌苔白而微黄。问其心中，惟觉烦热，嗜食凉物。遂晓之曰，此证不难治。头面之肿烂，周身之斑点，无非热毒入胃而随胃气外现之象。能放胆服生石膏，可保痊愈。逐投以青盂汤，方中石膏改用三两，知母改用八钱，煎汁一大碗，分数次温饮下。一剂病愈强半。翌日，于方中减去荷叶、蝉退，又服一剂痊愈。

按：发斑之证异于疹者，以其发处不高，以手拂之，与肤平也。其证有阳毒、阴毒之分。阳毒发斑，系阳明毒热伤血所致。阴毒发斑，或为寒疫之毒，或因汗吐下后中气虚乏，或因过服凉药，遂成阴证，寒伏于下，逼其无根之火上独熏肺而发斑。其色淡红，隐隐见于肌表，与阳证发斑色紫赤者不同。愚生平所治发斑，皆系阳证，至阴证实未之见，其证之甚少可知。然正不可因阴证者甚少，而阴阳之际不详辨也。今采古人阳毒、阴毒发斑治验之案数条于下，以备参观。庶几胸有定见，临证时不至误治也。

吕沧洲云：一人伤寒十余日，身热而静，两手脉尽伏。医者以为坏证弗与药。余诊之，三部脉举按皆无。舌苔滑，两颧赤如火，语言不乱。因告之曰：此子必大发赤斑，周身如锦纹。夫血脉之波澜也，今血为邪热所搏，掉而为斑，外现于皮肤，呼吸之气无形可倚，犹沟渠之水虽有风不能成波澜也，斑消则脉出矣。及揭其衾，而赤斑烂然。与白虎加人参汤化其斑，脉乃复常。按：发斑至于无脉，其证可谓险矣。即遇有识者，细诊病情，以为可治，亦必谓毒火郁热盘踞经络之间，以阻塞脉道之路耳。而沧洲独断为发斑则伤血，血伤则脉不见。是诚沧洲之创论，然其言固信而有征也。忆己亥春，尝治一少年吐血证。其人大口吐血，数日不止，脉若有若无，用药止其血后，脉因火退，转分毫不见。愚放胆用药调补之，竟得无恙。此证详案在第二卷寒降汤下。夫吐血过多可至无脉，以证沧洲血伤无脉之说确乎可信，此阳毒发斑也。

许叔微治一人，内寒外热而发斑。六脉沉细，肩背胸胁斑出数点，随出随隐，旋更发出，语言狂乱，非谵语也，肌表虽热，以手按之须臾，冷透如冰。与姜、附等药数服后，得大汗而愈，此阴毒发斑也。

吴仁斋治一人，伤寒七八日，因服凉药太过，遂变身冷，手足厥逆，通身黑斑，惟心头温暖，乃伏火也。诊其六脉沉细，昏沉不知人事，亦不能言语，状似尸厥。遂用人参三白汤，加熟附子半枚，干姜二钱，水煎服下。待一时许，斑色渐红，手足渐暖。而苏醒后，复有余热不清，此伏火后作也。以黄连解毒汤、竹叶石膏汤调之而愈，此阴毒发斑中有伏阳也。

虞天民曰：有内伤证，亦出斑疹，但微见红。此胃气极虚，一身之火游行于外。当补益气血，则中有主而气不外游，荣有养而血不外散，此证尤当慎辨。洪吉人解之曰：按此证与阳毒发斑不同，亦与阴毒发斑不同，其方当用补中益气汤，加归、芍之类。

瘟毒之病，有所谓羊毛瘟者亦名羊毛疹。其证亦系瘟疫，而心中兼有撩乱之证。若视其前后对心处有小痤俗名疙瘩，以针鼻点之，其顶陷而不起，其中即有白毛，当以针挑出之。若恐挑之不净，可用发面馍馍去皮，杂以头发，少蘸香油，周身搓擦。再审其证之虚实凉热，投以治疫病之药即愈。此证古书不载，而今人患此证者甚多，其白毛，即周身之汗毛，大抵因有汗受风闭其毛孔，而汗毛不能外出，因不外出，所以作白色若用黄酒和荞麦面擦之更好。

护心至宝丹

治瘟疫自肺传心，其人无故自笑，精神恍惚，言语错乱。

生石膏捣细，一两　　人　参二钱　　犀　角二钱　　羚羊角二钱

朱　砂研细，三分　　牛　黄研细，一分

将药前四味共煎汤一茶盅，送服朱砂、牛黄末。

此证属至危之候，非寻常药饵所能疗治。故方中多用珍异之品，借其宝气以解入心之热毒也。

瘟疫之毒未入心者，最忌用犀角。于前青盂汤下，曾详言之。而既入心之后，犀角又为必须之药。

按：瘟疫之毒，随呼吸之气传入，原可入肺。心与肺同居膈上，且左心房之血脉管与右心房之回血管，又皆与肺循环相通，其相传似甚易。而此证不常有者，因有包络护于心上代心受邪，由包络下传三焦，为手厥阴、少阳脏腑之相传，此心所以不易受邪也。愚临证二十余年，仅遇一媪患此证，为拟此方，服之而愈。

清 疹 汤

治小儿出疹，表里俱热，或烦躁引饮，或喉疼声哑，或喘逆咳嗽。

生石膏捣细，一两　　　知　母六钱　　　羚羊角二钱　　　　　金线重楼切片，钱半

薄荷叶二钱　　　　青连翘二钱　　　蝉　退去足土，钱半　　　僵　蚕二钱

用水煎取清汤一盅半，分二次温饮下，以服后得微汗为佳。若一次得微汗者，余药仍可再服。若服一次即得大汗者，余药当停服。此药分量，系治七八岁以上者，若七八岁以下者，可随其年之大小，斟酌少用。或将药减半或用三分之一皆可。

喉疼声哑者，可将石膏加重五钱，合前得两半。若疹出不利者，用鲜苇根活水中者更佳一大握去节水煎沸，用其水煎药。

疹证多在小儿，想小儿脏腑间原有此毒，又外感时令之毒气而发，则一发表里俱热。若温病初得之剧者，其阳明经腑之间，皆为热毒之所弥漫。故治此证，始则发表，继则清解，其有实热者，皆宜用石膏。至喉疼声哑者，尤为热毒上冲，石膏更宜放胆多用。惟大便滑泻者，石膏、知母皆不宜用，可去此二药，加滑石一两，甘草三钱。盖即滑泻亦非凉证，因燥渴饮水过多，脾胃不能运化故也。故加滑石以利其小便，甘草以和其脾胃，以缓水饮下趋之势。若其滑泻之甚者，可用拙拟滋阴宣解汤在第五卷，即可止泻，又可表疹外出也。然此证最忌滑泻，恐其毒因滑泻内陷即不能外出。若服以上方而滑泻不止，可用生山药两许，轧细煮作粥，再将熟鸡子黄两三枚捏碎调粥中服之，其滑泻必止。泻止后，再徐徐以凉药清补之。

羚羊角最为治疹良药，于前青盂汤后曾论及之。惜此药今昂贵，坊间且多以他角伪充。若系整者，其角上有节若螺纹，而非若螺纹之斜绕，至其角尖二寸许则无螺纹矣。其中有木胎，作苍黄参半之色其色似木非真木也，是为真者。可剉取其周遭及角尖，用时另煮，兑药中服，或与所煮他药，前后随服皆可。盖以其药珍重，不欲以他药渣混之也。若药坊已切成片，真伪亦可辨。其真者，片甚硬，其中碎片甚多，以其硬而脆故也。其色有直白者，有间带苍黄色者，即其近木胎处也。以火燃之，无腥臭气，而转有清郁之气角上之节有假作旋

成者，细审可辨。

壬寅之岁，曾训蒙于邑之仁村，愚之外祖家也。季春夜半，表弟刘铭轩叩门求方，言其子年六岁于数日间出疹，因其苦于服药，强令服即作呕吐，所以未来询方。今夜忽大喘不止，有危在顷刻之势，不知还可救否？遂与同往视之。见其不但喘逆迫促，且精神恍惚，肢体骚扰不安。脉象摇摇而动，按之无根。知其毒火内攻，而肝风已动也。为其苦于服药，遂但取羚羊角三钱，幸药坊即在本村，须臾药至，急煎成汤。视其服下，过二十分钟即安然矣，其疹从此亦愈。其舅孙宝轩沧州名医也，翌日适来省视，见愚所用羚羊角，讶为仙方此证于青盂汤下曾略言之。

奉天北关友人，朱贡九之喆嗣文治，年五岁。于庚申立夏后，周身壮热，出疹甚稠密。脉甚洪数，舌苔白厚，知其疹而兼瘟也。欲以凉药清解之，因其素有心下作疼之病，出疹后贪食鲜果，前一日犹觉疼，又不敢投以重剂。遂勉用生石膏、玄参各六钱，薄荷叶、蝉退各一钱，连翘二钱。晚间服药，至翌日午后视之，其热益甚，喉疼，气息甚粗，鼻翅煽动，且自鼻中出血少许，有烦躁不安之意。愚不得已，重用生石膏三两，玄参、麦冬带心各四钱，仍少佐以薄荷叶、连翘诸药。俾煎汤二茶盅，分三次温饮下。至翌日视之，则诸证皆轻减矣。然余热犹炽，而大便虽下一次，仍系燥粪。询其心犹发热，脉仍有力。遂于凉解药中，仍用生石膏一两，连服两剂，壮热始退。继用凉润清解之剂调之痊愈。

按：此证初次投以生石膏、玄参各六钱，其热不但不退而转见增加，则石膏之性原和平，确非大凉可知也。至其证现种种危象，而放胆投以生石膏三两，又立能挽回，则石膏对于有外感实热诸证，直胜金丹可知。近世笃信西术者，恒目石膏为无用之物，彼亦曾亲自试验，若愚之放胆用生石膏乎。盖彼所谓石膏无用者，不过用石膏四五钱极多或至一两，如此以治壮盛之火则诚无用矣。若更用煅者，则不惟无用，而且足害人矣。夫人非圣神，何能出言皆是。世人素重其人，竟于其出言偶差者，亦笃信人，误人即不可胜计。愚愿负当世哲学之名者，其于出言之际，尚自加审慎哉。

又此证因心下素有疼病，故石膏、玄参初止用六钱。若稍涉游移，并石膏、玄参亦不敢用，再认定疹毒，宜托之外出而多用发表之品，则翌日现证之危险，必更加剧。即后投以大剂凉药，亦不易挽回也。目睹耳闻，知孺子罹瘟疹之毒，为俗医药误者甚多。故于记此案时，而再四详为申明。夫孺子何辜，疾陁可悯，执任救人之责者，尚其深思愚言哉。

瘟疫之证，虽宜重用寒凉，然须谨防其泄泻。若泄泻，则气机内陷，即无力托毒外出矣。是以愚用大剂寒凉，治此等证时，必分三四次徐徐温服下，俾其药力长在上焦，及行至下焦，其寒凉之性已为内热所化，自无泄泻之弊。而始终又须以表散之药辅之，若薄荷、连翘、蝉退、僵蚕之类。则火消毒净，疹愈之后亦断无他患矣。至若升麻、羌活之药，概不敢用。友人刘仲华，济南博雅士也，精通医学。曾治一孺子，出疹刚见点即回。医者用一切药，皆不能表出。毒气内攻，势甚危急，众皆束手。仲华投以《伤寒论》麻杏甘石汤，一剂疹皆发出，自此遂愈。夫麻杏甘石汤，为汗后、下后，汗出而喘无大热者之方，仲华用以治疹，竟能挽回人命于顷刻，可为善用古方者矣。用此方者，当视其热度之高低，热度高者石膏用一两，麻黄用一钱，热度低者石膏用一两，麻黄用二钱。

前贤善治小儿者，首推钱仲阳。方书载有睦亲宫十太尉病疮疹，众医治之。王曰：疹未出属何脏腑？一医言胃气热，一医言伤寒不退，一医言疹在母腹中有毒。钱氏曰：若胃气热何以乍凉乍热？若言在母腹中有毒属何脏也？医曰：在脾胃。钱氏曰：既在脾胃，何以惊悸？夫胎在腹中，月至六七，则已成形。食母秽液，入儿五脏，食至十月，满胃脘中。至生之时，口有不洁，产母以手拭净，则无疾病。俗以黄连汁压之，方下脐粪及涎秽也，此亦母之不洁，余气入儿脏中，本先因微寒入而成，疮疹未出，五脏皆见病证，内一脏受秽多者，乃出疮疹。初欲病时，先呵欠、顿闷、惊悸、乍凉乍热、手足冷、面腮赤、颊赤、嗽、喷嚏，此五脏证俱见。呵欠、顿闷，肝也；时发惊悸，心也；乍凉乍热、手足冷，脾也；面赤、腮颊赤、喷嚏，肺也。惟肾无候，以在腑下，不能食秽。故凡疮疹乃五脏毒，若出归一证。肝水泡，肺脓疱，心斑，脾疹，惟肾不食秽毒而无诸证。疮黑者属肾，由不慎风冷而不饱，内虚也。又用抱龙丸数服愈。以其别无他候，故未发出，则见五脏证，既出则归一脏矣。按：此论实能将疹之由来，阐发无余蕴矣。尝读赵晴初医话稿，谓斑疹之证，恒有发于肠胃嗌膈之间。因肌肤间不见，往往不知为斑疹而误治者。愚初因无征，未能确信。后见有猪病瘟死者，剖解视之，其脏腑间，皆有红点甚多。由斯观之，斑疹内发而外不见之说，确乎可信。斯在临证者，精心考验，见有若发斑疹病状，而外不见斑疹，亦宜用治斑疹之法治之也。

治疟疾方

加味小柴胡汤

治久疟不愈，脉象弦而无力。

柴 胡三钱	黄 芩三钱	知 母三钱	潞 参三钱
鳖 甲醋炙，三钱	清半夏二钱	常 山酒炒，钱半	草 果一钱
甘 草一钱	酒 曲三钱	生 姜三钱	大 枣两枚，捭开

疟初起者减潞参、鳖甲。热甚者，加生石膏五六钱或至一两。寒甚者，再加草果五分或至一钱神曲皆发不好，故方中用酒曲。

疟邪不专在少阳，而实以少阳为主，故其六脉恒露弦象。其先寒者，少阳之邪外与太阳并也。其后热者，少阳之邪内与阳明并也。故方中用柴胡以升少阳之邪，草果、生姜以祛太阳之寒，黄芩、知母以清阳明之热。又疟之成也，多挟痰、挟食，故用半夏、常山以豁痰，酒曲以消食也。用人参，因其疟久气虚，扶其正即所以逐邪外出。用鳖甲者，因疟久则胁下结有痞积方书名疟母，实由肝脾胀大，消其痞积，然后能断疟根株。用甘草、大枣者，所以化常山之猛烈而服之不至瞑眩也。

或问：叶氏医案，其治疟之方，多不用柴胡。其门人又有相传之说，谓不宜用柴胡治疟。若误用之，实足偾事。其说果可信乎？答曰：叶氏当日声价甚高，疟原小疾，初起之时，鲜有延之诊治者。迨至疟久，而虚证歧出，恒有疟邪反轻，而他病转重，但将其病之重者治愈，而疟亦可随愈，此乃临证通变之法，非治疟之正法也。至于病在厥阴，亦有先寒后热，出汗少愈，形状类疟之证。此系肝气虚极将脱，若误认为疟，用柴胡升之，凶危立见。此当重用山萸肉，以敛而补之观第一卷来复汤后医案，自明其理，是以《本经》山茱萸亦主寒热也。叶氏门人所谓误用柴胡足偾事者，大抵指此类耳。

或问：叶氏治疟，遇其人阴虚燥热者，恒以青蒿代柴胡。后之论者，皆赞其用药，得化裁通变之妙。不知青蒿果可以代柴胡乎？答曰：疟邪伏于胁下两板油中，乃足少阳经之大都会。柴胡之力，能入其中，升提疟邪透膈上出，而青蒿无斯力也。若遇阴虚者，或热入于血分者，不妨多用滋阴凉血之药佐之。若遇燥热者，或热盛于气分者，不妨多用清燥散火之药佐之。曾治一人，疟间日一发。热时若燔，即不发疟之日，亦觉心中发热，舌燥口干，脉象弦长凡疟脉皆弦重按甚实，知其阳明火盛也。投以大剂白虎汤，加柴胡三钱。服后顿觉心中清爽，翌晨疟即未发。又煎前剂之半，加生姜三钱，服之而愈。又尝治一人得温病，热入阳明之腑。舌苔黄厚，脉象洪长，又间日一作寒热，此温而兼疟也。然其人素有鸦片嗜好，病虽实，而身体素虚。投以拙拟白虎加人参以麦冬代知母山药代粳米汤在第六卷，亦少加柴胡，两剂而愈。

或问：太阳主皮肤，阳明主肌肉，少阳介于皮肤肌肉之间，故可外与太阳并，内与阳明并。今言疟邪伏于胁下两板油中，则在阳明之里矣，又何能外与太阳并，内与阳明并？答曰：此段理解，至精至奥，千古未发。今因子问，愚特详悉言之。人身十二经，手足各六。其他手足同名之经，原各有界限。独少阳经，《内经》谓之游部。所谓游部者，其手足二经，一脉贯通，自手至足，自足至手，气化游行，而毫无滞碍也。故方书论三阳之次第，外太阳，其内少阳，又其内阳明。是少阳在太阳之内，阳明之外也。此指手少阳而言，乃肥肉、瘦肉中间之脂膜，以三焦为府者也。至其传经之先后，即由太阳而阳明，由阳明而少阳。是少阳不惟在太阳之内，并在阳明之内也。此指足少阳而言，即两胁下之板油，以胆为府者也。疟邪伏于其甲，其初发也，由板油而达三焦，由三焦而及肥肉、瘦肉间之脂膜，遂可与太阳相并，而为表寒之证。此太阳指太阳之经而言，非指府也。迨至疟邪不能外出，郁而生热，其热由肌肉而内陷，缘三焦直达于胃三焦即膜油，原与胃相连，遂可与阳明相并而成里热之证。此指阳明之腑而言胃为阳明之腑，非指经也。若但认为阳明之经相并，其热惟在于肌肉间，何以疟当热时，脉现洪实，不但周身发热，胃中亦觉大热，而嗜饮凉水乎。盖古籍立言间括，经腑未尝指明，后世方书，又不明少阳为游部之理，而分手足少阳为二经，是以对于此等处，未有一显明发挥者。

西人治疟，恒用鸡纳霜，于未发疟之日，午间、晚间各服半瓦，白塘水送下。至翌晨又如此服一次，其疟即愈。

按：鸡纳霜，系用鸡纳树皮熬炼成霜。其树生于南美洲，其皮有红者、黄者、金黄者。炼霜以其皮金黄者为上，故又称金鸡纳霜。此药又名规尼涅，若制以硫酸，名硫酸规尼涅，制以盐酸，名盐酸规尼涅，性皆凉，而盐酸者较尤凉。若治疟，宜用盐酸者，省文曰盐规。为其为树皮之液炼成，故能入三焦外达腠理而发汗。腠理系皮里之膜亦属少阳，方书有谓系肥肉瘦肉中间之膜者非是。为三焦为手少阳之腑，原与足少阳一脉贯通，故又能入胁下板油之中，搜剔疟邪之根蒂也。

治疟便方，有单用密陀僧者，然其药制之不能如法，轻率服之，实与性命有关。《医话稿》曾载有医案可考也，即制之如法，服之为行险之道。

治霍乱方

急救回生丹

治霍乱吐泻转筋，诸般痧证暴病，头目眩晕，咽喉肿疼，赤痢腹疼，急性淋证。

霍乱之证，西人所谓虎列拉也。因空气中有时含有此毒，而地面积秽之处，又酿有毒气与之混合观此证起点多在大埠不洁之处可知，随呼吸之气入肺，由肺传心胞即心肺相连之脂膜，由心胞传三焦上焦心下膈膜，中焦包脾连胃脂膜，下焦络肠包肾脂膜，为手厥阴、少阳脏腑之相传。然其毒入三焦，其人中气充盛，无隙可乘，犹伏而不动。有时或饮食过量，或因寒凉伤其脾胃，将有吐泻之势。毒即乘虚内袭，盘踞胃肠，上下不通，遂挥霍撩乱，而吐泻交作矣。吐泻不已。其毒可由肠胃而入心，更由心而上窜于脑，致脑髓神经与心俱病，左心房输血之力与右心房收血之力为之顿减，是以周身血脉渐停，而通体皆凉也。其证多发于秋际者，因此毒气酿成多在夏令。人当暑热之时，周身时时有汗，此毒之伏于三焦者，犹得随汗些些外出。迨至秋凉汗闭，其毒不得外出，是以蓄极而动，乘脾胃之虚而内攻也。故治此症者，当以解毒之药为主，以助心活血之药为佐，以调阴阳奠中土之药为使。爰拟方于下，名之曰急救回生丹。

朱砂顶高者一钱五分。此药为水银、硫磺二原质合成。此二原质皆善消毒菌，化合为朱砂，又色赤入心，能解心中窜入之毒。且又重坠，善止呕吐，俾服药后不致吐出。

冰片三分。真好冰片，出于杉树及加尔普斯科树，其次者，系樟脑炼成。

此方中冰片，宜用樟脑炼成者。因樟脑之性，原善振兴心脏，通活周身血脉，尤善消除毒菌。特其味稍劣，炼之为冰片，味较清馥。且经炼，而其力又易上升至脑，以清脑中之毒也。

薄荷冰二分。此药善解虎列拉之毒，西人屡发明之。且其味辛烈香窜，无窍不通，无微不至，周身之毒皆能扫除。矧与冰片，又同具发表之性，服之能作汗解，使内蕴之邪由汗透出。且与冰片皆性热用凉，无论症之因凉因热，投之咸宜也西药房名薄荷冰为薄荷脑。

粉甘草细末一钱。此药最善解毒，又能调和中宫，以止吐泻。且又能调和冰片、薄荷冰之气味，使人服之不致过于苛辣也。

上药四味共研细，分作三次服，开水送下，药半点钟服一次。若吐剧者，宜于甫吐后急服之。若于将吐时服之，恐药未暇展布即吐出。服后温覆得汗即愈。服一次即得汗者，后二次仍宜服之。若服完一剂未痊愈者，可接续再服一剂。若其吐泻已久，气息奄奄有将脱之势，但服此药恐不能挽回，宜接服后急救回阳汤方在后。

己未秋，奉天霍乱盛行。时愚在奉天立达医院，拟得此方，用之甚效。适值警务处长莲波王君，任防疫总办，问愚有何良方救此危险之证，因语以此方。王君言，若药坊间配制恐不如法，即烦院中为制三十剂，分于四路防疫所。若果效时，后再多制。愚遂亲自监视，精制三十剂付之。翌日来信言，药甚效验，又俾制五十剂。又翌日来信言，此药效验异常，又俾制一百二十剂。愚方喜此药可以广传救人疾苦，孰意翌日自京都购得周氏回生丹到，此药即停止矣。因思自古治霍乱无必效之方，此方既如此效验，若不自我传遍寰区，恐难告无罪于同胞。遂将霍乱之病由与治法及用法之意，详书一纸，登诸报章。又将登报之文，寄于直隶故城县知事友人袁霖普，而袁君果能用方救人若干，推行遍于直隶，山东诸州县。

附记：直隶故城县知事袁霖普来函，论急救回生丹之效果。

寿甫仁兄雅鉴：前次寄来急救回生丹方，不知何以斟酌尽善。初故城闹疫，按方施药六十剂，皆随手辄效。后故城外镇郑家口闹疫，又施药二百剂，又莫不全活。继遂将其方刷印数百张，直隶百余县，山东数十县，每县署寄去一张。目下又呈明省长登北洋公报矣。锡类推仁，我兄之功德真无量哉。

卫生防疫宝丹

治霍乱吐泻转筋，下痢腹疼，及一切痧症。平素口含化服，能防一切疠疫传染。

粉甘草细末，十两　　细　辛细末，两半　　香白芷细末，一两　　薄荷冰细末，四钱

冰　片细末，二钱　　朱　砂细末，三两

先将前五味和匀，用水为丸如桐子大，晾干不宜日晒，再用朱砂为衣，勿令余剩。装以布袋，杂以琉珠，来往撞荡，务令光滑坚实。如此日久，可不走气味。若治霍乱证，宜服八十丸，开水送服。余证宜服四五十丸。服后均宜温覆取微汗。若平素含化为防疫疠，自一丸至四五丸皆可。此药又善治头疼、牙疼含化，心下、胁下及周身关节经络作疼，气郁、痰郁、食郁、呃逆、呕哕。醒脑养神，在上能清，在下能温，种种利益，不能悉数。

附记：奉天抚顺县瓢尔屯，煤矿经理尚席珍君来函，论卫生防疫宝丹之效果。

寿甫仁兄伟鉴：向在院中带来卫生防疫宝丹二百包，原备矿上工人之用，后值霍乱发生，有工人病者按原数服药四十丸，病愈强半，又急续服四十丸，遂脱然痊愈。后有病者数人，皆服药八十丸。中有至剧者一人，一次服药一百二十丸，均完全治愈。近处有此证者，争来购求此药，亦服之皆愈。一方呼为

神丹，二百包倏忽告尽。乞于邮便再为寄数百包来，以救生命，是所切盼。

附记：直隶故城县知事袁霖普君来函，论卫生防疫宝丹之效果。

寿甫仁兄道鉴：前接卫生防疫宝丹方，弟照方配制，不料时疫盛行，各县染此病者，伤人甚伙，弟除传布各县各乡之外，前后已配药六大料，救活病人已及千矣。刻又陈请省长、警务处长，登之北洋公报，使各县皆得知之。人之欲善，谁不如我，倘各县均肯舍药，则救人无算矣。弟虽费钱不少，然私心窃慰，愈征我兄为救世之人，非偶然也。翘首北望，不胜欣颂，兼为群黎致谢焉。

按：此二方，后方较前方多温药两味。前方性微凉，后方则凉热平均矣。用者斟酌于病因，凉热之间，分途施治可也。后方若临证急用，不暇为丸，可制为散，每服一钱，效更速。

急救回阳汤

治霍乱吐泻已极，精神昏昏，气息奄奄，至危之候。

潞党参八钱　　生山药一两　　　生杭芍五钱　　山萸肉去净核，八钱
炙甘草三钱　　赭　石研细，四钱　朱　砂研细，五分

先用童便半盅炖热，送下朱砂，继服汤药。

以上二方，皆为治霍乱之要药矣。然彼以祛邪为主，此以扶正为主。诚以得此证者，往往因治不如法，致日夜吐泻不已，虚极将脱，危在目前。病热至此，其从前之因凉因热皆不暇深究。惟急宜重用人参以回阳，山药、芍药以滋阴，山萸肉以敛肝气之脱此证吐泻之始，肝木助邪侮土，吐泻之极而肝气转先脱，炙甘草以和中气之漓，此急救回阳汤所以必需也。用赭石者，不但取其能止呕吐，

俾所服之药不致吐出，诚以吐泻已久，阴阳将离，赭石色赤入心，能协同人参，助心气下降。而方中山药，又能温固下焦，滋补真阴，协同人参以回肾气之下趋，使之上行也。用朱砂且又送以童便者，又以此时百脉闭塞，系心脏为毒气所伤，将熄其鼓动之机，故用朱砂直入心以解毒，又引以童便使毒气从尿道泻出，而童便之性又能启发肾中之阳上达，以应心脏也。是此汤为回阳之剂，实则交心肾和阴阳之剂也。服此汤后，若身温脉出，觉心中发热有烦躁之意者，宜急滋其阴分。若玄参、生芍药之类，加甘草以和之，煎一大剂，分数次温饮下。此《伤寒论》太阳篇，先用甘草干姜汤继用甘草芍药汤之法也。

门人高如璧，曾治一少妇。吐泻一昼夜，甚是困惫，浓煎人参汤，送服益元散而愈。盖独参汤能回阳，益元散能滋阴，又能和中滑石、甘草能和中以止吐泻解毒甘草、朱砂能解毒，且可引毒气自小便出，是以应手奏效。此亦拙拟急救回阳汤之意也。

此证之转筋者，多因吐泻不已，肝木乘脾气之虚而侮土。故方书治转筋多用木瓜，以其酸能敛肝，即所以平肝也。然平肝之药，不必定用木瓜。壬寅秋际，霍乱流行，曾单用羚羊角三钱治愈数人。因羚羊角善解热毒，又为平肝之妙药也。又曾有一人，向愚询治泄泻之方，告以酸石榴连皮捣烂，煎汤服之。后值霍乱发生，其人用其方治霍乱初起之泄泻者，服之泻愈，而霍乱亦愈。由是观之，石榴亦为敛肝之要药，而敛肝之法，又实为治霍乱之要着也。

霍乱之证，有实热者居多，其真寒凉者，不过百中之一二。即百脉闭塞，周身冰冷，但其不欲复被，思饮凉水，即不可以凉断，当先少少与以凉水，若饮后病增重者，其人虽欲复饮，而不至急索者，凉水可勿与也。若饮后病不增重，须臾不与，有不能忍受之状，可尽量与之，任其随饮随吐，借凉水将内毒换出，亦佳方也。曾遇有恣饮凉水而愈者，问之，言当病重之时，若一时不饮凉水，即觉不能复活，则凉水之功用可知矣。然凉水须用新汲井泉水方效。无井泉水处，可以冰水代之，或吞服小冰块亦佳。

王孟英曰：鸡矢白散，为《金匮》治霍乱转筋入腹之方。愚仿其意，拟得蚕矢汤，治霍乱转筋，腹疼，口渴，烦躁，危急之证甚效。方用晚蚕砂、木瓜各三钱，生薏仁、大豆芽如无，可代以生麦芽各四钱，川黄连、炒山栀各二钱，醋炒半夏、酒炒黄芩、吴茱萸各一钱，以阴阳水煎，稍凉，徐徐服之。丁酉八九月间，吾杭盛行霍乱转筋之证。有沈氏妇者，夜深患此，继即音哑肢寒。比晓，其夫惶惶求为救治。诊其脉弦细以涩，两尺如无。口极渴而沾饮即吐不已。腓坚硬如石，其时疼楚异常。因拟此方治之，徐徐凉饮，药入口竟得不吐。外以好烧酒令人用力摩擦转筋坚硬之处，擦将一时许，其硬块始渐软散，而筋不转吐泻亦减。甫时复与前药半剂，夜间居然安寐矣。后治相类者多人，悉以是法获效。

陆九芝曰：霍乱一证，有寒有热，热者居其九寒者居其一。凡由高楼大厦，乘凉饮冷而得之者，仲景则有理中、四逆诸方。后世亦有浆水、大顺、复元、冷香饮子诸方。病多属寒，药则皆宜热。若夫春分以后，秋分以前，少阳相火、少阴君火、太阴湿土，三气合行其令。天之热气则下降，地之湿气则上腾。人在气交之中，清气在阴，浊气在阳，阴阳反戾，清浊相干，气乱于中，而上吐下泻。治此者，宜和阴阳，分清浊，以定其乱，乱定即无不愈。此则病非寒也，而亦非尽用寒药也。即如薷藿、平陈、胃苓等汤习用之剂，亦皆温通，特不用姜、附、丁、萸之大辛大热者耳。又有不吐不泻而挥霍撩乱者，则多得之饱食之后。凡夏月猝然冒暑，惟食填太阴，亦曰饱食填息。此证为病最速，为祸最酷，而人多忽之。即有知者，亦仅以停食为言，绝不信其为闭证之急者。闭则手足肢冷，六脉俱伏，甚则喜近烈日。此乃邪闭而气道不宣，其畏寒也，正其热之甚也。此等证，只欠一吐法耳。自吐法之不讲，本属一吐即愈之病，而竟不知用也。此外更有四肢厥逆，甚至周身如冰，而竟不恶寒，反有恶热者。此更是内真热，外假寒，即厥阴中热深厥深之象。岂独不可用四逆、理中，即姜汤米饮及五苓散中之桂枝，亦不可用。而且宜苦寒之剂，佐以挑痧刮痧等法，刺出其恶血以泄热毒者。同治壬戌，江苏沪渎，时疫盛行，绵延而至癸亥。余尝以石膏、芩、连，清而愈之者，则暑湿热之霍乱也。以凉水调胆矾吐而愈之者，则饱食填息之霍乱也。其肢皆冷，而其脉皆伏，维时大医，竟用丁、萸、桂、附，日误数人，而竟不知改图，岂不深可惜哉。

上所录二则，皆于霍乱之证有所发明，故详志之，以备采择。

霍乱之证，宜兼用外治之法，以辅药饵所不逮。而外治之法，当以针灸为最要。至应针之处，若十宣、中脘、尺泽、足三里、阴陵、承山、太溪、太仓、太冲、公孙等穴，约略举之，未能悉数，习针灸者大抵皆知。惟督脉部分，有素髎穴，刺同身寸之三分出血，最为治霍乱之要着。凡吐泻交作，心中撩乱者，刺之皆效。诸针灸之书，皆未言其能治霍乱。世之能针灸者，间有知刺其处者，而或刺鼻准之尖，或刺鼻柱中间，又多不能刺其正穴。两鼻孔中间为鼻柱，《内经》王注，谓此穴在鼻柱之上端，则非鼻准之尖，及鼻柱中间可知。然刺未中其正穴者，犹恒有效验，况刺中其正穴乎。盖此穴通督脉，而鼻通任脉，刺此一处，则督任二脉，可互相贯通，而周身之血脉，亦因之可贯通矣。

量穴之法，必用同身之寸。而同身之寸，针灸家恒以手中指中节为准法。不知此法，惟量臂上之穴用之。若头上之穴，横量时以眼之长为一寸，竖量时，以两眉中间至鼻尖为二寸。身上之穴，横量时以两乳头中间为八寸，竖量时以当膈歧骨下至脐中为八寸。腿上之穴，以足大指尖至与跟齐为九寸。然如此，仍不能毫厘不差。是在临证者，细相其人之形体，而活泼斟酌可也。

又宜佐以刮痧之法。盖此证病剧之时，周身冰冷，回血管之血液凝滞不行。当用细口茶碗，将碗边一处少涂香油。两手执定其无油之处，先刮其贴脊两旁，脊椎上亦可轻刮，以刮处尽红为度。盖以脏腑之系皆连于脊，而诸脏腑腧穴，亦贴脊两旁，故以刮此处为最要。要刮时又宜自上而下挨次刮之，可使毒气下行。次刮其胸与胁，次刮其四肢曲处尺泽、委中及腿内外胻，至头额项肩，亦可用钱刮之。又当兼用放痧之法，将四肢回血管之血，用手赶至腿臂曲处，用带上下扎紧，于尺泽、委中两旁回血管，用扁针刺出其血，以助其血脉之流通，且又放出碳气，俾霍乱之毒菌，从此轻减也。

又宜佐以温体之法。用滚水煮新砖八个，以熨腋下及四肢曲处，及两脚涌泉穴。或水煮粗厚之布，乘热迭数层，覆于转筋之处。即不转筋者，亦可覆于少腹及腿肚之上，凉则易之。或以茶壶及水笼袋，满贮热水，以熨各处。或醋炒葱白切丝、或醋炒干艾叶揉碎熨之，或用手醮火酒、或烧酒，急速擦摩其周身及腿肚发硬之处。种种助暖之法不一，临证者随事制宜可也。

西人治霍乱用鸦片丁几酒也、依的儿制缬草丁几、芳香丁几即亚香淡酒善透窍通络各十瓦，薄荷油一瓦，混合为滴剂。每半小时，服十五滴至三十滴。

又有注射之法，樟脑、依的儿各五瓦，混溶于七十五倍之蒸馏水中，加三十八度之温，以注射于两臂尺泽穴以上之回血管，或胸侧或腹部之皮下蜂窝织内。此方亦可于无病注射，为预防剂。然预防者不必尽剂，可用其三分之一或至一半。

又方，盐酸莫儿比涅十分瓦之二，蒸馏水十瓦药水如此混合用时不止此数，或一筒或半筒，注于皮下，如前。

又方，盐酸歇鲁因十分瓦之一，蒸馏水十瓦，或一筒或半筒，注于皮下，如前。

又方，碳酸那笃留谟一瓦，食盐炼净无土垢者六瓦，蒸馏水一千瓦，注于皮下，如前。

呕吐太甚者，可用上列诸方注于当心窝之皮肤内。腿筋转者，可用诸方注于腿肚之皮肤承山穴处，腹中疼甚者可用诸方作灌肠之剂。又凡注于皮下者，亦可注于回血管。注于回血管者，亦可注于皮下，然皆温用不宜凉用。

缬草，即中药甘松。其功用详载于加味补血汤在后下。至依的儿制缬草丁几，乃缬草所浸之酒一分，混合以依的儿精五分。其用量，自十分瓦之三至一瓦，为虚脱状态之兴奋药。依的儿为由硫酸及酒精制出之精液。其功用，先能兴奋，后则麻醉，为哥罗仿谟行手术时蒙药之代用品。对于一切虚脱状态及昏倒，用之立能兴奋回苏。又于种种疼痛、胃疼、强剧之呕吐及痉挛症状等，一日用数次。用量自五滴至二十五滴依的儿一滴为百分瓦之二。

盐酸莫儿比涅，即莫儿比涅而制以盐酸者也。莫儿比涅，省文曰盐莫。旧译作吗啡，原系由鸦片中炼出之精液。每干燥鸦片十分，含有莫儿比涅一分强。以盐酸制之，为色白中性极苦之针状结晶。用量自千分瓦之一至百分瓦之一，可为兴奋之药，若再多用则麻醉，其毒较鸦片尤烈不可轻用，小儿尤不宜轻用。

盐酸歇鲁因，系用盐酸制歇鲁因而成。歇鲁因者，以莫儿比涅与盐化亚含知尔加热而制之。再以歇鲁因溶解于盐酸，而制为白色结晶性之粉末。肺劳家用为镇咳定喘之要品。愈疼楚，催眠睡，善治气管枝加答儿。其用量，一次千分瓦之一至千分瓦之五。一日数次。

碳酸那笃留谟，系碳酸制碳酸留谟而成。那笃留谟者，为金属含盐之药品，制以碳酸，为无色半透明之菱角结晶。能振兴胃中消化之机能，治呼吸器中之加答儿，胆汁排泄之障碍及胆道加答儿郁积性黄疸，肝脏胀大。祛痰止呕，通利大便。于糖尿病，用其大量有殊效。丁仲祐谓此药内服，刺激食管黏膜过甚，往往诱起炎证。可以重碳酸那笃留谟代之。重碳酸那笃留谟，即那笃留谟制以重碳酸。其功用与碳酸那笃留谟相似，较少刺激之性。每次用量，一瓦至一瓦五分。

西人对于紧要传染之证，皆亟亟以扑灭毒菌为务。然其扑灭之法，惟知以毒攻毒，而不知用化毒之药，使毒菌暗消于无形。至于补正以胜毒，尤非西人所能知也。所谓以毒攻毒者，上所录之西药是也。遇身体壮实者，服之幸可救愈。若其身体本弱，吐泻又至极点，有奄奄欲脱之势，非补正以胜毒，与化毒之药并用不可。所谓补正者，如拙拟急救回阳汤中人参、山药、萸肉诸药是也。所谓化毒者，如拙拟急救回生丹、卫生防疫宝丹及急救回阳汤中之朱砂是也。盖凡药中珍贵之品，皆有独具之良能。如朱砂、珠、黄、犀、麝之类是也。其独具之良能，化学家无从实验，故西人皆不知用。壬寅秋日，霍乱流行。执友毛仙阁之侄，受此证，至垂危，衣冠既毕，舁之床上。仙阁见其仍有微息，遂研朱砂钱许，和童便灌之，其病由此竟愈。又一女子受此病，至垂危，医者辞不治。时愚充教员于其处，求为诊治，亦用药无效。适有摇铃卖药者，言能治此证，亦单重用朱砂钱许，治之而愈。从此知朱砂善化霍乱之毒菌。至己未在奉天拟得急救回生丹、卫生防疫宝丹，两方皆重用朱砂，治愈斯岁之患霍乱者若干，益信其有善化霍乱毒菌之专长也。若但以原质论，朱砂之原质为水银、硫磺。今试以水银、硫磺二药并用，能治朱砂所治之证乎，吾知其必不能也。夫人命至重，国粹宜保，世之惟知重西医者，尚其深思愚言哉。

治内外中风方

搜　风　汤

治中风。

防　风六钱　　清半夏三钱　　　　生石膏八钱

真辽人参四钱，另炖同服，贫者可用野台参七钱代之，高丽参不宜用

僵　蚕二钱　　柿霜饼五钱，冲服　　　麝　香一分，药汁送服

中风之证，多因五内大虚，或禀赋素虚，或劳力劳神过度，风自经络袭人，直透膜原而达脏腑，令脏腑各失其职。或猝然昏倒，或言语謇涩，或溲便不利，或溲便不觉，或兼肢体痿废偏枯，此乃至险之证。中之轻者，犹可迟延岁月，中之重者，治不如法，危在翘足间也。故重用防风，引以麝香，深入脏腑以搜风。犹恐元气虚弱，不能运化药力以逐风外出，故用人参以大补元气，扶正即以胜邪也。用石膏者，因风蕴脏腑多生内热，人参补气助阳分亦能生热，石膏质重气轻性复微寒，其重也能深入脏腑，其轻也能外达皮毛，其寒也

能祛脏腑之热，而即解人参之热也。用僵蚕者，徐灵胎谓邪之中人，有气无形，穿经入络，愈久愈深，以气类相反之药投之，则拒而不入，必得与之同类者和入诸药使为向导，则药至病所，而邪与药相从，药性渐发，邪或从毛孔出，从二便出，不能复留，此从治之法也。僵蚕因风而僵，与风为同类，故善引祛风之药至于病所成功也。用半夏、柿霜者，诚以此证皆痰涎壅滞，有半夏以降之，柿霜以润之，而痰涎自息也。

此证有表不解，而浸生内热者。宜急用发汗药，解其表，而兼清其内热。又兼有内风煽动者，可与后内中风治法汇通参观，于治外感之中兼有熄内风之药，方为完善。

中风之证，有偏寒者，有偏热者，有不觉寒热者。拙拟此方治中风之无甚寒热者也。若偏热者，宜《金匮》风引汤加减，干姜桂枝宜减半。若偏寒者，愚别有经验治法。曾治一媪，年五十许，于仲冬忽然中风昏倒，呼之不应，其胸中似有痰涎壅滞，大碍呼吸。诊其脉，微细欲无，且迟缓。知其素有寒饮，陡然风寒袭入，与寒饮凝结为恙也。急用胡椒三钱捣碎，煎两三沸，取浓汁多半茶杯灌之，呼吸顿觉顺利。继用干姜六钱，桂枝尖、当归各三钱，连服三剂，可作呻吟，肢体渐能运动，而左手足仍不能动。又将干姜减半，加生黄芪五钱，乳香、没药各三钱，连服十余剂，言语行动遂复其常。

若其人元气不虚，而偶为邪风所中，可去人参，加蜈蚣一条、全蝎一钱。若其证甚实，而闭塞太甚者，或二便不通，或脉象郁涩，可加生大黄数钱，内通外散，仿防风通圣散之意可也。徐灵胎曾治一人，平素多痰，手足麻木，忽昏厥遗尿，口噤手拳，痰声如锯。医者进参、附、熟地等药，煎成未服。诊其脉，洪大有力，面赤气粗。此乃痰火充实，诸窍皆闭，服参、附立危。遂以小续命汤去桂、附，加生军一钱为末，假称他药纳之，恐旁人之疑骇也。三剂而有声，五剂而能言。然后以养血消痰之药调之，一月后，步履如初。此案与愚所治之案对观，则凉热之间昭然矣。又遗尿者多属虚，而此案中之遗尿则为实，是知审证者，不可拘于一端也。然真中风证极少，类中风者极多，中风证百人之中真中风不过一二人。审证不确即凶危立见，此又不可不慎也。

逐风汤

治中风抽掣及破伤后受风抽掣者。

生箭芪六钱　　当归四钱　　羌活二钱　　独活二钱

全蝎二钱　　全蜈蚣大者两条

蜈蚣最善搜风，贯串经络脏腑无所不至，调安神经又具特长因其节节有脑是以善理神经。而其性甚和平，从未有服之觉瞑眩者。曾治一媪，年六旬，其腿为狗咬破受风，周身抽掣。延一老医调治，服药十余日，抽掣愈甚。所用之药，每剂中皆有全蝎数钱，佐以祛风、活血、助气之药，仿佛此汤而独未用蜈蚣。遂为拟此汤，服一剂而抽掣即止。又服一剂，永不反复。又治一人，年三十余，陡然口眼歪斜。其受病之边，目不能瞬。俾用蜈蚣二条为末，防风五钱，煎汤送服，三次痊愈。审斯则蜈蚣逐风之力，原迥异于他药也。且其功效，不但治风也，愚于疮痈初起甚剧者，恒加蜈蚣于托药之中，莫不随手奏效。虽本草谓有坠胎之弊，而中风抽掣，服他药不效者，原不妨用。《内经》所谓"有故无殒，亦无殒也"。况此汤中，又有黄芪、当归以保摄气血，则用分毫何损哉。

加味黄芪五物汤

治历节风证，周身关节皆疼，或但四肢作疼，足不能行步，手不能持物。

生箭芪一两　　于　术五钱　　当　归五钱　　桂枝尖三钱

秦　艽三钱　　广陈皮三钱　　生杭芍五钱　　生　姜五片

热者加知母，凉者加附子，脉滑有痰者加半夏。

《金匮》桂枝芍药知母汤，治历节风之善方也。而气体虚者用之，仍有不效之时，以其不胜麻黄、防风之发也。今取《金匮》治风痹之黄芪五物汤，加白术以健脾补气，而即以逐痹《本经》逐寒湿痹。当归以生其血，血活自能散风方书谓血活风自去。秦艽为散风之润药，性甚和平，祛风而不伤血。陈皮为黄芪之佐使，而其里白似肌肉，外红似皮肤，筋膜似脉络，棕眼似毛孔，又能引肌肉经络之风达皮肤由毛孔而出也。广橘红其大者皆柚也，非橘也。《本经》原橘柚并称，故用于药中，橘柚似无须分别他处柚皮不可入药。且名为橘红，其实皆不去白，诚以原不宜去也。

加味玉屏风散

作汤服。治破伤后预防中风，或已中风而瘈疭，或因伤后房事不戒以致中风。

生箭芪一两　　白　术八钱　　当　归六钱　　桂枝尖钱半

防　风钱半　　黄　蜡三钱　　生白矾一钱

此方原为预防中风之药，故用黄芪以固皮毛，白术以实肌肉，黄蜡、白矾以护膜原。犹恐破伤时微有感冒，故又用当归、防风、桂枝以活血散风。其防风、桂枝之分量特轻者，诚以此方原为预防中风而设，故不欲重用发汗之药以开腠理也。自拟此方以来，凡破伤后恐中风者，俾服药一剂，永无意外之变，用之数十年矣。表侄高淑言之族人，被贼用枪弹击透手心，中风抽掣，牙关紧闭。自牙缝连灌药无效，势已垂危。从前，其庄有因破伤预防中风，服此方者，淑言见而录之。至此，淑言将此方授族人，一剂而愈。又一人，被伤后，因房事不戒，中风抽掣，服药不效。友人毛仙阁治之，亦投以此汤而愈。夫愚拟此方，原但为预防中风，而竟如此多效，此愚所不及料者也。盖《本经》原谓黄芪主大风，方中重用黄芪一两，又有他药以为之佐使，宜其风证皆可治也。若已中风抽掣者，宜加全蝎蜈蚣两条。若更因房事不戒以致中风抽风者，宜再加真鹿角胶三钱另煎兑服，独活一钱半。若脉象有热者，用此汤时，知母、天冬皆可酌加。

镇肝熄风汤

治内中风证亦名类中风，即西人所谓脑充血证，其脉弦长有力即西医所谓血压过高，或上盛下虚，头目时常眩晕，或脑中时常作疼发热，或目胀耳鸣，或心中烦热，或时常噫气，或肢体渐觉不利，或口眼渐形歪斜，或面色如醉，甚或眩晕，至于颠仆，昏不知人，移时始醒，或醒后不能复原，精神短少，或肢体痿废，或成偏枯。

怀牛膝一两	生赭石轧细，一两	生龙骨捣碎，五钱	生牡蛎捣碎，五钱
生龟板五钱，捣碎	生杭芍五钱	玄参五钱	天冬五钱
川楝子捣碎，二钱	生麦芽二钱	茵陈二钱	甘草钱半

心中热甚者，加生石膏一两。痰多者，加胆星二钱。尺脉重按虚者，加熟地黄八钱、净萸肉五钱。大便不实者，去龟板、赭石，加赤石脂喻嘉言谓石脂可代赭石一两。

风名内中，言风自内生，非风自外来也。《内经》谓"诸风掉眩皆属于肝"。盖肝为木脏，于卦为巽，巽原主风。且中寄相火，征之事实，木火炽盛，亦自有风。此因肝木失和，风自肝起。又加以肺气不降，肾气不摄，冲气、胃气又复上逆。于斯，脏腑之气化皆上升太过，而血之上注于脑者，亦因之太过，致充塞其血管而累及神经。其甚者，致令神经失其所司，至昏厥不省人事。西医名为脑充血证，诚由剖解实验而得也。是以方中重用牛膝以引血下行，此为治标之主药。而复深究病之本源，用龙骨、牡蛎、龟板、芍药以镇熄肝风。赭石以降胃、降冲。玄参、天冬以清肺气，肺中清肃之气下行，自能镇制肝木。至其脉之两尺虚者，当系肾脏真阴虚损，不能与真阳相维系。其真阳脱而上奔，并挟气血以上冲脑部，故又加熟地、萸肉以补肾敛肾。从前所拟之方，原止此数味。后因用此方效者固多，间有初次将药服下，转觉气血上攻而病加剧者，于斯加生麦芽、茵陈、川楝子即无斯弊。盖肝为将军之官，其性刚果。若但用药强制，或转激发其反动之力。茵陈为青蒿之嫩者，得初春少阳生发之气，与肝木同气相求，泻肝热兼舒肝郁，实能将顺肝木之性。麦芽为谷之萌芽，生用之亦善将顺肝木之性使不抑郁。川楝子善引肝气下达，又能折其反动之力。方中加此三味，而后用此方者，自无他虞也。心中热甚者，当有外感，伏气化热，故加石膏。有痰者，恐痰阻气化之升降，故加胆星也。

按：内中风之证，曾见于《内经》，而《内经》初不名为内中风，亦不名为脑充血，而实名之为煎厥、大厥、薄厥。今试译《内经》之文以明之，《内经》脉解篇曰："肝气当治而未得，故善怒，善怒者名曰煎厥。"盖肝为将军之官，不治则易怒，因怒生热，煎耗肝血，遂致肝中所寄之相火，掀然暴发，挟气血而上冲脑部，以致昏厥。此非因肝风内动，而遂为内中风之由来乎？

又：《内经》调经论曰："血之与气，并走于上，此为大厥，厥则暴死。气反则生，气不反则死。"盖血不自升，必随气而上升，上升之极，必致脑中充血。至所谓气反则生，气不反则死者，盖气反而下行，血即随之下行，故其人可生。若其气上行不反，血必随之充而益充，不至血管破裂不止，犹能望其复苏乎！读此节经文，内中风之理明，脑充血之理亦明矣。

又《内经》生气通天论曰："阳气者大怒则形绝，血宛即郁字于上，使人薄厥。"观此节经文，不待诠解，即知其为肝风内动，以致脑充血也。其曰薄厥者，言其脑中所宛之血，激薄其脑部，以至于昏厥也。细思三节经文，不但知内中风，即西医所谓脑充血。且更可悟得此证治法，于经文之中，不难自拟对证之方，而用之必效也。

特是证名内中风，所以别外受之风也。乃自唐宋以来，不论风之外受内生，浑名曰中风。夫外受之风为真中风，内生之风为类中风，其病因悬殊，治法自难从同。若辨证不清，本系内中风，而亦以祛风之药发表之，其脏腑之血，必益随发表之药上升，则脑中充血必益甚，或至于血管破裂，不可救药。此关未透，诚唐宋医学家一大障碍也。迨至宋末刘河间出，悟得风非皆由外中，遂创为五志过极动火，而猝中之论。此诚由《内经》"诸风掉眩皆属于肝"句悟出。盖肝属木，中藏相火，木盛火炽，即能生风也。大法以白虎汤、三黄汤沃之，所以治实火也；以逍遥散疏之，所以治郁火也逍遥散中柴胡能引血上行最为忌用，是以镇肝熄风汤中止用茵陈、生麦芽诸药疏肝；以通圣散方中防风亦不宜用，凉膈散双解之，所以治表里之邪火也；以六味汤滋之，所以壮水之主，以制阳光也；以八味丸引之，所谓从治之法，引火归源也虽曰引火归源而桂、附终不宜用。细审河间所用之方，虽不能丝丝入扣，然胜于但知治中风不知分内外者远矣。且其谓有实热者，宜治以白虎汤，尤为精确之论。愚治此证多次，其昏仆之后，能自苏醒者多，不能苏醒者少。其于苏醒之后，三四日间，现白虎汤证者，恒十居六七。因知此证。多先有中风基础，伏藏于内，后因外感而激发。是以从前医家，统名为中风，不知内风之动，虽由于外感之激发，然非激发于外感之风，实激发于外感之因风生热，内外两热相并，遂致内风暴动。此时但宜治外感之热，不可再散外感之风。此所以河间独借用白虎汤，以泻外感之实热，而于麻、桂诸药概无所用。盖发表之药，皆能助血上行，是以不用，此诚河间之特识也。吾友张山雷君，江苏嘉定人，当世之名医也。著有《中风斠诠》一书，发明内中风之证，甚为精详。书中亦独有取于河间，可与拙论参观矣。

后至元李东垣、朱丹溪出，对于内中风一证，于河间之外，又创为主气、主湿之说。东垣谓人之元气不足，则邪凑之，令人猝倒僵仆，如风状。夫人身之血，原随气流行，气之上升者过多，可使脑部充血，排挤脑髓神经。至于昏厥，前所引《内经》三节文中已言之详矣。若气之上升者过少，又可使脑部贫血，无以养其脑髓神经，亦可至于昏厥。是以《内经》又谓："上气不足，脑为之不满，耳为之苦鸣，头为之倾，目为之眩。"观《内经》如此云云，其剧者，亦可至于昏厥。且其谓脑为之不满，实即指脑中贫血而言也。由斯而论，东垣之论内中风，由于气虚邪凑，原与脑充血者之中风无关，而实为脑贫血者之中风，开其治法也。是则河间之主火为脑充血，东垣之主气为脑贫血，一实一虚，迥不同也。至于丹溪则谓东南气温多湿，有病风者，非风也。由湿生痰，痰生热，热生风。此方书论中风者，所谓丹溪主湿之说也。然其证原是痰厥，与脑充血、脑贫血皆无涉。即使二证当昏厥之时，间有挟痰者，乃二证之兼证，非二证之本病也；又按：其所谓因热生风之见解，似与河间主火之意相同，而实则迥异。盖河间所论之火生于燥，故所用之药，注重润燥滋阴；丹溪听论之热生于湿，其所用之药，注重去湿利痰。夫湿非不可以生热，然因湿生热，而动肝风者甚少矣，肝风之动多因有燥热。是则二子之说，仍以河间为长也。

又读《史记》扁鹊传，所治虢太子尸厥证，亦系内中风，而实为内中风之上盛下虚者。观其未见太子也，而谓太子"其耳必鸣，其鼻必张"，其所以耳鸣、鼻张者，实因脑中气血充盛之所排挤，岂非上盛乎。及其见太子也，则谓上有绝阳之络，下有破阴之纽。所谓上有绝阳之络者，即谓脑中血管，为过盛之气血排挤，将破裂也。所谓下有破阴之纽者，盖谓其下焦阴分亏损，不能吸摄其阳分，是以其真阳上脱，挟气血而充塞脑部也。观扁鹊之所云云，虢太子之尸厥，其为内中风之上盛下虚者，确乎无疑。当时扁鹊救醒虢太子，系用针砭法，后亦未言所用何药。今代为拟方，当于镇肝熄风汤中，加敛肝补肾之品，若方后所注加萸肉、熟地黄者，即为治此证之的方矣。

按：此证若手足渐觉不遂，口眼渐形歪斜，是其脑髓神经已为充血所累，其血管犹不至破裂也。若其忽然昏倒，移时复醒者，其血管或有罅漏，出血不多，犹不至破裂甚剧者也。若其血管破裂甚剧，即昏仆不能复苏矣。是以此证宜防之于预，当其初觉眩晕头疼，或未觉眩晕头疼，而其脉象大而且硬，或弦长有力，即宜服镇肝熄风汤。迨服过数剂后，其脉必渐渐和缓，后仍接续服之。必服至其脉与常脉无异，而后其中风之根蒂始除。若从前失治，至忽焉昏倒，而移时复苏醒者，其肢体必有不遂之处。盖血管所出之血，若黏滞其左边司运动之神经，其右边手足即不遂；若黏滞其右边神经，而左边手足即不遂_{左边神经管右半身，右边神经管左半身}。若左右神经皆受伤损，其人恒至全体痿废。治之者，亦宜用镇肝熄风汤。服至脉象如常，其肢体即渐能动转。然服过数剂之后，再于方中加桃仁、红花、三七诸药，以化其脑中瘀血，方能奏效。

又按：此证自唐宋以来，浑名之曰中风。治之者，亦不分其为内中外中，而概以风药发之，诚为治斯证者之误点。至清中叶王勋臣出，对于此证，专以气虚立论。谓人之元气，全体原十分，有时损去五分，所余五分，虽不能充体，犹可支持全身。而气虚者经络必虚，有时气从经络虚处透过，并于一边，彼无气之边，即成偏枯。爰立补阳还五汤，方中重用黄芪四两，以峻补气分，此即东垣主气之说也。然王氏书中，未言脉象何如。若遇脉之虚而无力者，用其方原可见效。若其脉象实而有力，其人脑中多患充血，而复用黄芪之温而升补者，以助其血愈上行，必至凶危立见，此固不可不慎也。前者邑中有某孝廉，右手废不能动，足仍能行。其孙出门，遇一在津业医者甫归，言此证甚属易治，遂延之诊视。所立病案言脉象洪实，已成痪证无疑。其方仿王氏补阳还五汤，有黄芪八钱。服药之后，须臾昏厥不醒矣。夫病本无性命之忧，而误服黄芪八钱，竟至如此，可不慎哉。五期《衷中参西录》第三卷中，有论脑充血之原因及治法，且附有验案数则，其所论者，实皆内中风证也。宜与上所论者，汇通参观。

刘铁珊将军丁卯来津后，其脑中常觉发热，时或眩晕，心中烦躁不宁，脉象弦长有力，左右皆然，知系脑充血证。盖其愤激填胸。焦思积虑者已久，是以有斯证也。为其脑中觉热，俾用绿豆实于囊中作枕，为外治之法。又治以镇肝熄风汤，于方中加地黄一两，连服数剂，脑中已不觉热。遂去川楝子，又将生地黄改用六钱。服过旬日，脉象和平，心中亦不烦躁，遂将药停服。

又天津铃铛阁街，于氏所娶新妇，过门旬余，忽然头疼。医者疑其受风，投以发表之剂，其疼陡剧，号呼不止。其翁在中国银行司账，见同伙沈君阅五期《衷中参西录》，见载有脑充血头疼诸案，遂延愚为之诊视。其脉弦硬而长，左部尤甚，知其肝胆之火上冲过甚也。遂投以镇肝熄风汤，加龙胆草三钱，以泻其肝胆之火。一剂病愈强半，又服两剂，头已不疼，而脉象仍然有力。遂去龙胆草，加生地黄六钱。又服数剂，脉象如常，遂将药停服。

附录：湖北天门崔兰亭君来函：张港杨新茂粮行主任患脑充血证，忽然仆地，上气喘急，身如角弓，两目直视。全家惶恐，众医束手，殓服已备，迎为诊治。遵先生五期建瓴汤原方治之，一剂病愈强半，后略有加减，服数剂，脱然痊愈。按：此镇肝熄风汤，实由五期中建瓴汤加减而成。故附录其来函于此，俾医界同人，知此二方，任用其一，皆可治脑充血证也。

或问：中风无论内外，其肢体恒多痿废，即其经络必多闭塞，而方中重用龙骨、牡蛎，独不虞其收涩之性，益致经络闭塞乎？答曰：妙药皆令人不易测，若但以收涩视龙骨、牡蛎，是未深知龙骨、牡蛎者也。《神农本经》谓龙骨能消癥瘕，其能通血脉、助经络之流通可知。后世本草谓牡蛎能开关节老痰，其能利肢体之运动可知。是以《金匮》风引汤，原治热瘫痫，而方中龙骨、牡蛎并用也。曾治一叟，年近六旬，忽得痿废证，两手脉皆弦硬，心中骚扰不安，夜不能寐。每于方中重用龙骨、牡蛎，再加降胃之药，脉始柔和，诸病皆减，二十剂外，渐能步履。审斯则龙骨、牡蛎之功用，可限量哉。又尝治一媪，年过七旬，陡然左半身痿废。其左脉弦硬而大，有外越欲散之势<small>按西法左半痿废，当右脉有力，然间有脉有力与痿废皆在一边者</small>。投以镇肝熄风汤，又如净萸肉一两，一剂而愈。夫年过七旬，痿废鲜有愈者。而山萸肉，味酸性温，禀木气最厚。夫木主疏通，《神农本经》谓其能逐寒湿痹，后世本草，谓其能通利九窍。在此方中，而其酸收之性，又能协同龙骨、牡蛎，以敛戢肝火肝气，使不上冲脑部，则神经无所扰害，自不失其司运动之机能，故痿废易愈也。且此证，又当日得之即治，其转移之机关，尤易为力也。统观此二案，可无疑于方中之用龙骨、牡蛎矣。

加味补血汤

治身形软弱，肢体渐觉不遂，或头重目眩，或神昏健忘，或觉脑际紧缩作疼，甚或昏仆移时苏醒致成偏枯，或全身痿废，脉象迟弱，内中风证之偏虚寒者<small>肝过盛生风，肝虚极亦可生风</small>，此即西人所谓脑贫血病也，久服此汤当愈。

生煎芪一两　　当　归五钱　　龙眼肉五钱　　真鹿角胶三钱，另炖同服

丹　参三钱　　明乳香三钱　　明没药三钱　　甘　松二钱

服之觉热者，酌加天花粉、天冬各数钱。觉发闷者，加生鸡内金钱半或二钱。服数剂后，若不甚见效，可用所煎药汤送服麝香二厘<small>取其香能通窍</small>，或真冰片半分亦可。若服后仍无甚效，可用药汤送制好马钱子二分<small>制马钱子法详后振颓丸下</small>。

脑充血者，其脑中之血过多，固能伤其脑髓神经。脑贫血者，其脑中之血过少，又无以养其脑髓神经。是以究其终极，皆可使神经失其所司也。古方有补血汤，其方黄芪、当归同用，而黄芪之分量，竟四倍于当归。诚以阴阳互为

之根，人之气壮旺者，其血分自易充长。况人之脑髓神经，虽赖血以养之，尤赖胸中大气上升以翰旋之。是以《内经》谓"上气不足，脑为之不满，耳为之苦鸣，头为之倾，目为之眩"。所谓上气者，即胸中大气上升于脑中者也。因上气不足，血之随气而注于脑者必少，而脑为之不满，其脑中贫血可知。且因上气不足，不能翰旋其神经，血之注于脑者少，无以养其神经，于是而耳鸣、头倾、目眩，其人可忽至昏仆可知。由此知因脑部贫血以成内中风证者，原当峻补其胸中大气，俾大气充足，自能助血上升，且能翰旋其脑部，使不至耳鸣、头倾、目眩也。是以此方不以当归为主药，而以黄芪为主药也。用龙眼肉者，因其味甘色赤，多含津液，最能助当归以生血也。用鹿角胶者，因鹿之角原生于头顶督脉之上，督脉为脑髓之来源，故鹿角胶之性善补脑髓。凡脑中血虚者，其脑髓亦必虚，用之以补脑髓，实可与补血之药相助为理也。用丹参、乳香、没药者，因气血虚者，其经络多瘀滞，此于偏枯痿废亦颇有关系，加此通气活血之品，以化其经络之瘀滞，则偏枯痿废者自易愈也。用甘松者，为其能助心房运动有力，以多输血于脑，且又为调养神经之要品，能引诸药至脑以调养其神经也。用麝香、梅片者，取其香能通窍以开闭也。用制过马钱子者，取其能瞤动脑髓神经使之灵活也。

按：甘松即西药中之缬草，此系东人之名。西人则名为拉底克斯瓦洛兰内，其气香味微酸。《本经》渭其治暴热、火疮、赤气、疥瘙、疽痔、马鞍、热气。《别录》渭其治痈肿、浮肿、结热、风痹、不足、产后痛。甄权谓其治毒风痼痹，破多年凝血，能化脓为水，产后诸病，止腹痛、余疹、烦渴。《大明》谓其除血气心腹痛、破癥结、催生、落胞、血晕、鼻血、吐血、赤白带下、眼障膜、丹毒、排脓、补痿。西人则以为兴奋之品，善治心脏麻痹、霍乱转筋。东人又以为镇静神经之特效药，用治癫狂、痫痉诸病。盖为其气香，故善兴奋心脏，使不至于麻痹，而其馨香透窍之力，亦自能开痹通瘀也。为其味酸，故能保安神经，使不至于妄行，而酸化软坚之力，又自能化多年之癥结，使尽消融也。至于其能补痿，能治霍乱转筋者，即心脏不麻痹，神经不妄行之功效外著者也。孰谓中西医理不相贯通哉。

邻村龙潭庄高姓叟，年过六旬，渐觉两腿乏力，浸至时欲眩仆，神昏健忘。恐成痿废，求为诊治。其脉微弱无力。为制此方服之，连进十剂，两腿较前有力，健忘亦见愈，而仍有眩晕之时。再诊其脉，虽有起色，而仍不任重按。遂于方中加野台参、天门冬各五钱，威灵仙一钱，连服二十余剂始愈。用威灵仙者，欲其运化参、芪之补力，使之灵活也。

门人张甲升曾治一人，年三十余，于季冬负重贸易，日行百余里，歇息时，又屡坐寒地。后觉腿疼，不能行步，浸至卧床不能动转，周身筋骨似皆痿废，服诸药皆不效。甲升治以加味补血汤，将方中乳香、没药，皆改用六钱，又加净萸肉一两。数剂后，腿即不疼。又服十余剂，遂痊愈。按：加味补血汤，原治内中风之气血两亏者，而略为变通，即治腿疼如此效验，可谓善用成方者矣。

治小儿风证方

定 风 丹

治初生小儿绵风，其状逐日抽掣，绵绵不已，亦不甚剧。

生明乳香三钱　　生明没药三钱　　朱砂一钱　　全蜈蚣大者一条

全蝎一钱

共为细末，每小儿哺乳时，用药分许，置其口中，乳汁送下。一日约服药五次。

　　一小儿，生后数日即抽绵风。一日数次，两月不愈。为拟此方，服药数日而愈。所余之药，又治愈小儿三人。按：此方以治小儿绵风或惊风，大抵皆效。而能因证制宜，再煮汤剂以送服此丹，则尤效。宗弟相臣，青县之名医也。喜用此丹以治小儿惊风。又恒随证之凉热虚实，作汤剂以送服此丹。其所用之汤药方，颇有可采。爰录其治验之原案二则于下。

　　附录：原案一：己巳端阳前，友人黄文卿幼子，生六月，头身胎毒终未愈。禀质甚弱，忽肝风内动，抽掣绵绵不休。囟门微凸，按之甚软，微有赤色。指纹色紫为爪形。目睛昏而无神，或歪。脉浮小无根。此因虚气化不固，致肝阳上冲脑部扰及神经也。文卿云：此证西医已诿为不治，不知尚有救否？答曰：此证尚可为，听吾有药，当为竭力治愈。遂先用定风丹三分，水调灌下，继用生龙骨、生牡蛎、生石决明以潜其阳，钩藤钩、薄荷叶、羚羊角剉细末，三分以熄其风，生箭芪、生山药、山萸肉、西洋参以补其虚，清半夏、胆南星、粉甘草以开痰降逆和中。共煎汤多半杯，调入定风丹三分，频频灌之。二剂肝风止，又增损其方，四剂痊愈。按：黄芪治小儿百病明载《本经》，惟此方用之，微有升阳之嫌。然《本经》又谓其主大风，肝风因虚内动者，用之即能熄风可知。且与诸镇肝敛肝之药并用，若其分量止用二三钱，原有益而无损也。

　　原案二：天津饭店聂姓幼子，生七月。夜间忽患肝风，抽动喘息，不知啼。时当仲夏，天气亢旱燥热。察其风关、气关纹红有爪形，脉数身热，知系肝风内动。急嘱其乳母，将小儿置床上，不致怀抱两热相并。又嘱其开窗，以通空气。先用急救回生丹吹入鼻中，以镇凉其脑系，遂灌以定风丹三分，又用薄荷叶、黄菊花、钩藤钩、栀子、羚羊角以散风清热，生龙骨、生牡蛎、生石决明以潜阳镇逆，天竹黄、牛蒡子、川贝母以利痰定喘，将药煎好，仍调入定风丹三分，嘱其作数次灌下，勿扰其睡。嗣来信，一剂风熄而病愈矣。按：此二证，虽皆系肝风内动抽掣，而病因虚实迥异。相臣皆治以定风丹，而其煎汤送服之药，因证各殊。如此善用成方，可为妙手灵心矣。

　　附方：鲍云韶《验方新编》预防小儿脐风散方，用枯矾、硼砂各二钱半，朱砂二分，冰片、麝香各五厘，共为末。凡小儿降生后，洗过，即用此末擦脐上。每小儿换褓布时，仍擦此末。脐带落后，亦仍擦之。擦完一料，永无脐风之证。按：此方最妙，愚用之多次皆效，真育婴之灵丹也。

镇 风 汤

治小儿急惊风。其风猝然而得，四肢搐搦，身挺颈痉，神昏面热，或目睛上窜，或痰涎上壅，或牙关紧闭，或热汗淋漓。

钩藤钩三钱	羚羊角一钱，另炖兑服	龙胆草二钱	青 黛二钱
清半夏二钱	生赭石轧细，二钱	茯 神二钱	僵 蚕二钱
薄荷叶一钱	朱 砂二分，研细送服		

磨浓生铁锈水煎药。

小儿得此证者，不必皆由惊恐，有因外感之热，传入阳明而得者，方中宜加生石膏，有因热疟而得者，方中宜加生石膏、柴胡。

急惊之外，又有所谓慢惊者。其证皆因寒，与急惊之因热者，有冰炭之殊。方书恒以一方治急慢惊风二证，殊属差谬。慢惊之证，惟庄在田《福幼编》辨之最精，用方亦最妙。其辨慢惊风，共十四条。一、慢惊吐泻，脾胃虚寒也。二、慢惊身冷，阳气抑遏不出也。三、慢惊鼻风煽动，真阴失守，虚火烧肺也。四、慢惊面色青黄及白，气血两虚也。五、慢惊口鼻中气冷，中寒也。六、慢惊大小便清白，肾与大肠全无火也。七、慢惊昏睡露睛，神气不足也。八、慢惊手足抽掣，血不行于四肢也。九、慢惊角弓反张，血虚筋急也。十、慢惊乍寒乍热，阴血虚少，阴阳错乱也。十一、慢惊汗出如洗，阴虚而表不固也。十

二、慢惊手足瘈疭，血不足养筋也。十三、慢惊囟门下陷，虚至极也。十四、慢惊身虽发热，口唇焦裂出血却不喜饮冷茶水，进以寒凉愈增危笃，以及所吐之乳，所泻之物皆不甚消化，脾胃无火可知。唇之焦黑，乃真阴之不足也明矣。其证多得之吐泻之余、久疟、久痢，或痘后，或因风寒饮食积滞过用攻伐之药伤脾，或禀赋本虚，或误服凉药，或因急惊而用药攻降太过，或失于调养，皆可致此证也。其治法，先用逐寒荡惊汤，大辛大热之剂，冲开胸中寒痰，可以受药不吐，然后接用加味理中地黄汤，诸证自愈。

附方：逐寒荡惊汤：用胡椒、炮姜、肉桂各一钱，丁香十粒，共捣成细渣。以灶心土三两煮汤，澄清，煎药大半茶杯药皆捣碎。不可久煎，肉桂又忌久煎，三四沸即可，频频灌之。接服加味理中地黄汤，定获奇效。

按：此汤当以胡椒为君，若遇寒痰结胸之甚者，当用二钱，而稍陈者，又不堪用。族侄荫棻六岁时，曾患此证。饮食下咽，胸膈格拒，须臾吐出。如此数日，昏睡露睛，身渐发热。投以逐寒荡惊汤原方，尽剂未吐。欲接服加味理中地黄汤，其吐又作。恍悟此药取之乡间小药坊，其胡椒必陈。且只用一钱，其力亦小。遂于食料铺中，买胡椒二钱，炮姜、肉桂、丁香，仍按原方，煎服一剂。而寒痰开豁，可以受食。继服加味理中地黄汤，一剂而愈。

又方中所用灶心土，须为变更。凡草木之质，多含碱味。草木烧化，其碱味皆归灶心土中。若取其土煎汤，碱味浓厚，甚是难服，且与脾胃不宜。以灶圹内周遭火燎红色之土代之，则无碱味，其功效远胜于灶心土。

附方：加味理中地黄汤：用熟地五钱，焦白术三钱，当归、党参、炙芪、故纸炒、捣、枣仁炒、捣、枸杞各二钱，炮姜、萸肉去净核、炙草、肉桂各一钱，生姜三片，红枣三枚掰开，胡桃二个用仁打碎为引。仍用灶心土代以灶圹土二两，煮水煎药。取浓汁一茶杯，加附子五分，煎水搀入。量小儿大小，分数次灌之。如咳嗽不止者，加米壳、金樱子各一钱；如大热不退者，加生白芍一钱；泄泻不止，去当归加丁香七粒。隔二三日，止用附子二三分，盖因附子大热，中病即宜去之。如用附子太多，则大小便闭塞不出；如不用附子，则脏腑沉寒，固结不开。若小儿虚寒至极，附子又不妨用一二钱。此所谓神而明之，存乎其人，用者审之。若小儿但泻不止，或微见惊搐，尚可受药吃乳便利者，并不必服逐寒荡惊汤，只服此汤一剂，而风定神清矣。若小儿尚未成慢惊，不过昏睡发热，或有时热止，或昼间安静。夜间发热，均宜服之。若新病壮实之小儿，眼红口渴者，乃实火之证，方可暂行清解。但果系实火，必大便闭结，气壮声洪，且喜多饮凉水。若吐泻交作，则非实火可知。此方补造化阴阳之不足，有起死回生之功。倘大虚之后，服一剂无效，必须大剂多服为妙。方书所谓天吊风、慢脾风皆系此证。

按：此原方加减治泻不止者，但加丁香，不去当归。而当归最能滑肠，泻不止者，实不宜用，若减去当归，恐滋阴之药少，可多加熟地一二钱又服药泻仍不止者，可用高丽参二钱捣为末，分数次用药汤送服，其泻必止。

又按：慢惊风不但形状可辨，即其脉亦可辨。族侄荫棠七八岁时，疟疾愈后，忽然吐泻交作。时霍乱盛行，其家人皆以为霍乱证。诊其脉弦细而迟，六脉皆不闭塞。愚曰：此非霍乱。吐泻带有黏涎否，其家人谓偶有带时。愚曰：此寒痰结胸，格拒饮食，乃慢惊风将成之兆也。投以逐寒荡惊汤、加味理中地黄汤各一剂而愈。

又此二汤治慢惊风，虽甚效验。然治此证者，又当防之于预，乃为完全之策。一孺子，年五六岁。秋夏之交，恣食瓜果当饭。至秋末，其行动甚迟，正行之时，或委坐于地。愚偶见之，遂恳切告其家人曰：此乃慢惊风之先兆也。小儿慢惊风证，最为危险，而此时调治甚易，服药两三剂，即无患矣。其家人不以为然。至冬初，慢惊之形状发现，呕吐不能受食，又不即治。迁延半月，病势垂危，始欲调治，而服药竟无效矣。

又有状类急惊，而病因实近于慢惊者。一童子，年十一二，咽喉溃烂。医者用吹喉药吹之，数日就愈。忽然身挺，四肢搐搦，不省人事，移时始醒，一日数次。诊其脉甚迟濡。询其心中，虽不觉凉，实畏食凉物，其呼吸似觉短气。时当仲夏，以童子而畏食凉，且征以脉象病情，其为寒痰凝结，瘀塞经络无疑。投以《伤寒论》白通汤，一剂痊愈。

治痫风方

加味磁朱丸

治痫风。

磁　石二两，能吸铁者，研极细水飞出，切忌火煅　　赭　石二两

清半夏二两　　　　　　　　　　　　　　　　　　朱　砂一两

上药各制为细末，再加酒曲半斤，轧细过罗，可得细曲四两。炒熟二两，与生者二两，共和药为丸，桐子大。铁锈水煎汤，送服二钱，日再服。

磁石，为铁氧二种原质化合，含有磁气。其气和异性相引，同性相拒，颇类电气，故能吸铁。煅之则磁气全无，不能吸铁，用之即无效。然其石质甚硬，若生用入丸散中，必制为极细末，再以水飞之，用其随水飞出者方妥。或和水研之，若拙拟磨翳散在第八卷之研飞炉甘石法，更佳。

又朱砂无毒，而煅之则有毒。按化学之理，朱砂原硫磺、水银二原质合成。故古方书皆谓朱砂内含真汞，汞即水银也。若煅之，则仍将分为硫磺、水银二原质，所以有毒。又原方原用神曲，而改用酒曲者，因坊间神曲窖发皆未能如法，多带酸味，转不若造酒曲者，业有专门，曲发甚精，用之实胜于神曲也。

磁朱丸方，乃《千金方》中治目光昏耗、神水宽大之圣方也。李濒湖解曰：磁石入肾，镇养真阴，使肾水不外移。朱砂入心，镇养心血，使邪火不上侵。

佐以神曲消化滞气，温养脾胃生发之气。乃道家媒合婴儿姹女之理。

按：道家以肾为婴儿，心为姹女，脾为黄婆。每当呼气外出之时，肾气随呼气上升，是婴儿欲有求于姹女也。当此之际，即借脾土镇静之力，引心气下降，与肾气相会。此所谓心肾相交，即道家所谓黄婆媒合婴儿姹女之理也。然从前但知治眼疾而不知治痫风。至柯韵伯称此方治痫风如神，而愚试之果验。然不若加赭石、半夏之尤为效验也。

此方所以能治痫风者，因痫风之根伏藏于肾。有时肾中相火暴动，痫风即随之而发。以致痰涎上涌，昏不知人。夫相火为阴中之火，与雨间之电气为同类。夫电气喜缘铁传递，磁石中含铁质，且能吸铁，故能伏藏电气，即兼能伏藏与电气同类之相火也。又相火之发动，恒因君火之潜通，有朱砂之宁静心火，则相火愈不妄动矣。又电气入土则不能发声。故喻嘉言谓，伏制阴分之火，当以培养脾土为主。盖以土能制电，即能制水中之火，有神曲以温补脾胃，则相火愈深潜藏矣。原方止此三味，为加赭石、半夏者，诚以痫风之证，莫不气机上逆，痰涎上涌，二药并用，既善理痰，又善镇气降气也。送以铁锈汤者，以相火生于命门，寄于肝胆，相火之暴动实于肝胆有关。此肝胆为木脏，即为风脏，内风之煽动，亦莫不于肝胆发轫；铁锈乃金之余气，故取金能制木之理，镇肝胆以熄内风；又取铁能引电之理，借其重坠之性，以引相火下行也。

友人祁伯卿之弟患痫风，百药不效。后得一方，用干熊胆，若黄豆粒大一块约重分半。凉水少许浸开服之冬月宜温水，浸开温服，数次而愈。伯卿向愚述之，因试其方果效。

通变黑锡丹

治痫风。

铅　灰研细，二两　　硫化铅研细，一两　　麦　曲炒熟，两半

上三味，水和为丸，桐子大。每服五六丸，多至十丸。用净芒硝四五分，冲水送服。若服药后，大便不利者铅灰、硫化铅，皆能涩大便，芒硝又宜多用。

古方有黑锡丹，用硫磺与铅化合，以治上热下凉，上盛下虚之证，洵为良方。而犹未尽善者，因其杂以草木诸热药，其性易升浮，即不能专于下达。向曾变通其方，专用硫化铅和熟麦曲为丸。以治痫风数日一发者，甚有效验。乃服至月余，因觉热停服，旬余病仍反复。遂又通变其方，多用铅灰，少用硫化铅，俾其久服不致生热。加以累月之功，痫风自能除根。更佐以健脾、利痰、通络、清火之汤剂，治法尤为完善七卷中有愈痫丹方宜参观。

取铅灰法：用黑铅数斤，熔化后，其面上必有浮灰。屡次熔化，即可屡次取之。

制硫化铅法：用黑铅四两，铁锅内熔化。再用硫磺细末四两，撒于铅上。硫磺皆着，急用铁铲拌炒。铅经硫磺烧炼，结成砂子，取出晾冷，碾轧成饼者系未化透之铅去之，余者，再用乳钵研极细。

一味铁氧汤

治痫风及肝胆之火暴动成胁疼，或头疼目眩，或气逆喘吐，上焦烦热，至一切上盛下虚之证皆可。用其汤煎药，又兼能补养血分。

方用长锈生铁和水磨取其锈，磨至水皆红色，煎汤服之。

化学家名铁锈为铁氧，以铁与氧气化合而成锈也。其善于镇肝胆者，以其为金之余气，借金以制木也。其善治上盛下虚之证者，因其性重坠，善引逆上

之相火下行。相火为阴中之火，与电气为同类，此即铁能引电之理也。其能补养血分者，因人血中原有铁锈，且取铁锈嗅之，又有血腥之气，此乃以质补质，以气补气之理。且人身之血，得氧气则赤，铁锈原铁与氧气化合，故能补养血分也。西人补血之药，所以有铁酒。

一六岁幼女，初数月一发痫风，后至一日数发，精神昏昏若睡，未有醒时。且两目露睛，似兼慢惊。遂先用《福幼编》治慢惊之方治之，而露睛之病除。继欲治其痫风，偶忆方书有用三家磨刀水洗疮法。因思三乃木数，可以入肝，铁锈又能镇肝，以其水煎药，必能制肝胆上冲之火，以熄内风。乃磨水者，但以水贮罐中，而煎药者，误认为药亦在内，遂但煎其水服之，其病竟愈。后知药未服，仍欲煎服。愚曰：磨刀水既对证，药可不服。自此日煎磨刀水服两次。连服数日，痫风永不再发。

一人，年三十许，痫风十余年不愈，其发必以夜。授以前加味磁朱丸方，服之而愈。年余其病又反复，然不若从前之剧。俾日磨浓铁锈水煎汤服之，病遂除根。

族家嫂，年六旬。夜间忽然呕吐头疼，心中怔忡甚剧，上半身自汗，其家人以为霍乱证。诊其脉，关前浮洪，摇摇而动。俾急磨浓铁锈水，煎汤服下即愈。

友人韩鳌廷曾治一人，当恼怒之后，身躯忽然后挺，气息即断，一日数次。鳌廷诊其脉，左关虚浮。遂投以萸肉去净核、龙骨、牡蛎皆不用煅、白芍诸药，用三家磨刀水煎之，一日连服二剂，病若失。

西药治痫风者，皆系麻醉脑筋之品，强制脑筋使之不发，鲜能被除病根。然遇痫风之剧而且勤，身体羸弱，不能支持者，亦可日服其药两次，以图目前病不反复，而徐以健脾、利痰、通络、清火之药治之。迨至身形强壮，即可停止西药，而但治以健脾、利痰、通络、清火之品。或更佐以镇惊若朱砂、磁石类、祛风若蜈蚣、全蝎类、透达脏腑若麝香、牛黄类之品，因证制宜，病根自能被除无余也。爰将西药之可用者，开列于下。

臭剥，系貌罗谟与加留谟化合，故亦名貌罹加留谟。为光白色、方形结晶。无臭气，有辛咸味。乃麻醉镇痉药。在神经系统能呈镇静作用，故为神经诸病及癫痫病之特效药。至因神经不眠、妊妇呕吐、男子梦遗等证，用之皆效。每服一瓦，可渐加至三瓦。久服伤脾胃，昏人神智，此药宜与臭素安母纽谟、臭素那笃留谟同用三药等分，可服两瓦。盖三种皆为盐基同性之药，那笃留谟不损神智，伤脾胃较甚，安母纽谟不伤脾胃，力则稍逊。

抱水过鲁拉儿，为无色透明斜系棱柱结晶。有特异之香气，味微苦，兼苛辣。乃亚舍答儿、亚尔垤菲笃之三格儿化合物。长于催睡镇痉，功用与臭剥相近，而其力实猛于臭剥且长于臭剥。用之大量，一次不过半瓦。愚常用臭剥与臭素安母纽谟各两瓦，抱水过鲁拉儿一瓦，掺炒熟麦面十瓦，为丸桐子大，名之曰抱水三物丸。每服十五六丸，以治痫痉、不睡、梦遗甚效。

治肢体痿废方

补 偏 汤

治偏枯。

生黄芪一两五钱　　当　归五钱　　天花粉四钱　　天　冬四钱

甘　松三钱　　生明乳香三钱　　生明没药三钱

偏枯之证，因其胸中大气虚损，不能充满于全身，外感之邪即于其不充满之处袭入经络，闭塞血脉，以成偏枯之证。病在左者，宜用鹿茸汤浸，兑服、鹿角剉细，炙服，或鹿角胶另炖，同服作引。病在右者，宜用虎骨剉细，炙服或虎骨胶另炖，同服作引，作引之理详第四卷活络效灵丹下。初服此汤时，宜加羌活二钱，全蜈蚣一条焙焦，研服，以祛风通络，三四剂后去之。脉大而弦硬者，宜加山萸肉核皆去净、生龙骨、生牡蛎各数钱，至脉见和软后去之。服之觉闷者，可佐以疏通之品，如丹参、生鸡内金捣细、陈皮、白芥之类，凡破气之药皆不宜用。觉热者，可将花粉、天冬加重，热甚者可加生石膏数钱，或至两许。试观《金匮》治热瘫痫有风引汤，方中石膏与寒水石并用，《千金》小续命汤为六经中风之通剂，去附子，加石膏、知母名白虎续命汤，古法可考也。觉凉者，宜去花粉、天冬。凉甚者加附子、肉桂捣细，冲服。

甘松西人名拉底克斯瓦洛兰内，东人名缬草，气香味微酸。《本经》谓其治暴热、火疮、赤气、疥瘙、疽。《别录》谓其除浮肿、结热、风痹、不足。甄权谓其治毒风痼痹、破多年凝血、产后诸病。《日华》谓其治血气心腹疼、癥结、血动鼻衄、吐血、赤白带下、赤眼障膜、丹毒，排脓补瘘。西人则以为奋兴之品，用治霍乱转筋。东人谓有镇静神经之效，用治癫狂痫痉。盖甘松气香能通，故善助心脏之奋兴，味酸能敛，故善制脑筋之妄行，其性善化湮瘀活血脉，故能愈疼消癥，善治一切血证及风痹、痼痹痿废也。且能助心脏调脑筋，尤为痿痹之要着也。

或问：王勳臣谓，偏枯原非中风。元气全体原有十分，有时损去五分余五分，虽不能充体犹可支持全身。而气虚者经络必虚，有时气从经络虚处透过，并于一边，彼无气之边即成偏枯。故患此证者，未有兼发寒热头疼诸证者。若执王氏之说，则《灵枢经》所谓虚邪偏客于半身，其入深者内居荣卫，荣卫衰则真气去，邪风独留，发为偏枯，与《素问》所谓风中五脏六腑之俞，所中则为偏枯者，皆不足言欤？答曰：王氏谓偏枯因气虚，诚为卓识，而必谓偏枯不因中风，乃王氏阅历未到也。忆数年前，族家姊年七旬有三，得偏枯证三四日间，脉象洪实，身热燥渴，喘息迫促，舌强直几不能言。愚曰：此乃瘫痪基础预伏于内，今因外感而发也。然外感之热已若燎原，宜先急为治愈，然后再议他证。遂仿白虎加人参之意，共用生石膏十两，大热始退详案在第六卷仙露汤下。

审是则偏枯之根源，非必由中风。而其初发之机，大抵皆由中风，特中风有轻重，轻者人自不觉有外感耳。

或又问曰：王氏之论既非吻合，而用其补阳还五汤者何以恒多试验？答曰：王氏之补阳还五汤以补气为主，故重用黄芪四两为君，而《神农本经》黄芪原主大风。许胤宗治中风不醒，不能进药者，用黄芪、防风数斤，煮汤乘热置病人鼻下薰之，病人即醒，则黄芪善治风可知。由是观之，王氏之论非吻合，王氏之方实甚妥善也。且治偏枯当补气分，亦非王氏之创论也。《金匮》治风痹身体麻木，有黄芪五物汤，方中亦以黄芪为君，实王氏补阳还五汤之权舆也。

或问：偏枯之证既有外感袭入经络，闭塞血脉，子方中复有时加龙骨、牡蛎、萸肉收涩之品其义何居？答曰：龙骨敛正气而不敛邪气，此徐灵胎注《本经》之言，诚千古不刊之名论也。而愚则谓龙骨与牡蛎同用，不惟不敛邪气，转能逐邪气使之外出，陈修园谓龙属阳而潜于海，故其骨能引逆上之火、泛滥之水下归其宅。若与牡蛎同用，为治痰之神品。而愚则谓龙骨、牡蛎同用，最善理关节之痰。凡中风者，其关节间皆有顽痰凝滞，是以《金匮》风引汤治热瘫痫，而龙骨、牡蛎并用也。不但此也，尝诊此证，左偏枯者其左脉必弦硬。右偏枯者其右脉必弦硬。夫弦硬乃肝木生风之象，其内风兼动，可知龙骨、牡蛎大能宁静内风，使脉之弦硬者变为柔和。曾治一叟，年近六旬，忽得痿废证。两手脉皆弦硬，心中骚扰不安，夜不能寐。每于方中重用龙骨、牡蛎，再加降胃之药，脉始柔和，诸病皆减，二十剂外，渐能步履。审是则龙骨、牡蛎之功用可限量哉。至萸肉为补肝之主药，其酸温之性，又能引诸药入肝以熄风。曾治一媪，年过七旬，陡然左半身痿废，其左脉弦硬而大，有外越欲散之势，投以此汤加萸肉一两，一剂而愈。夫年过七旬，瘫痪鲜而愈者，盖萸肉禀木气最厚，木主疏通，《神农本经》谓其逐寒湿痹，后世本草亦谓其能通利九窍。李士材治肝虚胁疼，与当归同用，其方甚效。愚尝治肝虚筋病，两腿牵引作疼甚剧者，尝重用至两许，佐以活气血之药，即遂手奏效详案在第二卷曲直汤下，是萸肉既能补正又善逐邪，酸收之中，实大具条畅之性，故于偏枯之证，脉之弦硬而大者，特之亦即有捷效也。

按：过酸则伤筋，故病忌食酸。萸肉至酸，而转能养筋，此亦药性之特异者也。

或问：西人谓人身之知觉运动，皆脑气筋主之。故于偏枯痿废诸证，皆谓脑气筋受病，而子之论则责重胸中大气，岂西人脑气筋之说不足凭欤？答曰：人之胸中大气，能斡旋全身，故司运动，能保合神明，故司知觉。西人不知胸中大气，遂于百体之知觉运动专之属脑气筋，不知百体之知觉运动虽关乎脑气筋，而脑筋之病与不病又关乎胸中大气，《内经》云，上气不足，脑为之不满，耳为之苦鸣，头为之倾，目为之眩。由是观之，脑气筋为上气之所统摄，即为大气之所统摄，而深有赖于大气斡旋之力也。且愚临证体验多年，遇有大气猝然下陷，不能与外气相接者，其人即呼吸顿停，昏不知人，而脑气筋司知觉、司运动之良能，亦因而顿失。迨大气徐徐上升，达于心部，神明有依，始能知觉。达于肺部，呼吸复常，始能运动。拙拟升陷汤在第四卷后，有友人赵厚庵自述之言可验也。由是知脑气筋不过藉大气斡旋之力，于人之能知觉、能运动者，以运用其驱，使之权而已，岂与大气比哉！试再即前哲之言徵之，唐容川曰：西医知脑髓之作用，而不知脑髓之来历，所谓脑气筋，但言其去路，而不知髓有来路，所以西法无治髓之药也。不知背脊一条髓筋，乃是髓入于脑之来路。盖《内经》明言，肾藏精，精生髓。细按其道路，则以肾系贯脊而生，脊髓上循人脑，于是而为脑髓，是脑非生髓之所，乃聚髓之所，故名髓海。既聚于此，而又散走脏腑肢体以供使用，是脏腑肢体能使脑髓，而非脑髓用脏腑肢体也。又曰：肾系贯脊，通于脊髓。肾精足则入脊化髓，上循脑而为脑髓，是脑者，精气之所会，髓足则精气能供五脏六腑之驱使，故知觉运动无爽健。即此论观之，若其人大气充盛，肾脏充实，脑气筋亦断无自病之理也。

振　颓　汤

治痿废。

生黄芪六钱	知　母四钱	野台参三钱	于　术三钱
当　归三钱	生明乳香三钱	生明没药三钱	
威灵仙钱半	干　姜二钱	牛　膝四钱	

热者，加生石膏数钱，或至两许；寒者，去知母，加乌附子数钱。筋骨受风者，加明天麻数钱；脉弦硬而大者，加龙骨、牡蛎各数钱，或更加山萸肉亦佳；骨痿废者，加鹿角胶、虎骨胶各二钱另炖同服，然二胶伪者甚多，若恐其伪，可用续断、菟丝子各三钱代之；手足皆痿者，加桂枝尖二钱。

痿证之大旨，当分为三端。有肌肉痹木，抑搔不知疼痒者。其人或风寒袭入经络；或痰涎郁塞经络；或风寒痰涎，互相凝结经络之间，以致血脉闭塞，而其原因，实由于胸中大气虚损。盖大气旺，则全体充盛，气化流通，风寒痰涎，皆不能为恙。大气虚，则腠理不固，而风寒易受，脉管湮淤，而痰涎易郁矣。有周身之筋拘挛，而不能伸者。盖人身之筋以宗筋为主，而能荣养宗筋者，阳明也。其人脾胃素弱，不能化谷生液，以荣养宗筋，更兼内有蕴热以铄耗之，或更为风寒所袭，致宗筋之伸缩自由者，竟有缩无伸，浸成拘挛矣。有筋非拘挛，肌肉非痹木，惟觉骨软不能履地者。乃骨髓枯涸，肾虚不能作强也。故方中用黄芪以补大气。白术以健脾胃。当归、乳香、没药以流通血脉。灵仙以祛风消痰，恐其性偏走泄，而以人参之气血兼补者佐之。干姜以开气血之痹。知母以解干姜、人参之热。则药性和平，可久服而无弊。其阳明有实热者，加石膏以清阳明之热，仿《金匮》风引汤之义也。营卫经络有凝寒者，加附子以解营卫经络之寒，仿《金匮》近效术附汤之义也。至其脉弦硬而大，乃内风煽动，真气不固之象，故加龙骨、牡蛎以熄内风敛真气。骨痿者加鹿胶、虎胶取其以骨补骨也。筋骨受风者，加明天麻取其能搜筋骨之风，又能补益筋骨也。若其痿专在于腿，可但用牛膝以引之下行。若其人手足并痿者，又宜加桂枝兼引之上行。盖树之有枝，犹人之有指臂，故桂枝虽善降逆气，而又能引药力达于指臂间也。

或问：此方治痿之因热者，可加生石膏至两许，其证有实热可知，而方中仍用干姜何也？答曰：《金匮》风引汤治热瘫痫之的方，原石膏、寒水石与干姜并用。盖二石性虽寒而味则淡。其寒也能胜干姜之热，其淡也不能胜干姜之辣。故痿证之因热者，仍可借其异常之辣味，以开气血之痹也。

振 颓 丸

前证之剧者，可兼服此丸，或单服此丸亦可。并治偏枯、痹木诸证。

人　参二两　　于　术炒，二两　　当　归一两　　　　　马钱子法制，一两

乳　香一两　　没　药一两　　　全蜈蚣大者五条，不用炙　穿山甲蛤粉炒，一两

共轧细过罗，炼蜜为丸，如桐子大。每服二钱，无灰温酒送下，日再服。

马钱子即番木鳖，其毒甚烈，而其毛与皮尤毒。然治之有法，则有毒者可至无毒。而其开通经络，透达关节之力，实远胜于他药也。今将制马钱子法，详载于下。庶后有用此方者，如法制之，而不至误人也。

法：将马钱子先去净毛，水煮两三沸即捞出。用刀将外皮皆刮净，浸热汤中，旦暮各换汤一次，浸足三昼夜，取出，再用香油煎至纯黑色，掰开视其中

心微有黄意，火候即到。将马钱子捞出，用温水洗数次，将油洗净。再用沙土，同入锅内炒之；土有油气，换土再炒，以油气尽净为度。

姜 胶 膏

用贴肢体受凉疼痛，或有凝寒阻遏血脉，麻木不仁。

鲜姜自然汁一斤　　　明亮水胶四两

上二味同熬成稀膏，摊于布上，贴患处，旬日一换。凡因受寒肢体疼痛，或因受寒肌肉麻木不仁者，贴之皆可治愈。即因受风而筋骨疼痛，或肌肉麻木者，贴之亦可治愈。惟有热肿疼者，则断不可用。

有人因寝凉炕之上，其右腿外侧时常觉凉，且有时疼痛，用多方治之不效。语以此方，贴至二十日痊愈。

又有人常在寒水中捕鱼，为寒水所伤。自膝下被水浸处皆麻木，抑搔不知疼痒，渐觉行动乏力。语以此方，俾用长条布摊药膏缠于腿上。其足跗、足底皆贴以此膏，亦数换而愈。盖此等证心中无病，原宜外治。鲜姜之辛辣开通，热而能散；故能温暖肌肉，深透筋骨，以除其凝寒痼冷，而涣然若冰释也。用水胶者，借其黏滞之力，然后可熬之成膏也。若证因受风而得者，拟用细辛细末掺于膏药之中，或用他祛风猛悍之药，掺于其中，其奏效当更捷也。

医学衷中参西录处方学

第八卷

治女科方

玉 烛 汤

治妇女寒热往来，或先寒后热，汗出热解，或月事不调，经水短少。

生黄芪五钱　　　生地黄六钱　　　　　玄　参四钱　　　　知　母四钱

当　归三钱　　　香　附醋炒，三钱　　柴　胡一钱五分　甘　草一钱五分

汗多者，以茵陈易柴胡，再加萸肉数钱；热多者，加生杭芍数钱；寒多者，加生姜数钱。

妇女多寒热往来之证，而方书论者不一说。有谓阳分虚则头午寒，阴分虚则过午热者。夫午前阳盛，午后阳衰而阴又浸盛。当其盛时，虚者可以暂实。何以其时所现之病状，转与时成反比例也。有谓病在少阳则寒热往来，犹少阳外感之邪，与太阳并则寒，与阳明并则热者。而内伤之病，原无外邪。又何者

与太阳、阳明并作寒热也。有谓肝虚则乍热乍寒者。斯说也，愚曾验过。遵《本经》山茱萸主寒热之旨，单重用山萸肉去净核二两煎汤，服之立愈验案在第一卷来复汤下。然此乃肝木虚极，内风将动之候，又不可以概寻常寒热也。盖人身之气化，原与时序之气化，息息相通。一日之午前，犹一岁之有春夏。而人身之阳气，即感之发动，以敷布于周身。妇女性多忧思，以致脏腑经络多有郁结闭塞之处，阻遏阳气不能外达，或转因发动而内陷，或发动不遂，其发动排挤经络愈加闭塞。于是周身之寒作矣。迨阳气蓄极，终当愤发。而其愤发之机与抑遏之力，相激相荡于脏腑经络之间，热又由兹而生。此前午之寒，所以变后午之热也。黄芪为气分之主药，能补气更能升气。辅以柴胡之轩举，香附之宣通，阳气之抑遏者皆畅发矣。然血随气行，气郁则血必瘀，故寒热往来者，其月事恒多不调，经血恒多虚损。用当归以调之，地黄以补之，知母、元参与甘草甘苦化阴以助之，则经血得其养矣。况地黄、知母诸凉药与黄芪温热之性相济，又为燮理阴阳调和寒热之妙品乎。至方书有所谓日晡发热者，日晡者，申时也，足少阴肾经主令之候也。其人或肾经阴虚，至此而肾经之火乘时而动，亦可治以此汤。将黄芪减半，地黄改用一两。有经闭结为癥瘕，阻塞气化作寒热者，可用后理冲汤。有胸中大气下陷作寒热者，其人常觉呼吸短气，宜用拙拟升陷汤在第四卷。方后治验之案，可以参观。

附方：西人铁锈鸡纳丸：治妇女经血不调，身体羸弱咳喘，或时作寒热甚效。方用铁锈、没药忌火各一钱，金鸡纳霜、花椒各五分，共为细末，炼蜜为丸六十粒。每服三粒至五粒。按：铁锈乃铁与氧气化合而成。人身之血得氧气而赤。铁锈中含氧气，而又色赤似血，且嗅之兼有血腥之气，故能荣养血分，流通经脉。且人之血中，实有铁锈，以铁锈补血更有以铁补铁之妙也。金鸡纳霜，加味小柴胡汤在第七卷下，曾详其药之原质及其治疟之功用。此方中亦用之者，为其善治贫血，且又能入手足少阳之经，以调和寒热也。又佐以花椒者，恐金鸡纳霜之性，偏于寒凉，而以辛热济之，使归于和平也。

东亚人有中将汤，以调妇女经脉，恒有效验。其方秘而不传。留学东亚者，曾以化验得之。门人高如璧曾开其方相寄，药品下未有分量。愚为酌定其分量，用之甚有功效，亦与东人制者等。今将其方开列于下，以备选用。

延胡索醋炒三钱，当归六钱，官桂二钱，甘草二钱，丁香二钱，山楂核醋炒三钱，郁金醋炒二钱，沙参四钱，续断酒炒三钱，肉蔻赤石脂炒三钱（去石脂不用），苦参三钱，怀牛膝三钱，共十二味，轧作粗渣，分三剂。每用一剂，开水浸盖碗中约半点钟，将其汤饮下。如此浸服二次，至第三次用水煎服。日用一剂，数剂经脉自调。此方中凉热、补破、涩滑之药皆有。愚所酌分量，俾其力亦适相当，故凡妇女经脉不调证，皆可服之，而以治白带证尤效。

理　冲　汤

治妇女经闭不行，或产后恶露不尽，结为癥瘕。以致阴虚作热，阳虚作冷，食少劳嗽，虚证沓来。服此汤十余剂后，虚证自退，三十剂后，瘀血可尽消。亦治室女月闭血枯。并治男子劳瘵，一切脏腑癥瘕、积聚、气郁、脾弱、满闷、痞胀、不能饮食。

生黄芪三钱　　党　参三钱　　于　术二钱　　生山药五钱

天花粉四钱　　知　母四钱　　三　棱三钱　　莪　术三钱

生鸡内金黄者，三钱

用水三盅，煎至将成，加好醋少许，滚数沸服。

服之觉闷者，减去于术；觉气弱者，减三棱、莪术各一钱；泻者，以白芍代知母，于术改用四钱；热者，加生地、天冬各数钱；凉者，知母、花粉各减半，或皆不用；凉甚者，加肉桂捣细，冲服、乌附子各二钱；瘀血坚甚者，加生水蛭不用炙二钱。若其人坚壮无他病，惟用以消癥瘕积聚者，宜去山药。室女与妇人未产育者，若用此方，三棱、莪术宜斟酌少用，减知母之半，加生地黄数钱，以濡血分之枯。若其人血分虽瘀，而未见癥瘕，或月信犹未闭者，虽在已产育之妇人，亦少用三棱、莪术。若病人身体羸弱，脉象虚数者，去三棱、莪术，将鸡内金改用四钱，因此药能化瘀血，又不伤气分也。迨气血渐壮，瘀血未尽消者，再用三棱、莪术未晚。若男子劳瘵，三棱、莪术亦宜少用，或用鸡内金代之亦可。初拟此方时，原专治产后瘀血成癥瘕，后以治室女月闭血枯亦效，又间用以治男子劳瘵亦效验，大有开胃进食，扶羸起衰之功。《内经》有四乌贼骨一茹芦丸，原是男女并治，为调血补虚之良方。此方窃师《内经》之意也。

从来医者调气行血，习用香附，而不习用三棱、莪术。盖以其能破癥瘕，遂疑其过于猛烈。而不知能破癥瘕者，三棱、莪术之良能，非二药之性烈于香附也。愚精心考验多年，凡习用之药，皆确知其性情能力。若论耗散气血，香附犹甚于三棱、莪术。若论消磨癥瘕，十倍香附亦不及三棱、莪术也。且此方中，用三棱、莪术以消冲中瘀血，而即用参、芪诸药，以保护气血，则瘀血去而气血不至伤损。且参、芪能补气，得三棱、莪术以流通之，则补而不滞，而元气愈旺。元气既旺，愈能鼓舞三棱、莪术之力以消癥瘕，此其所以效也。

一妇人，年三十余。癥瘕起于少腹，渐长而上。其当年长者稍软，隔年即硬如石。七年之间，上至心口，旁塞两胁，饮食减少，时觉昏愦；剧时昏睡一昼夜，不饮不食。屡次服药竟分毫无效。后愚为诊视，脉虽虚弱，至数不数，许为治愈，授以此方。病人自揣其病，断无可治之理，竟置不服。次年病益进，昏睡四日不醒。愚用药救醒之，遂恳切告之曰：去岁若用愚方，病愈已久，何至危困若斯。然此病尚可为，甚勿再迟延也，仍为开前方。病人喜，信愚者，连服三十余剂，磊块皆消。惟最初所结之病根，大如核桃之巨者尚在。又加生水蛭不宜炙一钱，服数剂痊愈。

一妇人，年二十余。癥瘕结于上脘，其大如橘，按之甚硬，时时上攻作疼，妨碍饮食。医者皆以为不可消。后愚诊视，治以此汤，连服四十余剂，消无芥蒂。

一媪，年六旬。气弱而且郁，心腹满闷，不能饮食，一日所进谷食，不过两许，如此已月余矣。愚诊视之，其脉甚微细，犹喜至数调匀，知其可治。遂用此汤，将三棱、莪术各减一钱，连服数剂，即能进饮食。又服数剂，病遂痊愈。

奉天省议员孙益三之夫人，年四十许。自幼时有癥瘕结于下脘，历二十余年。癥瘕之积，竟至满腹，常常作疼，心中怔忡，不能饮食，求为诊治。因思此证，久而且剧，非轻剂所能疗。幸脉有根柢，犹可调治。遂投以理冲汤，加水蛭三钱。恐开破之力太过，参、芪又各加一钱，又加天冬三钱，以解参、芪之热。数剂后，遂能进食。服至四十余剂，下瘀积若干，癥瘕消有强半。益三柳河人，因有事与夫人还籍，药遂停止。阅一载，腹中之积，又将复旧，复来院求为诊治。仍照前方加减，俾其补破凉热之间，与病体适宜。仍服四十余剂，积下数块。又继服三十余剂，瘀积大下。其中或片或块且有膜甚厚，若胞形。此时身体觉弱，而腹中甚松畅。恐瘀犹未净，又调以补正活血之药，以善其后。

隔数月，益三又介绍其同邑友人王尊三之夫人，来院求为治癥瘕。自言瘀积十九年矣，满腹皆系硬块。亦治以理冲汤，为其平素气虚，将方中参芪加重，三棱、莪术减半。服数剂，饮食增加，将三棱、莪术渐增至原定分量。又服数剂，气力较壮，又加水蛭二钱，樗鸡俗名红娘十枚。又服二十余剂，届行经之期，随经下紫黑血块若干，病愈其半。又继服三十剂，届经期，瘀血遂大下，满腹积块皆消。又俾服生新化瘀之药，以善其后。

一少年，因治吐血，服药失宜，痃癖结于少腹在女子为癥瘕，在男子为痃癖，大如锦瓜。按之甚坚硬，其上相连有如瓜蔓一条，斜冲心口，饮食减少，形体羸弱。其脉微细稍数。治以此汤，服十余剂痃癖全消。

人之脏腑，一气贯通，若营垒联络，互为掎角。一处受攻，则他处可为之救应。故用药攻病，宜确审病根结聚之处，用对证之药一二味，专攻其处。即其处气血偶有伤损，他脏腑气血犹可为之输将贯注。亦犹相连营垒之相救应也。又加补药以为之佐使，是以邪去正气无伤损。世俗医者，不如此理，见有专确攻病之方，若拙拟理冲汤者，初不审方中用意何如，君臣佐使何如，但见方中有三棱、莪术，即望而生畏，不敢试用。自流俗观之，亦似慎重，及观其临证调方，漫不知病根结于何处，惟是混开混破。恒集若香附、木香、陈皮、砂仁、枳壳、厚朴、延胡、灵脂诸药，或十余味或数十味为一方。服之令人脏腑之气皆乱，常有病本可治，服此等药数十剂而竟至不治者。更或见有浮火虚热，而加芩、栀、蒌实之属，则开破与寒凉并用，虽脾胃坚壮者，亦断不能久服，此其贻害尤甚也。愚目击此等方，莫不直指其差谬，闻者转以愚好诋毁医辈，岂知愚心之愤惋，有不能自己者哉。

理 冲 丸

治同前证。

水　蛭不用炙，一两　　生黄芪一两半　　生三棱五钱　　生莪术五钱

当　归六钱　　　　知　母六钱　　　生桃仁带皮尖，六钱

上药七味，共为细末，炼蜜为丸，桐子大，开水送服二钱，早晚各一次。

仲景抵当汤、大黄䗪虫丸、百劳丸，皆用水蛭，而后世畏其性猛，鲜有用者，是未知水蛭之性也。《本经》曰：水蛭气味咸平无毒，主逐恶血、瘀血、月闭，破癥瘕、积聚、无子、利水道。徐灵胎注云：凡人身瘀血方阻，尚有生气者易治，阻之久则生气全消而难治。盖血既离经，与正气全不相属，投之轻药，则拒而不纳，药过峻，又转能伤未败之血，故治之极难。水蛭最善食人之

血，而性又迟缓善人。迟缓则生血不伤，善入则坚积易破，借其力以消既久之滞，自有利而无害也。观《本经》之文与徐氏之注，则水蛭功用之妙，为何如哉。特是徐氏所谓迟缓善入者，人多不解其理。盖水蛭行于水中，原甚迟缓。其在生血之中，犹水中也，故生血不伤也。着人肌肉，即紧贴善入。其遇坚积之处，犹肌肉也，故坚积易消也。

水蛭破瘀血，而不伤新血，徐氏之论确矣。不但此也，凡破血之药，多伤气分，惟水蛭味咸专入血分，于气分丝毫无损。且服后腹不觉疼，并不觉开破，而瘀血默消于无形，真良药也。愚治妇女月闭癥瘕之证，其脉不虚弱者，恒但用水蛭轧细，开水送服一钱，日两次。虽数年瘀血坚结，一月可以尽消。

水蛭、虻虫皆为破瘀血之品。然愚尝单用以实验之，虻虫无效，而水蛭有效。以常理论之，凡食血之物，皆能破血。然虻虫之食血以嘴，水蛭之食血以身。其身与他物紧贴，即能吮他物之血。故其破瘀血之功独优。至破瘀血而不伤新血者，徐氏之注详矣，而犹有剩义。盖此物味咸气腐，与瘀血气味相近，有同气相求之妙。至新血虽亦味咸，却无腐气，且其质流通似水。水蛭之力，在新血之中，若随水荡漾而毫无着力之处，故不能伤新血也。

《本经》水蛭文中"无子"二字，原接上文主字，一气读下，言能主治妇人无子也。盖无子之病，多因血瘀冲中，水蛭善消冲中瘀血，故能治之。而不善读《本经》者，恒多误解。友人韩厘廷治一少妇，月信不通，曾用水蛭。后有医者谓，妇人服过水蛭，即终身不育，病家甚是懊悔。后厘廷闻知，向愚述之。愚曰：水蛭主治妇人无子，《本经》原有明文，何医者之昧昧也。后其妇数月即孕，至期举一男，甚胖壮。

近世方书，多谓水蛭必须炙透方可用，不然则在人腹中，能生殖若干水蛭害人，诚属无稽之谈。曾治一妇人，经血调和，竟不产育。细询之，少腹有癥瘕一块。遂单用水蛭一两，香油炙透，为末。每服五分，日两次，服完无效。后改用生者，如前服法。一两犹未服完，癥瘕尽消，逾年即生男矣。此后屡用生者，治愈多人，亦未有贻害于病愈后者。

或问：同一水蛭也，炙用与生用，其功效何如此悬殊？答曰：此物生于水中，而色黑水色味咸水味气腐水气，原得水之精气而生。炙之则伤水之精气，故用之无效。水族之性，如龙骨、牡蛎、龟板大抵皆然。故王洪绪《证治全生集》谓用龙骨者，宜悬于井中，经宿而后用之，其忌火可知，而在水蛭为尤甚。特是水蛭不炙，为末甚难，若轧之不细，晒干再轧或纸包置炉台上令干亦可。此须亲自检点，若委之药坊，至轧不细时，必须火焙矣。西人治火热肿疼，用活水蛭数条，置患处，覆以玻璃杯，使吮人毒血，亦良法也。

方中桃仁不去皮尖者，以其皮赤能入血分，尖乃生发之机，又善通气分。杨玉衡《寒温条辨》曾有斯说。愚疑其有毒，未敢遽信。遂将带皮生桃仁，嚼服一钱，心中安然，以后始敢连皮尖用之。至于不炒用，而生用者，凡果中之仁，皆含生发之气，原可藉之以流通既败之血也。徐氏《本经百种注》曰：桃得三月春和之气以生，而花鲜明似血，故凡血瘀、血枯之疾，不能调和畅达者，此能入于其中而和之、散之。然其生血之功少，而去瘀之功多者，盖桃核本非血类，实不能有所补益。若癥瘕皆已败之血，非生气不能流通，桃之生气在于仁，而味苦又能开泄，故能逐旧而不伤新也。夫既借其生气以流通气血，不宜炒用可知也。若入丸剂，蒸熟用之亦可。然用时须细心检点，或说给病家检点，恐药坊间以带皮之生杏仁伪充，则有毒不可服矣。

附方：秘传治女子干病方：用红蛔螺榆树内红虫大如蚕二个，樗树此树如椿而味臭，俗名臭椿荚二个，人指甲全的，壮年男子发三根。用树荚夹蛔螺、指甲以发缠之，将发面馒头如大橘者一个，开一孔，去中瓤俾可容药。纳药其中，仍将外皮原开下者堵孔上，木炭火煨，存性为细末，用黄酒半斤炖开，兑童便半茶盅送服。忌腥冷、惊恐、恼怒。此方用过数次皆验，瘀血开时必吐衄又兼下血，不必惊恐，移时自愈，以治经水一次未来者尤效。

安 冲 汤

治妇女经水行时多而且久，过期不止或不时漏下。

白 术炒，六钱　　生黄芪六钱　　生龙骨六钱，捣细　　生牡蛎六钱，捣细

大生地六钱　　生杭芍三钱　　海螵蛸捣细，四钱　　茜 草三钱

川续断四钱

　　友人刘干臣其长郎妇，经水行时，多而且久，淋漓八九日始断。数日又复如故。医治月余，初稍见轻，继又不愈。延愚诊视，观所服方，即此安冲汤，去茜草、螵蛸。遂仍将二药加入，一剂即愈。又服一剂，永不反复。干臣疑而问曰：茜草、螵蛸治此证如此效验，前医何为去之？答曰：彼但知茜草、螵蛸能通经血，而未见《内经》用此二药雀卵为丸，鲍鱼汤送下，治伤肝之病，时时前后血也。故于经血过多之证，即不敢用。不知二药大能固涩下焦，为治崩之主药也。海螵蛸为乌贼鱼骨，其鱼常口中吐墨，水为之黑，故能补益肾经，而助其闭藏之用。友人孙荫轩夫人，曾患此证甚剧。荫轩用微火将海螵蛸煨至半黑半黄为末，用鹿角胶化水送服，一次即愈，其性之收涩可知。茜草一名地血，可以染绛，《内经》名茹芦，即茹芦根也。蒲留仙《聊斋志异》载，有人欲乌其须，或戏授以茜草细末，其须竟成紫髯，洗之不去。其性之收涩，亦可知也。干臣又问曰：二药既收涩若此，而又能通经络者何也？答曰：螵蛸可以磋物，故能消瘀。茜草色赤似血，故能活血。且天下妙药，大抵令人难测，如桂枝能升元气，又能降逆气，山萸肉能固脱，又能通利九窍。凡若此者，皆天生使独，而不可以气味形色推求者也。曾游东海之滨，见海岸茜草蕃生。其地适有膈上瘀血者，俾剖取茜草鲜根，煮汁，日日饮之，半月而愈。

一妇人，年三十余。夫妻反目，恼怒之余，经行不止，且又甚多。医者用十灰散加减，连服四剂不效。后愚诊视，其右脉弱而且濡。询其饮食多寡，言分毫不敢多食，多即泄泻。遂投以此汤，去黄芪，将白术改用一两。一剂血止，而泻亦愈。又服一剂，以善其后。

一妇人，年二十余。小产后数日，恶露已尽，至七八日，忽又下血。延医服药，二十余日不止。诊其脉洪滑有力，心中热而且渴。疑其夹杂外感，询之身不觉热，又疑其血热妄行，遂将方中生地改用一两，又加知母一两，服后血不止，而热渴亦如故。因思此证，实兼外感无疑。遂改用白虎加人参汤以山药代粳米。方中石膏重用生者三两。煎汤两盅，分两次温饮下。外感之火遂消，血亦见止。仍与安冲汤，一剂遂痊愈。又服数剂，以善其后。

固 冲 汤

治妇女血崩。

白 术炒，一两　　　　龙 骨煅，捣细，八钱　　　生黄芪六钱

牡 蛎煅，捣细，八钱　　萸 肉去净核，八钱　　　生杭芍四钱

海螵蛸捣细，四钱　　　茜 草三钱　　　　　　　棕边炭二钱

五倍子五分，轧细，药汁送服

脉象热者，加大生地一两。凉者，加乌附子三钱。

从前之方，龙骨、牡蛎皆生用，其理已详于理冲丸下。此方独用煅者，因煅之则收涩之力较大，欲借之以收一时之功也。

一妇人，年三十余。陡然下血，两日不止。及愚诊视，已昏愦不语，周身

皆凉，其脉微弱而迟。知其气血将脱，而元阳亦脱也。遂急用此汤，去白芍，加野台参八钱，乌附子三钱。一剂血止，周身皆热，精神亦复。仍将白芍加入，再服一剂，以善其后。

长子荫潮曾治一妇人，年四十许。骤得下血证甚剧，半日之间，即气息奄奄，不省人事。其脉右寸关微见，如水上浮麻，不分至数，左部脉皆不见。急用生黄芪一两，大火煎数沸灌之，六部脉皆出。然敛细异常，血仍不止。观其形状，呼气不能外出，又时有欲大便之意，知其为大气下陷也大气下陷，详第四卷升陷汤下遂为开固冲汤方，将方中黄芪改用一两。早十一点钟，将药服下，至晚三点钟，即愈如平时后荫潮在京，又治一血崩证，先用固冲汤不效，加柴胡二钱，一剂即盒，足见柴胡升提之力，可为治崩要药。

或问：血崩之证，多有因其人暴怒，肝气郁结，不能上达，而转下冲肾关，致经血随之下注者，故其病俗亦名之曰气冲。兹方中多用涩补之品，独不虑于肝气郁者有妨碍乎？答曰：此证虽有因暴怒气冲而得者，然当其血大下之后，血脱而气亦随之下脱，则肝气之郁者，转可因之而开。且病急则治其标，此证诚至危急之病也。若其证初得，且不甚剧，又实系肝气下冲者，亦可用升肝理气之药为主，而以收补下元之药辅之也。

附方：《傅青主女科》，有治老妇血崩方，诚之甚效。其方用生黄芪一两，当归一两酒洗，桑叶十四片，三七末三钱药汁送下，水煎服，二剂血止，四剂不再发。若觉热者，用此方宜加生地两许。

温 冲 汤

治妇人血海虚寒不育。

生山药八钱　　　当归身四钱　　　乌附子二钱　　　肉　桂去粗皮二钱，后入

补骨脂炒，捣，三钱　　小茴香炒，二钱　　核桃仁二钱　　紫石英煅，研，八钱

真鹿角胶二钱，另炖，同服，若恐其伪可代以鹿角霜三钱

　　人之血海，其名曰冲。在血室之两旁，与血室相通。上隶于胃阳明经，下连于肾少阴经。有任脉以为之担任，督脉为之督摄，带脉为之约束。阳维、阴维、阳跷、阴跷，为之拥护，共为奇经八脉。此八脉与血室，男女皆有。在男子则冲与血室为化精之所。在女子则冲与血室实为受胎之处。《内经》上古通天论所谓"太冲脉盛，月事以时下，故有子"者是也。是以女子不育，多责之冲脉。郁者理之，虚者补之，风袭者祛之，湿胜者渗之，气化不固者固摄之，阴阳偏胜者调剂之。冲脉无病，未有不生育者。而愚临证实验以来，凡其人素无他病，而竟不育者，大抵因相火虚衰，以致冲不温暖者居多。因为制温冲汤一方。其人若平素畏坐凉处，畏食凉物，经脉调和，而艰于生育者，即与以此汤服之。或十剂，或数十剂，遂能生育者多矣。

　　一妇人，自二十出嫁，至三十未育子女。其夫商治于愚。因细询其性质禀赋，言生平最畏寒凉，热时亦不敢食瓜果。其经脉则大致调和，偶或后期两三日。知其下焦虚寒，因思《本经》谓紫石英"气味甘温，治女子风寒在子宫，绝孕十年无子"。遂为拟此汤，方中重用紫石英六钱，取其性温质重，能引诸药直达于冲中，而温暖之。服药三十余剂，而畏凉之病除。后数月遂孕，连生子女。益信《本经》所谓治十年无子者，诚不误也。

清　带　汤

治妇女赤白带下。

生山药一两　　　生龙骨捣细，六钱　　　生牡蛎捣细，六钱　　　海螵蛸去净甲，捣，四钱

茜　草三钱

单赤带，加白芍、苦参各二钱；单白带，加鹿角霜，白术各三钱。鹿角霜系鹿角沉埋地中，日久欲腐，掘地而得者。其性微温，为补督任冲三脉之要药。盖鹿角甚硬，埋久欲腐，服之转与肠胃相宜，而易得其气化也。药房鬻者，多系用鹿角煅透为霜，其性燥，不如出土者。至谓系熬鹿角胶所余之渣者，则非是。

带下为冲任之证，而名谓带者，盖以奇经带脉，原主约束诸脉，冲任有滑脱之疾，责在带脉不能约束，故名为带也。然其病非仅滑脱，也若滞下。然滑脱之中，实兼有瘀滞。其所瘀滞者，不外气血。而实有因寒、因热之不同。此方用龙骨、牡蛎以固脱，用茜草、海螵蛸以化滞，更用生山药以滋真阴固元气。至临证时，遇有因寒者，加温热之药。因热者，加寒凉之药，此方中意也。而愚拟此方，则又别有会心也。尝考《神农本经》龙骨善开癥瘕，牡蛎善消鼠瘘，是二药为收涩之品，而兼具开通之力也。又考轩岐《内经》四乌贼鱼骨一茹芦丸，以雀卵鲍鱼汤送下，治伤肝之病，时时前后血。乌贼鱼骨即海螵蛸，茹芦即茜草，是二药为开通之品，而实具收涩之力也。四药汇集成方，其能开通者，兼能收涩，能收涩者，兼能开通，相助为理，相得益彰。此中消息之妙，有非言语所能馨者。

一妇人，年二十余，患白带甚剧，医治年余不愈。后愚诊视，脉甚微弱。自言下焦凉甚，遂用此方，加干姜六钱，鹿角霜三钱，连服十剂痊愈。

又一媪年六旬。患赤白带下，而赤带多于白带，亦医治年余不愈。诊其脉甚洪滑。自言心热头昏，时觉眩晕，已半载未起床矣。遂用此方，加白芍六钱，数剂白带不见，而赤带如故，心热、头眩晕亦如故。又加苦参、龙胆草、白头翁各数钱。连服七八剂，赤带亦愈，而诸疾亦遂痊愈。自拟此方以来，用治带下，愈者不可胜数，而独载此两则者，诚以二证病因，寒热悬殊，且年少者用

此方，反加大热之药；年老者用此方，反加苦寒之药。欲临证者，当知审证用药，不可拘于年岁之老少也。

按：白头翁不但治因热之带证甚效也，邑治东二十里，有古城址基，周十余里，愚偶登其上，见城背阴多长白头翁，而彼处居人未之识也，遂剖取其鲜根，以治血淋、溺血与大便下血之因热而得者甚效，诚良药也。是以仲景治厥阴热痢有白头翁汤也。愚感白头翁具此良材，而千百年埋没于此不见用，因作俚语以记之曰：白头翁住古城阴，埋没英才岁月深，偶遇知音来劝驾，出为斯世起疴沉。

带证，若服此汤未能除根者，可用此汤送服秘真丹在第二卷一钱。

按：带下似滞下之说，愚向持此论。后观西法，亦谓大肠病则流白痢，子宫病则流白带，其理相同。法用儿茶、白矾、石榴皮、没石子等水洗之。若此证之剧者，兼用其外治之法亦可。又其内治白带法，用没石子一两捣烂，水一斤半，煎至一斤，每温服一两，日三次。或研细作粉，每服五分，日二次亦可。又可单以之熬水洗之，或用注射器注射之。按：没石子味苦而涩，苦则能开，涩则能敛，一药而具此两长，原与拙拟清带汤之意相合。且其收敛之力最胜。凡下焦滑脱之疾，或大便滑泻，或小便不禁，或男子遗精，或女子崩漏，用之皆效验。今之医者，多忽不知用，惜哉！又东人中将汤，治白带亦甚效。玉烛汤下载有其方，可采用。若以治赤带，方中官桂、丁香，宜斟酌少用，苦参宜多用。

加味麦门冬汤

治妇女倒经。

干寸冬带心，五钱　　　野台参四钱　　　清半夏三钱　　　生山药四钱，以代粳米

生杭芍三钱　　　　　丹　参三钱　　　　甘　草二钱　　　生桃仁带皮尖捣，二钱

大枣捭开，三枚

妇女倒经之证，陈修园《女科要旨》借用《金匮》麦门冬汤，可谓特识。然其方原治"火逆上气，咽喉不利"。今用以治倒经，必略为加减，而后乃与病证吻合也。

或问：《金匮》麦门冬汤所主之病，与妇人倒经之病迥别，何以能借用之而有效验？答曰：冲为血海，居少腹之两旁。其脉上隶阳明，下连少阴。少阴肾虚，其气化不能闭藏以收摄冲气，则冲气易于上干。阳明胃虚，其气化不能下行以镇安冲气，则冲气亦易于上干。冲中之气既上干，冲中之血自随之上逆，此倒经所由来也。麦门冬汤，于大补中气以生津液药中，用半夏一味，以降胃安冲，目以山药代粳米，以补肾敛冲，于是冲中之气安其故宅，冲中之血自不上逆，而循其故道矣。特是经脉所以上行者，固多因冲气之上干，实亦下行之路，有所壅塞。观其每至下行之期，而后上行司知也。故又加芍药、丹参、桃仁以开其下行之路，使至期下行，毫无滞碍。是以其方非为治倒经而设，而略为加减，即以治倒经甚效，愈以叹经方之涵盖无穷也。

按：用此方治倒经大抵皆效，而间有不效者，以其兼他证也。曾治一室女，倒经年余不愈，其脉象微弱。投以此汤，服药后甚觉短气。再诊其脉，微弱益甚。自言素有短气之病，今则益加重耳。恍悟其胸中大气，必然下陷，故不任半夏之降也。遂改用拙拟升陷汤在第四卷，连服十剂。短气愈，而倒经之病亦愈。

又一少妇，倒经半载不愈。诊其脉微弱而迟，两寸不起，呼吸自觉短气，知其亦胸中大气下陷。亦投以升陷汤，连服数剂，短气即愈。身体较前强壮，即停药不服。其月经水即顺，逾十月举男矣。

或问：倒经之证，既由于冲气、胃气上逆，大气下陷者，其气化升降之机

正与之反对，何亦病倒经乎？答曰：此理甚微奥，人之大气，原能斡旋全身，为诸气之纲领。故大气常充满于胸中，自能运转胃气使之下降，镇摄冲气使不上冲。大气一陷，纲领不振，诸气之条贯多紊乱，此乃自然之理也。是知冲气、胃气之逆，非必由于大气下陷，而大气下陷者，实可致冲胃气逆也。致病之因既不同，用药者岂可胶柱鼓瑟哉。

寿 胎 丸

治滑胎。

菟丝子炒熟，四两　　桑寄生二两　　川续断二两　　真阿胶二两

上药将前三味轧细，水化阿胶和为丸，一分重干足，一分。每服二十丸，开水送下，日再服。气虚者，加人参二两。大气陷者，加生黄芪三两大气陷证详第四卷升陷汤下。食少者，加炒白术二两。凉者，加炒补骨脂二两。热者，加生地二两。

菟丝无根，蔓延草木之上，而草木为之不茂，其善吸他物之气化以自养可知。胎在母腹，若果善吸其母之气化，自无下坠之虞。且男女生育，皆赖肾脏作强。菟丝大能补肾，肾旺自能荫胎也。寄生根不着土，寄生树上，又复隆冬茂盛，雪地冰天之际，叶翠子红，亦善吸空中气化之物。且其寄生于树上，亦犹胎之寄母腹中，气类相感，大能使胎气强壮，故《本经》载其能安胎。续断亦补肾之药，而其节之断处，皆有筋骨相连，大有连属维系之意。阿胶系驴皮所熬，驴历十二月始生，较他物独迟。以其迟，挽流产之速，自当有效。且其胶系阿井之水熬成，阿井为济水之伏流，以之熬胶，最善伏藏血脉，滋阴补

肾，故《本经》亦载其能安胎也。至若气虚者，加人参以补气。大气陷者，用黄芪以升补大气。饮食减少者，加白术以健补脾胃。凉者，加补骨脂以助肾中之阳补骨脂善保胎，修园曾详论之。热者，加生地黄以滋肾中之阴。临时斟酌适宜，用之无不效者。

友人张洁泉善针灸，其夫人素有滑胎之病。是以洁泉年近四旬，尚未育麟。偶与谈及，问何以不治。洁泉谓每次服药，皆无效验，即偶足月，产下亦软弱异常，数日而殇。此盖关于禀赋，非药力所能挽回也。愚曰：挽回此证甚易，特视用药何如耳。时其夫人受孕三四月，遂治以此方，服药两月，至期举一男，甚强壮。

按：此方乃思患预防之法，非救急之法。若胎气已动，或至下血者，又另有急救之方。曾治一少妇，其初次有妊，五六月而坠。后又有妊，六七月间，忽胎动下血，急投以生黄芪、生地黄各二两，白术、山萸肉去净核、龙骨煅，捣、牡蛎煅，捣各一两，煎汤一大碗，顿服之，胎气遂安。将药减半，又服一剂。后举一男，强壮无恙。

安 胃 饮

治恶阻。

清半夏一两，温水淘洗两次，毫无矾味，然后入煎　　净青黛三钱　　赤石脂一两

用做饭小锅，煎取清汁一大碗，调入蜂蜜二两，徐徐温饮下。一次只饮一口，半日服尽。若服后吐仍未止，或其大便燥结者，去石脂加生赭石轧细一两。若嫌青黛微有药味者，亦可但用半夏、赭石。

或问：《本经》谓赭石能坠胎，此方治恶阻，而有时以赭石易石脂，独不虑其有坠胎之弊乎？答曰：恶阻之剧者，饮水一口亦吐出，其气化津液不能下达。恒至大便燥结，旬余不通。其甚者，或结于幽门胃下口、阑门大小肠相接处，致上下关格不通，满腹作疼，此有关性命之证也。夫病既危急，非大力之药不能挽回。况赭石之性，原非开破。其镇坠之力，不过能下有形滞物。若胎至六七个月，服之或有妨碍；至恶阻之时，不过两三个月，胎体未成，惟是经血凝滞，赭石毫无破血之性，是以服之无妨。且呕吐者，其冲气、胃气皆上逆，借赭石镇逆之力，以折其上逆之机，气化乃适得其平，《内经》所谓"有故无殒，亦无殒也"。愚治恶阻之证，遇有上脘固结，旬日之间匀饮不能下行，无论水与药，入口须臾即吐出。群医束手诿谓不治。而愚放胆重用生赭石数两，煎汤一大碗，徐徐温饮下。吐止、结开、便通，而胎亦无伤。拙拟参赭镇气汤在第二卷下，载有详案可考也。

半夏辛温下行，为降逆止呕之主药。坊间皆制以白矾，服之转令人呕吐。清半夏其矾虽较少，然亦必淘洗数次，始无矾味。特是既经矾煮，又经淘洗，致半夏降逆止呕之力大减。遇病之剧者，恒不能胜病，故必须以他药辅之。愚有鉴于此，恒自制半夏用之。法用生半夏数斤，冷时用温水浸之，日换水二次，热时以井泉水，日换水三四次，约浸二十余日。试嚼服半粒，觉辣味不甚猛烈，乘湿切片，晒干囊装，悬于透风之处。每用一两，煎汤两茶盅，调入净蜂蜜二两，徐徐咽之。无论呕吐如何之剧，未有不止者。盖古人用半夏，原汤泡七次即用。初未有用白矾制之者也。

西人治恶阻，习用臭剥。此药之性质及用量，皆详于加味磁朱丸下在第七卷。然愚尝试之，有效有不效。大抵恶阻之轻者，用之即效。而其剧者，徒用此药，仍不能止呕吐也。若用铁氧汤在第七卷送服，则其效验较大。

大 顺 汤

治产难，不可早服，必胎衣破后，小儿头至产门者，然后服之。

野党参_一两_ 　　当 归_一两_ 　　生赭石_轧细，二两_

用卫足花子炒爆一钱作引，或丈菊花瓣一钱作引皆可，无二物作引亦可。

或疑赭石乃金石之药，不可放胆重用。不知赭石性至和平，虽重坠下行，而不伤气血，况有党参一两以补气，当归一两以生血。且以参、归之微温，以济赭石之微凉，温凉调和愈觉稳妥也。矧产难者非气血虚弱，即气血壅滞，不能下行。人参、当归虽能补助气血，而性皆微兼升浮，得赭石之重坠，则力能下行，自能与赭石相助为理，以成催生开交骨之功也。至于当归之滑润，原为利产良药，与赭石同用，其滑润之力亦愈增也。

族侄妇，临盆两日不产。用一切催生药，胎气转觉上逆。为制此汤，一剂即产下。

一妇人，临产交骨不开，困顿三日，势甚危急。亦投以此汤，一剂而产。自拟得此方以来，救人多矣。放胆用之，皆可随手奏效。

卫足花即葵花，其子即冬葵子。缘此花若春日早种，当年即可结子。而用以催生，则季夏种之，经冬至明年结子者尤效，故名曰冬葵子。今药坊所鬻者，皆以丈菊子为冬葵子，殊属差误。孔子曰："鲍庄子之智不如葵，葵犹能卫其足。"诚以此花叶茂丛生，自叶中出茎，茎下边皆被叶卫护，故亦名卫足花。俗呼为守足花，音虽异而义则同。有如促织，北方亦呼为趣织也。又名一丈红，为其茎高一丈，而花色红也。其花如木槿，叶如木芙蓉，故高丽咏一丈红诗有"花与木槿花相似，叶共芙蓉叶一般，五尺栏杆遮不住，犹留一半与人看"之句。结实大如钱，作扁形，其中子如榆荚。至于丈菊茎长丈许，干粗如竹，叶大如簪，花大如盘盂，单瓣黄色，其花心成窠如蜂房。迨中心结子成熟，而周遭花瓣不凋枯。一名迎阳花，一名西番葵，俗呼为向日葵。不知向日葵之名，古人原属之卫足花，非属之丈菊也。司马温公诗曰："四月清和雨乍晴，南山当户转分明，更无柳絮因风起，惟有葵花向日倾。"夫丈菊原无宿根，季春下种，四月苗不盈尺。而卫足花正开，温公诗中所谓葵花向日倾者，确指卫足花无疑矣。或谓《群芳谱》谓丈菊花有毒，能坠胎，孕妇忌经其下。子得花之余气，自当长于催生。答曰：丈菊之花，虽有坠胎之弊，催生却有功效。其子则用之无效，惟治淋有效。至于卫足之子，用锅炒爆其甲。朝种之，暮即生出土外。物生之神速，以此为最，故尤为催生之炒品也。且丈菊春种秋收，不能经冬。若以其花向日，亦呼之日葵则可，而断不可名之日冬葵也。

按：葵菜古人推为百菜之长，以其宿根年年生长，且又发生最早，性甚耐旱，即不堪种植之处，种之无不番生。其叶春夏秋三时皆可食。且含汁黏滑，又能养人。八口之家，有葵二亩，荒年可以无饥。葵之关乎民命者如此，所以论荒政者，以种葵为要图。而"马践园葵，鲁之民为之经岁不饱"也。今人不知种之以备荒荐，果何故耶。

和血熄风汤

治产后受风发搐。

当　归一两　　生黄芪六钱　　真阿胶不炒，四钱　　防　风三钱

荆　芥三钱　　川　芎三钱　　生杭芍二钱　　　　　红　花一钱

生桃仁带皮尖，钱半，捣

此方虽治产后受风，而实以补助气血为主。盖补正气，即所以逐邪气，而血活者，风又自去也血活风自去，方书成语。若产时下血过多或发汗过多，以致发搐者，此方仍不可用，为其犹有发表之药也。当滋阴养血，以荣其筋，熄其内风，其搐自止。若血虚而气亦虚者，又当以补气之药辅之。而补气之药以黄芪为最，因黄芪不但补气，实兼能治大风也《本经》谓黄芪主大风。

一妇人，产后七八日发搐，服发汗之药数剂不效，询方于愚。因思其屡次发汗不效，似不宜再发其汗，以伤其津液。遂单用阿胶一两，水融化，服之而愈。

一妇人，产后十余日，周身汗出不止，且发搐。治以山萸肉去净核、生山药各一两，煎服两剂，汗止而搐亦愈。

东海渔家妇，产后三日，身冷无汗，发搐甚剧。时愚游海滨，其家人造寓求方。其地隔药房甚远，而海滨多产麻黄，可以采取。遂俾取麻黄一握，同鱼鳔胶一具，煎汤一大碗，乘热饮之，得汗而愈。用鱼鳔胶者，亦防其下血过多，因阴虚而发搐，且以其物为渔家所固有也。

一妇人，产后发汗过多，覆被三层皆湿透，因致心中怔忡，精神恍惚，时觉身飘飘上至屋顶，此虚极将脱，而神魂飞越也。延遇诊视，见其汗出犹不止，六脉皆虚浮，按之即无。急用生山药、净萸肉各一两，生杭芍四钱，煎服，汗止精神亦定。翌日药力歇，又病而反复。时愚已旋里。病家复持方来询。为添龙骨、牡蛎皆不用煅各八钱，且嘱其服药数剂，其病必愈。孰意药坊中，竟谓方中药性过凉，产后断不宜用，且言此证系产后风，彼有治产后风成方，屡试屡验，怂恿病家用之。病家竟误用其方，汗出不止而脱。夫其证原属过汗所致，而再以治产后风发表之药，何异鸩毒。斯可为发汗不审虚实者之炯戒矣。

《傅青主女科》曰：产后气血暴虚，百骸少血濡养，忽然口紧牙紧，手足筋脉拘搐，类中风痫痉，虽虚火泛上有痰，皆当以末治之。勿执偏门，而用治风消痰方，以重虚产妇也。当用生化汤，加参、芪以益其气。又曰：产后妇人，恶寒恶心，身体颤动，发热作渴，人以为产后伤寒也，谁知其气血两虚，正不敌邪而然乎。大抵人之气不虚，则邪断难入。产妇失血过多，其气必大虚，气虚则皮毛无卫，邪原易入。不必户外之风来袭体也，即一举一动，风可乘虚而入。然产后之风，易入亦易出，凡有外感之邪，俱不必祛风。况产后之恶寒者，寒由内生也。发热者，热由内弱也。身颤者，颤由气虚也。治其内寒外寒自散。治其内弱外热自解。壮其元气而身颤自除也。

按：傅氏之论甚超。特其虽有外感，不必祛风二句，不无可议。夫产后果有外感，原当治以外感之药，惟宜兼用补气生血之药，以辅翼之耳。若其风热已入阳明之府，表里俱热，脉象洪实者，虽生石膏亦可用。故《金匮》有竹皮大丸，治妇人乳中虚，烦乱呕逆，方中原有石膏。《神农本经》石膏治产乳，原有明文。特不宜与知母并用。又宜仿白虎加人参汤之意，重用人参，以大补元气。更以玄参代知母，始能托邪外出。则石膏之寒凉，得人参之温补，能逗留胃中，以化燥热，不至直趋下焦，而与产妇有碍也。拙拟仙露汤在第六卷后曾详论之，且有名医治验之案可参观。

附方：《医林改错》治产后风，有黄芪桃红汤，方用生黄芪半斤，带皮尖生桃仁三钱捣碎，红花二钱，水煎服。按：产后风项背反张者，此方最效。

附方：俗传治产后风方，当归五钱，麻黄、红花、白术各三钱，大黄、川芎、肉桂、紫菀各二钱，煎服。按：此方效验异常，即至牙关紧闭，不能用药者，将齿拗开灌之，亦多愈者。人多畏其有大黄而不敢用。不知西人治产后风，亦多用破血之药。盖以产后有瘀血者多，此证用大黄以破之，所谓血活风自去也。况犹有麻、桂之辛热，归、术之补益，以调燮之乎。

滋阴清胃汤

治产后温病，阳明腑实，表里俱热者。

玄　参两半　　当　归三钱　　生杭芍四钱　　甘　草钱半
茅　根二钱

上药五味，煎汤两盅，分二次温服，一次即愈者，停后服。

产后忌用寒凉，而温热入阳明腑后，又必用寒凉方解，因此医者恒多束手。不知石膏、玄参《本经》皆明载治产乳。是以热入阳明之重者，可用白虎加人参以山药代粳米汤在第六卷，更以玄参代知母方后有案。其稍轻者，治以此汤，皆可随手奏效。愚用此两方，救人多矣。临证者当笃信《本经》，不可畏石膏、玄参之寒凉也。况石膏、玄参，《本经》原皆谓其微寒，并非甚寒凉之药也。

滋　乳　汤

治少乳，其乳少由于气血虚或经络瘀者，服之皆有效验。

生黄芪一两　　　　当　归五钱　　　　知　母四钱　　玄　参四钱
穿山甲炒，捣，二钱　六路通大者三枚，捣　　王不留行炒，四钱

用丝瓜瓤作引，无者不用亦可。若用猪前蹄两个煮汤，用以煎药更佳。

消　乳　汤

治结乳肿疼或成乳痈新起者，一服即消。若已作脓，服之亦可消肿止疼，

俾其速溃。并治一切红肿疮疡。

知 母八钱　　　　连 翘四钱　　　金银花三钱　　　穿山甲炒，捣，二钱

瓜 蒌切丝，五钱　　丹 参四钱　　　生明乳香四钱　　　生明没药四钱

在德州时，有军官张宪臣之夫人，患乳痈，肿疼甚剧。投以此汤，两剂而愈。然犹微有疼时，怂愚其再服一两剂，以消其芥蒂。以为已愈，不以为意。隔旬日，又复肿疼，复求为治疗。愚曰：此次服药不能尽消，必须出脓少许，因其旧有芥蒂未除，至今已溃脓也。后果服药不甚见效。遂入西医院中治疗，旬日后，其疮外破一口，医者用刀阔之，以期便于敷药。又旬日，内溃益甚，满乳又破七八个口，医者又欲尽阔之使通。病人惧，不敢治，强出院还家，复求治于愚。见其各口中皆脓乳并流，外边实不能敷药。然内服汤药，助其肌肉速生，自能排脓外出，许以十日可为治愈。遂将内托生肌散在后作汤药服之，每日用药一剂，煎服二次，果十日痊愈。

表侄刘子馧，从愚学医，颖悟异常，临证疏方，颇能救人疾苦。曾得一治结乳肿疼兼治乳痈方，用生白矾、明雄黄、松萝茶各一钱半，共研细，分作三剂，日服一剂，黄酒送下，再多饮酒数杯更佳。此方用之屡次见效，真奇方也。若无松萝茶，可代以好茶叶。

升肝舒郁汤

治妇女阴挺，亦治肝气虚弱，郁结不舒。

生黄芪六钱　　　当 归三钱　　　知 母三钱　　　柴 胡一钱五分

生明乳香三钱　　　生明没药三钱　　　川　芎一钱五分

肝主筋，肝脉络阴器，肝又为肾行气。阴挺自阴中挺出，形状类筋之所结。病之原因，为肝气郁而下陷无疑也。故方中黄芪与柴胡、川芎并用，补肝黄芪补肝之理详第四卷醒脾升陷汤下即以舒肝，而肝气之陷者可升。当归与乳香、没药并用，养肝即以调肝，而肝气之郁者可化。又恐黄芪性热，与肝中所寄之相火不宜，故又加知母之凉润者，以解其热也。

一妇人，年三十余。患此证，用陈氏《女科要旨》治阴挺方，治之不效。因忆《傅氏女科》有治阴挺之方，其证得之产后。因平时过怒伤肝，产时又努力太过，自产门下坠一片，似筋非筋，似肉非肉，用升补肝气之药，其证可愈。遂师其意，为制此汤服之。数剂即见消，十剂痊愈。

一室女，年十五。因胸中大气下陷，二便常觉下坠，而小便尤甚。乃误认为小便不通，努力强便，阴中忽坠下一物，其形如桃，微露其尖，牵引腰际下坠作疼，夜间尤甚，剧时号呼不止。投以理郁升陷汤在第四卷，将升麻加倍，二剂疼止，十剂后，其物全消。盖理郁升陷汤，原与升肝舒郁汤相似也。

资生通脉汤

治室女月闭血枯，饮食减少，灼热咳嗽。

白　术炒，三钱	生鸡内金二钱，黄色的	生怀山药一两	龙眼肉六钱
山萸肉去净核，四钱	枸杞果四钱	玄　参三钱	生杭芍三钱
桃　仁二钱	红　花钱半	甘　草二钱	

灼热不退者，加生地黄六钱或至一两；咳嗽者，加川贝母三钱，米壳二钱嗽止去之；泄泻者，去玄参，加熟地黄一两，云苓片二钱，或更酌将白术加重；服后泻仍不止者，可于服药之外，用生怀山药细末煮粥，搀入捻碎熟鸡子黄数枚，用作点心，日服两次，泻止后停服；大便干燥者，加当归、阿胶各数钱；小便不利者，加生车前子三钱_{袋装}，地肤子二钱或将芍药_{善治阴虚小便不利}加重；肝气郁者，加生麦芽三钱，川芎、莪术各一钱；汗多者，将萸肉改用六钱，再加生龙骨、生牡蛎各六钱。

室女月闭血枯，服药愈者甚少，非其病难治，实因治之不得其法也。《内经》谓："二阳之病发心脾，有不得隐曲，在女子为不月。"夫二阳者，阳明胃腑也。胃腑有病，不能消化饮食，推其病之所发，在于心脾。又推其心脾病之所发，在于有不得隐曲_{凡不能自如者，皆为不得隐曲}。盖心主神，脾主思，人有不得隐曲，其神思郁结，胃腑必减少酸汁_{化食赖酸汁，欢喜则酸汁生者多，忧思则酸汁生者少}不能消化饮食，以生血液，所以在女子为不月也。夫女子不月，既由于胃腑有病，不能消化饮食。治之者，自当调其脾胃，使之多进饮食，以为生血之根本。故方中用白术以健胃之阳，使之蠕动有力_{饮食之消亦仗胃有蠕动}。山药、龙眼肉以滋胃之阴，俾其酸汁多生。鸡内金原含有酸汁，且能运化诸补药之力，使之补而不滞。血虚者必多灼热，故用玄参、芍药以退热。又血虚者，其肝肾必虚，故用萸肉、枸杞以补其肝肾。甘草为补脾胃之正药，与方中萸肉并用，更有酸甘化阴之妙。桃仁、红花为破血之要品，方中少用之，非取其破血，欲借之以活血脉通经络也。至方后附载，因证加减诸药，不过粗陈梗概，至于证之变更多端，尤贵临证者，因时制宜耳。

沧州城东，曹庄子曹姓女，年十六岁，天癸犹未至。饮食减少，身体羸瘦，渐觉灼热。其脉五至，细而无力。治以资生通脉汤，服至五剂，灼热已退，饮食加多。遂将方中玄参、芍药各减一钱，又加当归、怀牛膝各三钱。服至十剂，身体较前胖壮，脉象亦大有起色。又于方中，加䗪鸡_{俗名红娘虫}十枚，服至七八剂，天癸遂至。遂减去䗪鸡，再服数剂，以善其后。

奉天大南关马氏女，自十四岁，月事已通，至十五岁秋际，因食瓜果过多，泄泻月余方愈，从此月事遂闭。延医诊治，至十六岁季夏，病浸增剧。其父原籍辽阳，时充奉天兵工厂科长。见愚所著《衷中参西录》，因求为诊治。其身形瘦弱异常，气息微喘，干嗽无痰，过午潮热，夜间尤甚，饮食减少，大便泄泻。其脉数近六至，微细无力。俾先用生怀山药细末八钱，水调煮作粥，又将熟鸡子黄四枚，捻碎搅粥中，再煮一两沸，空心时服。服后须臾，又服西药百布圣二瓦，以助其消化。每日如此两次，用作点心，服至四日，其泻已止。又服数日，诸病亦稍见轻。遂投以资生通脉汤，去玄参加生地黄五钱，川贝三钱，连服十余剂，灼热减十分之八，饮食加多，喘嗽亦渐愈。遂将生地黄换作熟地黄，又加怀牛膝五钱，服至十剂，自觉身体爽健，诸病皆无，惟月事犹未见。又于方中加䗪虫即土鳖虫，背多横纹者真，背光滑者非是五枚，樗鸡十枚，服至四剂，月事已通。遂去䗪虫、樗鸡，俾再服数剂，以善其后。

甘肃马姓，寓天津安居里，有女十七岁。自十六岁秋际，因患右目生内障，服药不愈，忧思过度，以致月闭。自腊月服药，直至次年孟秋月底不愈。其兄向为陆军团长，时赋闲家居，喜涉阅医书。见愚新出版五期《衷中参西录》，极为推许。遂来寓问询，求为诊治。其人体质瘦弱，五心烦热。过午两颧色红，灼热益甚，心中满闷，饮食少许，即停滞不下，夜不能寐。脉搏五至，弦细无力。为其饮食停滞，夜不能寐，投以资生通脉汤，加生赭石研细四钱，熟枣仁三钱，服至四剂，饮食加多，夜已能寐，灼热稍退，遂去枣仁，减赭石一钱，又加地黄五钱，丹皮三钱，服药十剂，灼热大减。又去丹皮，将龙眼肉改用八钱，再加怀牛膝五钱。连服十余剂，身体渐壮健。因其月事犹未通下，又加䗪虫五枚，樗鸡十枚。服至五剂，月事已通。然下者不多，遂去樗鸡、地黄，加当归五钱，俾服数剂，以善其后。

治眼科方

蒲公英汤

治眼疾肿疼。或胬肉遮睛，或赤脉络目，或目睛胀疼，或目疼连脑，或羞明多泪，一切虚火实热之证。

鲜蒲公英四两，根叶茎花皆用，花开残者去之，如无鲜者可用于者二两代之。

上一味煎汤两大碗，温服一碗。余一碗乘热薰洗按：目疼连脑者，宜用鲜蒲公英二两，加怀牛膝一两煎汤饮之。

此方得之姻兄于俊卿。言其令堂尝患眼疾，疼痛异常，延医调治，数月不愈，有高姓媪，告以此方，一次即愈。愚自得此方后，屡试皆效，甚是奇异，诚良方也。夫蒲公英遍地皆有，仲春生苗，季春开花色正黄，至初冬其花犹有开者，状类小菊，其叶似大蓟，田家采取生啖，以当菜蔬。其功长于治疮，能消散痈疔毒火，然不知其能治眼疾也。使人皆知其治眼疾，如此神效，天下无瞽目之人矣。

古服食方，有还少丹。蒲公英连根带叶取一斤，洗净，勿令见天日，晾干，用斗子解盐即《本经》大盐晒于斗之中者，出山西解池一两，香附子五钱，二味为细末，入蒲公英，水内淹一宿，分为十二团，用皮纸三四层裹扎定，用六一泥即蚯蚓泥如法固济，灶内焙干，乃以武火煅通红为度，冷定取出，去泥为末。早晚擦牙漱之，吐咽任便，久久方效。年未及八十者，服之须发反黑，齿落更生。

年少服之，至老不衰。由是观之，其清补肾经之功可知。且其味苦，又能清心经之热，所以治眼疾甚效者，或以斯欤。

磨 翳 水

治目翳遮睛。

生炉甘石一两　　硼　砂八钱　　胆　矾二钱　　薄荷叶三钱

蝉　退带全足去翅土，三钱

上药五味，将前三味药臼捣细，再将薄荷、蝉退煎水一大盅，用其水和所捣药末，入药钵内研至极细，将浮水者随水飞出，连水别贮一器，待片时，将浮头清水，扔入钵中，和所余药渣研细，仍随水飞出，如此不计次数，以飞净为度。若飞过者还不甚细，可再研再飞，以极细为度。制好连水贮瓶中，勿令透气。用时将瓶中水药调匀，点眼上，日五六次。若目翳甚厚，已成肉螺者，加真藏硇砂二分，另研调和药水中。此方效力全在甘石生用。然生用则质甚硬，又恐与眼不宜。故必如此研细水飞，然后可以之点眼。

磨 翳 散

治目睛胀疼，或微生云翳，或赤脉络目，或目眦溃烂，或偶因有火视物不真。

生炉甘石三钱　　硼　砂二钱　　黄　连一钱　　人指甲五分，锅焙脆，无翳者不用

　　上药先将黄连捣碎，泡碗内，冷时两三日，热时一日，将泡黄连水过罗，约得清水半茶盅，再将余三味捣细，和黄连水入药钵中研之，如研前药之法，以极细为度。研好连水带药，用大盘盛之。白日置阴处晾之，夜则露之。若冬日微晒亦可。若有风尘时，盖以薄纸。俟干，贮瓶中，勿透气。用时凉水调和，点眼上，日三四次。若有目翳，人乳调和点之。若目翳大而厚者，不可用黄连水研药。宜用蝉退带全足，去翅土一钱，煎水研之。盖微茫之翳，得清火之药即退。若其翳已遮睛，治以黄连成冰翳，而不能消矣。

明目硼硝水

　　治眼疾暴发红肿疼痛。或眦多胬肉，或渐生云翳及因有火而眼即发干昏花者。

　　　　硼砂五钱　　芒硝三钱，硝中若不明亮用水化开澄去其中泥土

　　上药和凉水多半盅，研至融化。用点眼上，一日约点三十次。若陈目病一日点十余次。冬日须将药碗置热水中，候温点之。

清脑黄连膏

　　治眼疾由热者。

黄连二钱为细末，香油调加薄糊，常常以鼻闻之，日约二三十次。勿论左右眼患证应须两鼻孔皆闻。

目系神经连于脑，脑部因热生炎，病及神经，必生眼疾。彼服药无捷效者，因所用之药不能直达脑部故也。愚悟得此理，借鼻窍为捷径，以直达于脑。凡眼目红肿之疾，及一切目疾之因热者，莫不随手奏效。

益 瞳 丸

治目瞳散大昏耗，或觉视物乏力。

萸 肉去净核，二两　　野台参六钱　　柏子仁炒，一两　　玄 参一两

菟丝子一两，炒　　　羊 肝一具，切片焙干

上药共为细末，炼蜜为丸，桐子大。每服三钱，开水送下，日两次。

一妇人，年三旬。瞳子散大，视物不真，不能针黹。屡次服药无效，其脉大而无力。为制此丸，服两月痊愈。

羊肝猪胆丸

治同前证，因有热而益甚者。

羊肝一具，切片晒干，冬日可用慢火焙干

上一味轧细，用猪胆汁和为丸，桐子大，朱砂为衣。每服二钱，开水送下，

日再服。

按：此方若用熊胆为丸更佳。内地鲜熊胆不易得，至干者又难辨其真伪。不如径用猪胆汁为稳妥也。

西人治瞳子散大，用必鲁加儿必涅点之，瞳子立时收缩。然历一日夜之后，则收缩仍复散大。日点一次，旬日之外，自能不散大矣。

按：必鲁加儿必涅一名波路加便，一名匹克边。其原质出巴西所产芸香科耶仆兰日叶中。若以盐酸制之，为白色中性之结晶，名盐酸必鲁加儿必涅。其功用尤良，能收缩平滑肌，缩小瞳孔，增加唾液分泌，能泄泻排除身体中蓄积之水分，自小便出。在耳科，用于鼓室及迷路内有渗出物者，而改良其所觉。在眼科，不但缩小瞳子，且能退炎清热。然系猛悍之药不可多用。内服一次之极量，为百分瓦之二。一日之极量，为百分瓦之五温水溶服。若外用为点眼药，宜溶解于百倍蒸馏水中，或五十倍蒸馏水中此为至浓之液用之。

附方：护眉神应散　治一切眼疾。无论气蒙、火蒙、内螺、云翳，或瞳人反背，未过十年者，皆见效。方用炉甘石一两煅透，童便淬七次。珍珠二颗，大如绿豆以上者，纳通草中煅之，珠爆即速取出。血琥珀三分。真梅片二分。半两钱、五铢钱俗名马镫钱、开元钱各一个，皆煅红醋淬七次，共为细末，乳调涂眉上，日二三次。

一室女。病目年余，医治无效，渐生云翳。愚为出方，服之见轻，停药仍然反复。后得此方，如法制好。涂数次即见轻，未尽剂而愈，妙哉。按：此方若加薄荷冰二分更效。

瞳人反背之证，最为难治，以其系目系神经病也。盖目系神经，若一边纵、一边缩，目之光线必斜，视物即不真。若纵缩之距离甚大，其瞳人即可反背。治此证者，当以养其目系神经为主。此方多用金石珍贵之品，其中含有宝气。凡物之含有宝气者，皆善能养人筋肉，使筋肉不腐烂。目系神经，即脑气筋之连于目者。以此药涂眉上，中有冰片之善通窍透膜者，能引药气直达脑部，以养目系神经，目系神经之病者自愈。而瞳人反背及一切眼疾，亦自愈矣。

附方：治暴发眼便方　其眼疾初得肿疼者，用生姜三四钱，食盐一大撮，同捣烂，薄布包住，蘸新汲井泉水，擦上下眼皮。屡蘸屡擦，以擦至眼皮极热为度。擦完用温水将眼皮洗净。轻者一次即愈，重者一日擦两次亦可愈。然擦时须紧闭其目，勿令药汁入眼中。

附案：《晋书》盛彦母氏失明，躬自侍养，母食必自哺之。母病既久，至于婢使，数见捶鞭。婢愤恨，伺彦暂行，取蛴螬炙饴之，母食以为美，然疑是异物，密藏以示彦。彦见之，抱母恸哭，绝而复苏。母目豁然，从此遂愈。

又陆定圃曰：余在曲江，有将官以瞽离军，嘱其子，俾馔事供蛴螬，须秘之防其父知，旬日后目明，趋庭申谢。

按：蛴螬生粪土中，形状如蚕俗名地蚕遍处皆有。《本经》谓主目中淫肤、青翳、白膜，其善治目翳可知。内障宜油炙服之，外障宜取其汁，滴目中。

西人点眼药水，恒用皓矾和水为之。按：皓矾一名硫酸亚铅，一名锌磺氧四。其状为透映棱柱形结晶，有苛烈不快之味。乃亚铅化合物中，最通用之药物。其性微凉，善收敛，微有蚀腐作用。每用一瓦，融化以一百二十瓦之温水，作点眼药，能清火治目眦溃烂，久之亦能消翳若用皓矾两瓦，加硼酸一瓦，同融水，点眼更佳。

治咽喉方

咀华清喉丹

治咽喉肿疼。

大生地黄切片，一两　　硼　砂研细，钱半

将生地黄一片，裹硼砂少许，徐徐嚼细咽之，半日许宜将药服完。

生地黄之性能滋阴清火，无论虚热实热服之皆宜。硼砂能润肺，清热化痰，消肿止疼。二药并用，功力甚大。而又必细细嚼服者，因其病在上，煎汤顿服，恐其力下趋，而病转不愈。且细细嚼咽，则药之津液常清润患处也。此方愚用之屡矣，随手奏效者不胜纪矣。

咽喉之证，有热有凉，有外感有内伤。《白喉忌表抉微》一书，此时盛行于世。其所载之方，与所载宜用宜忌之药，皆属稳善。惟其持论，与方中所用之药，有自相矛盾处。谆谆言忌表矣，而其养阴清肺汤，用薄荷二钱半，岂非表药乎。至于他方中，所用之葛根、连翘亦发表之品也。盖白喉之证，原亦温病之类。人之外肤肺主之，人之内肤三焦主之。盖此证心肺先有蕴热，外感之邪又袭三焦，而内逼心肺。则心肺之热遂与邪气上并，而现证于喉。三焦色白，故喉中作白色。既有外邪，原宜发表，因有内热，实大忌用辛热之药发表。惟薄荷、连翘诸药，辛凉宣通，复与大队凉润之药并用，既能散邪，尤能清热，所以服之辄效也。若其内热炽盛，外感原甚轻者，其养阴清肺汤亦可用，特其薄荷，宜斟酌少用，不必定用二钱半也。至谓其喉间肿甚者加煅石膏四钱，微有可议。夫石膏之性，生则散煅则敛。第一卷例言中，论之甚详。炽盛之火散之则消，敛之则实，此又不可不知也。况石膏生用，原不甚凉，故《本经》谓微寒，又何必加此之小心乎。今将其养阴清肺汤，详录于下，以备采用。

附方：养阴清肺汤：大生地一两，寸麦冬六钱，生白芍四钱，薄荷二钱半，玄参八钱，丹皮四钱，贝母四钱，生甘草二钱。喉间肿甚者，加生石膏原用煅石膏四钱。大便燥结者，加清宁丸二钱，玄明粉二钱。胸下胀闷，加神曲、焦山楂各二钱。小便短赤者，加木通、泽泻各一钱，知母二钱。燥渴者，加天冬、马兜铃各三钱。面赤身热，或舌苔黄色者，加金银花四钱，连翘二钱。

白喉之证，间有《忌表抉微》诸方不效，而反加剧者。曾治一贵州人，孙抟九，年二十，肄业于奉天高等师范学校，得白喉证。屡经医治，不外《忌表抉微》诸方加减。病日增重，医者透谓不治。后愚为诊视，其脉细弱而数，黏涎甚多，须臾满口，即得吐出。知系脾肾两虚，肾虚气化不摄，则阴火上逆，痰水上泛。而脾土虚损，又不能制之若脾土不虚，不但能制痰水上泛，并能制阴火上逆，故其咽喉肿疼，黏涎若是之多也。投以六味地黄汤，加于术，又少加苏子。连服十剂痊愈。

咽候之证，热者居多。然亦兼有寒者，不可不知。王洪绪曰：咽喉之间，素分毫无病，顷刻之间，或疼或闷，此系虚寒、阴火之证。用肉桂、炮姜、甘草各五分，置碗内浸以滚水，仍将碗置于滚水中，饮药一口，徐徐咽下立愈。或用乌附之片，涂以鲜蜜，火炙透至黑，取一片口含咽津，至片不甜时，再换一片，亦立愈。按：王氏之说，咽喉陡然疼闷者，皆系因寒。然亦有因热者，或其人素有蕴热，陡然为外感所束，或劳碌过度，或暴怒过度，皆能使咽喉骤觉疼闷。斯在临证者，于其人之身体性情动作之际，细心考验，再参以脉象之虚实凉热，自无差谬。若仍恐审证不确，察其病因似寒，而尤恐病因是热，可用蜜炙附子片试含一片，以细验其病之进退亦可。

赵晴初曰：鸡蛋能去喉中之风，余治一幼童喉风证，与清轻甘凉法，稍加辛药，时止时发。后有人教服鸡蛋，顶上针一孔，每日生吞一枚，不及十枚，病愈不复发。

友人齐自芸曰：平阳何汉卿游戎患喉疼。医者治以苦寒之药，愈治愈甚，渐至舌硬。后有人教用棉子油煎生鸡蛋，煎至外熟，里仍微生，日服二枚。未十日遂大愈。

咽喉肿疼证，有外治异功散方甚效。其方用斑蝥一钱，真血竭、制乳香、制没药、上麝香、全蝎、大玄参、上梅片各分半，将斑蝥去翅足，糯米拌炒，以米色微黄为度，去糯米。用诸药共研细，瓶收贮，勿令透气。遇有咽喉肿疼证，将药捏作小块，如黄豆粒大，置在小膏药上，左肿贴右，右肿贴左，若左右俱肿，均贴在结喉项间高骨旁边软处。阅五六时，即揭去膏药，有水泡，用银针挑破，拭净毒水，能消肿止疼，真救急之良方也。

治牙疳方

古方马乳饮

治青腿牙疳。

用青白马乳，早午晚随挤随服甚效。如无青白马，杂色马亦可。若马乳白他处取来，可将碗置于开水盆中温之。

此方出于《医宗金鉴》，其原注云：此证自古方书罕载其名。仅传于雍正年间，北路随营医官，陶起鳞谓，军中凡病腿肿色青者，其上必发牙疳。凡病牙疳腐血者，其下必发青腿。二者相因而至。推其病原，皆因上为阳火炎炽，下为阴寒闭郁，以至阴阳上下不交，各自为寒为热，凝结而生此证也。相近内地亦间有之，边外虽亦有，而不甚多，惟内地人初居边外，得此证者十居七八。盖内地之人，本不耐边外严寒，更不免坐卧湿地，故寒湿之痰生于下，致腿青肿。其病形如云片，色似茄黑，肉体顽硬，所以步履艰难也。又缘边外缺少五谷，多食牛羊等肉，其热与湿合蒸，瘀于胃中，毒火上薰，致生牙疳。牙龈浮肿出血，若穿腮破唇，腐烂色黑，即为危候。惟相传有服马乳之法，用之颇有效验云。

按：此证愚未见过，友人毛仙阁曾遇此证治愈。其方愚犹记其大概。爰列于下，以备采用。

金银花五钱　　连　翘三钱　　菊　花三钱　　明乳香四钱

明没药四钱　　怀牛膝五钱　　山楂片三钱

真鹿角胶四钱，捣为细末，分两次，用头煎、二煎汤药送服

按：此方若服之出汗，即可见愈。然方中连翘、菊花发汗之力甚微，恐服之不能出汗，当于服药之后，再服西药阿斯必林一瓦，则无不出汗矣。至汗后服第二剂时，宜将菊花减半。

敷牙疳散药方

煅甘石二钱　　镜面朱砂二分　　牛　黄五厘　　珍　珠五厘，煅

共研细，日敷三次。

牙疳敷藤黄法

己巳春，阅沪上《幸福医学报》，载有时贤章成之言，有误用藤黄。治愈走马牙疳之事，甚为奇异。兹特录其原文于下，以供医界之研究。

《幸福报》原文：丁卯三月，余偕友数人，偶至仁溏观优。有潘氏子，年四岁，患走马牙疳。起才三日，牙龈腐化，门牙已脱数枚，下唇已溃穿，其势甚剧。问尚有可救之理否。询其由，则在发麻之后。实为邪热入胃，毒火猖狂，一发难遏，证情危险。告以只有白马乳凉饮，并不时洗之，涂以人中白，内服大剂白虎汤，或有可救。但势已穿唇，效否不敢必耳。因书生石膏、生知母、

生打寒水石、象贝等为方与之。其时同游者，有老医倪君景迂，因谓之曰，牛黄研末，外掺腐烂之处，亦或可治。遂彼此各散。后数日，则此儿竟已痊愈，但下唇缺不能完。因询其用何物疗治，乃得速效若斯。则曰，用倪先生说，急购藤黄屑而掺之，果然一掺腐势即定，血水不流，渐以结靥落痂，只三日耳。内服石膏等一方，亦仅三服，此儿获愈，诚二位先生再造之恩也云云。因知乡愚无识，误听牛黄为藤黄。然以此一误，而竟治愈极重之危证。开药学中从古未有之实验，胡可以不志也。尝考李氏《纲目》蔓草中曾载藤黄，而功用甚略。至赵恕轩《本草纲目拾遗》言之甚详。虽曰有毒，而可为内服之品，且引《粤志》谓其性最寒，可治眼疾，味酸涩，治痈肿，止血化毒，敛金疮，能除虫，同麻油白腊熬膏，敷金疮汤火等伤，止疼收口，其效如神。而其束疮消毒之用又甚多，可知此药，竟是外科中绝妙良药。而世多不知用者，误于李氏《海药本草》有毒之两字。而张石顽更以能治蛀齿，点之即落，而附会为毒，损骨伤肾，于是畏之甚于蛇蝎，实不知石顽不可信。今之画家，常以入口，虽曰与花青并用，可解其毒，余以为亦理想之谈耳。既曰性寒，毒于何有。然后知能愈牙疳，正是寒凉作用。且其味酸涩，止血、止疼、收口、除虫皆其能治牙疳之切实发明也。

　　按：走马牙疳之原因，有内伤外感之殊。得于由内伤者轻而缓，由外感者重而急。此幼童得于麻疹之后，其胃中蕴有瘟毒上攻，是以三日之间，即腐烂如此。幸内服石膏、寒水石，外敷藤黄，内外夹攻，皆中要肯，是以其毒易消，结痂亦在三日内也。若当牙疳初起之时，但能用药消其内蕴之毒热，即外不敷药，亦可治愈。曾治天津竹远里，于氏幼童，年六七岁，身出麻疹，旬日之外热不退，牙龈微见腐烂。其家人惧甚，恐成走马牙疳，急延愚为诊视。脉象有力而微弦，知毒热虽实，因病久者，气分有伤也。问其大便，三日未行。遂投以大剂白虎加人参汤，方中生石膏用三两，野党参用四钱，又加连翘数钱，以托疹毒外出。煎汤三茶盅，俾分三次温饮下。又用羚羊角一钱，煎水一大茶盅，分数次当茶饮之，尽剂热退而病愈。牙龈腐烂之外，亦遂自愈。

治疮科方

消 瘰 丸

治瘰疬。

牡 蛎煅，十两	生黄芪四两	三 棱二两	莪 术二两
朱血竭一两	生明乳香一两	生明没药一两	龙胆草二两
玄 参三两	浙贝母二两		

上药十味，共为细末，蜜丸，桐子大。每服三钱，用海带五钱，洗净切丝，煎汤送下，日再服。

瘰疬之证，多在少年妇女，日久不愈，可令信水不调，甚或有因之成劳瘵者。其证系肝胆之火上升，与痰涎凝结而成。初起多在少阳部位，或项侧，或缺盆，久则渐入阳明部位。一颗垒然高起者为瘰，数颗历历不断者为疬。身体强壮者甚易调治。曾治一少年，项侧起一瘰疬，其大如茄，上连耳，下至缺盆。求医治疗，言服药百剂，亦不能保其必愈。而其人家贫佣力，为人芸田，不惟无钱买如许多药，即服之亦不暇。然其人甚强壮，饮食甚多，俾于一日三餐之时，先用饭汤送服煅牡蛎细末七八钱，一月之间消无芥蒂。又治一妇人，在缺盆起一瘰疬，大如小橘。其人亦甚强壮无他病，俾煮海带汤，日日饮之，半月之间，用海带二斤而愈。若身体素虚弱者，即煮牡蛎、海带，但饮其汤，脾胃已暗受其伤。盖其咸寒之性，与脾胃不宜也。此方重用牡蛎、海带，以消痰软坚，为治瘰疬之主药，恐脾胃弱者，久服有碍，故用黄芪、三棱、莪术以开胃健脾三药并用能开胃健脾，第一卷十全育真汤下曾详之言，使脾胃强壮，自能运化药力，以达病所。且此证之根在于肝胆，而三棱、莪术善理肝胆之郁。此证之成，坚如铁石，三棱、莪术善开至坚之结。又佐以血竭、乳香、没药，以通气活血，使气血毫无滞碍，瘰疬自易消散也。而犹恐少阳之火炽盛，加胆草直入肝胆以泻之；玄参、贝母清肃肺金以镇之。且贝母之性，善于疗郁结利痰涎，兼主恶疮；玄参之性，《名医别录》谓其散颈下核，《开宝本草》谓其主鼠瘘，二药皆善消瘰疬可知。族侄女患此证，治数年不愈。为制此方，服尽一料而愈。按：方书谓牡蛎左顾者佳，然左顾右顾辨之颇难。此物乃海中水气结成，亿万相连，或复或仰，积聚如山，古人谓之蚝山。复而生者其背凸，仍复置之，视其头向左回者为左顾。仰而生者其背凹，仍仰置之，其头亦向左回者为右顾。若不先辨其复与仰，何以辨其左右顾乎。然瘰疬在左边，用左顾者佳，若瘰疬在右边，用左顾者未必胜于右顾者也。

血竭，色赤味辣。色赤故入血分，味辣故入气分，其通气活血之效，实较乳香、没药为尤捷。诸家本草，未尝言其辣，且有言其但入血分者，皆未细心实验也。然此药伪者甚多，必未研时微带紫黑，若血干之色。研之红如鸡血，且以置热水中则溶化，须臾复凝结水底成块者，乃为真血竭。

消 瘰 膏

消瘰疬。

生半夏一两　　生山甲三钱　　生甘遂一钱　　生马钱子剪碎，四钱
皂　角三钱　　朱血竭二钱

上药，前五味用香油煎枯，去渣，加黄丹收膏，火候到时，将血竭研细搀膏中熔化，和匀，随疮大小摊作膏药。临用时每药一贴加麝香少许。

友人之女，年五岁。项间起瘰疬数个，年幼不能服药，为制此药，贴之痊愈。

凡膏药中用黄丹，必以火炒过，然后以之熬膏，其胶黏之力始大。而麝香不早加入膏药中者，以麝香忌火也。

化腐生肌散

治瘰疬已溃烂者，用此药擦之。他疮破后者亦可用之。

炉甘石煅，六钱　　乳香三钱　　没药三钱　　明雄黄二钱
硼砂三钱　　硇砂二分　　冰片三分

共研细，收贮瓶中勿令透气。日擦患处三四次，用此药长肉。将平时收口不速者，可加珍珠一分，煅研细搀入。其煅法详护眉神应散后。

西药之防腐生肌者，首推沃度仿谟，以之和于十倍或二十倍之脂肪油中，日涂疮上二三次，或作药棉塞疮孔，其防腐生肌之力甚优。

又治皮肤疮疡毒痤火毒，恒用海碘酒涂之，两三次即消。海碘酒者，用海碘、沃剥等分，而溶以二十五倍之烧酒也。

沃度仿谟一名黄碘，为有光泽，黄色小叶形或小板形之结晶，有烧臭味，为防腐生肌之要品。系用沃度制成，沃度即海碘也。其原质存于海草中，若昆布、海带、海藻之类。其形状为灰黑色菱角形小板形状，或叶状之干燥结晶，有金属样光泽，放特异之臭气。其性善变物质，以之接触于皮肤，皮肤即变褐

色。二三日后作屑脱落，故善消皮肤之毒。

沃剥即沃度加留谟之省文，一名沃度加里。其原质存于海水之海产动物、植物或矿泉中。其人工的制法，于加里卤液中溶解沃度，同时其生成之沃度酸盐，以木炭还原之，即成白色干燥骰形之结晶，有特异之辛咸味。其功用近于沃度，而无沃度之腐蚀性，故宜与沃度同用。

内托生肌散

治瘰疬疮疡破后，气血亏损不能化脓生肌，或其疮数年不愈，外边疮口甚小，里边溃烂甚大，且有串至他处不能敷药者。

生黄芪四两　　甘　草二两　　生明乳香一两半　　生明没药一两半

生杭芍二两　　天花粉三两　　丹　参一两半

上七味共为细末，开水送服三钱，日三次。若将散剂变作汤剂，须先将花粉改用四两八钱，一剂分作八次煎服，较散剂生肌尤速。

从来治外科者，于疮疡破后不能化脓生肌者，不用八珍即用十全大补。不知此等药若遇阳分素虚之人服之犹可，若非阳分素虚或兼有虚热者，连服致剂有不满闷烦热、饮食顿减者乎？夫人之后天，赖水谷以生气血，赖气血以生肌肉，此自然之理也。而治疮疡者，欲使肌肉速生，先令饮食顿减，斯犹欲树之茂而先戕其根也。虽疮家阴证，亦可用辛热之品。然林屋山人阳和汤，为治阴证第一妙方。而重用熟地一两以大滋真阴，则热药自无偏胜之患。故用其方者，连服数十剂而无弊也。如此方重用黄芪、补气分以生肌肉，有丹参以开通之，则补而不滞，有花粉、芍药以凉润之，则补而不热，又有乳香、没药、甘草化腐解毒，赞助黄芪以成生肌之功。况甘草与芍药并用，甘苦化合味同人参，能双补气血则生肌之功愈速也。至变散剂为汤剂，花粉必加重者，诚以黄芪煎之则热力增，花粉煎之则凉力减，故必加重而其凉热之力始能平均相济也。至黄芪必用生者，因生用则补中有宣通之力，若炙之则一于温补，固于疮家不宜也。

林屋山人《证治全生集》黄芪、甘草皆忌炙用。集中载，治一王姓媳，颈内瘰疬数个，两腋恶核三个，又大腿患一毒不作肿疼，百日余渐发大，形大如斗，按之如石，皮现青筋，常作抽疼。经治，数人皆称曰瘤。余曰：瘤乃软者，世无石硬之瘤，而此是石疽也。问可治否？答曰：初起时皆可消，日久发大，上现青筋纹，虽按之如故，然其根下已成脓矣，如偶作一抽之疼，乃有脓之证也。上现青筋者，其内已作黄浆可知。如上现小块高低如石岩者不治。如现红筋者，其内已通血海不治。倘生斑点即自溃之证，若溃即放血，三日内毙。今患处现青筋者，医至半软为半功，溃后脓浓厚，可冀收功也。遂外以鲜商陆捣涂，内服阳和汤，十日则一抽之疼止，十三剂里外作痒，十六剂顶软，十八剂连根皆软，其颈项之瘰疬两腋之恶核皆消。止剩石疽高起，内脓垂下。令服参一钱，因在筋络之处，先以银针刺穿，后以刀阔其口，以纸钉塞孔内。次日两次流水斗许，大剂滋补托里，则去人参倍增生黄芪，连服十剂亦见愈。适有伊戚亦外科家，令其芪、草换炙者，服不三日，四围发肿，内作疼痛。复延余治，仍令照前方服二十剂，外以阳和膏随其根盘贴满，独留疮口，且以布条紧束。人问因何用膏贴又加布束？答曰：凡属阴疽，外皮活，内膜生，开深伤膜，膜烂则无治。所出之脓在皮里膜外，仅似空弄，又不能以生肌药放入，故内服温补滋阴活血之剂，外贴活血温暖膏药，加之以紧束，使其皮膜相连，易于脓尽，且易于接连生肌。果束后数日，内脓浓厚，加参服两月收功。

一人年二十余。因抬物用力过度，腰疼半年不愈。忽于疼处发出一疮，在脊梁之旁，微似红肿，状若复盂，大径七寸。疡医以为腰疼半年，始现此疮，其根蒂必深而难治。且其内外发热，饮食懒进，舌苔黄厚，脉象滑数。知其证兼外感实热，投以白虎加人参汤，热退能食。数日，又复虚汗淋漓，昼夜不止，遂用龙骨、牡蛎皆不用煅、生杭芍、生山药各一两为方，两剂汗止。继治以清火、消肿、解毒之药，若拙拟消乳汤，去瓜蒌加金线重楼、三七冲服之类，更加鹿角霜钱许以引经。惟消乳汤以知母为君重八钱，兹则所用不过五六钱。外用五倍子、三七、枯矾、金线重楼、白芨为末，以束其根；乳香、没药、雄黄、金线重楼、三七为末，以敷其顶，皆用醋调之。旬日疮消三分之二，其顶甚软。遂以乌金膏以雄黄炒巴豆仁至黑色，研细，名乌金膏调香油敷其软处。二日，疮破出稠脓若干。将此内托生肌散改作汤剂投之，外敷拙拟化腐生肌散。七八日间疮口长平，结痂而愈。自言其疮自始至终未尝觉疼，盖因用药节节得着也。然徒精外科者，又何能治此疮乎。

徐灵胎治疮最重围药。以围药束住疮根，不使毒势散漫，不能阻隔周身之热力，不贯注于疮，则疮必易愈。愚治此疮所用束根之药，实师徐氏之意也。

洗 髓 丹

治杨梅疮毒蔓延周身，或上至项，或下至足，或深入骨髓，无论陈、新、轻、剧，服之皆有奇效。三四日间疮痂即脱落。

净轻粉二钱，炒至光色减去三分之二，研细，盖此药炒之则烈性少缓，若炒之过度，又
  恐无力，火候宜中，用其大片即净轻粉

净红粉一钱，研细，须多带紫黑片者用之，方有效验

露蜂房如拳大者一个，大者可用一半，小者可用两个，炮至半黑半黄色，研细，炮时须
  用物按之着锅

核　桃十个，去皮捣碎，炮至半黑半黄色，研细，纸包数层，压去其油，盖油多即不好
　　为丸用

上诸药用熟枣肉为丸，黄豆粒大，晒干，分三次服之。服时，须清晨空心，开水送下，至午后方可饮食，忌腥半月。服后，口含柳棍，有痰涎即吐出，愈多吐愈好。睡时将柳棍横含，两端各系一绳，两绳之端结于脑后，防睡着掉落。又须将柳棍勤换，即将药服完仍须如此，必待不吐痰涎时，方可不含柳棍。其药日服一次，若恶心太甚者，可间日一服。制此药时，须自经手，将轻粉、红粉称极准，其秤当以库秤为定法，轻粉须称准后再炒。

此方，人多有疑其服之断生育者，非也。轻粉虽烈，煅之则烈性顿减，红粉虽性近轻粉而止用一钱，且分作三日服之，又有枣肉之甘缓以解毒，核桃仁多用至十枚，峻补肾经以防患，配合得宜，服之自有益无害。此方愚用屡矣，服后生男女者，不胜纪也。

杨梅之毒先中于精室之中，其处在大肠之前膀胱之后，有脂膜两片相并。在男子为精室，女子为血室，原男以化精，女以系胞之所。此与下焦脂膜相连，其毒即可由下焦蔓延于中焦、上焦以外达于周身。且下焦脂膜与肠相连，其毒可由下焦而入肠。中焦脂膜络脾连胃，其毒可由中焦脂膜入脾以达于胃，或由与胃相连处直达于胃。夫毒在肠胃可用降药下之，而其散漫于周身者不能下也。且精室通肾，肾原主骨，而其毒之由肾入骨者愈不能下也。惟轻粉系水银同矾石升炼而成，红粉亦系水银同矾石、硝石诸药升炼而成，其质本重坠，故能深入，其成于升炼，故能飞扬。是以内浃骨髓、中通脏腑、外达皮肤，善控周身之毒涎，借径于阳明经络，自齿龈上龈属足阳明，下龈属手阳明而出也。蜂房乃蜂采取窗纸、腐木与其口中毒涎黏结而成，故仍能引人身之毒涎透出口齿，且有以毒攻毒之妙用，为轻粉、红粉之佐使。毒涎之出者愈多，即内毒之消者愈速矣。核桃乃果核最大者，夫果之有核犹人之有骨，是以骨称骸骨，其字旁皆从亥也。核桃之核若是其大，其仁且又润而多脂，性能补骨益髓可知。

且又善解疥癣之毒，其能解他疮之毒亦可知。加于此药之中，补正兼以逐邪，毒之深入骨髓者亦不难消除矣。至于丸以枣肉，取其甘缓之性，能缓二粉之猛悍，又能补助肠胃使不为毒药所伤也。

服药之后，其牙龈必肿，间有烂者，因毒涎皆从此出故也。然内毒既清，外证不治自愈，或用甘草、硼砂、金银花熬水漱之亦可。

蜂房有三种，有黄色大蜂其房上下恒作数层，其毒甚大不宜用。曾见有以之煎水漱牙疼者，其牙龈遂皆溃烂脱牙十余枚。有黄色小蜂其房甚小，房孔仅如绿豆，虽无大毒而力微，又不堪用。惟其蜂黄而兼红，大近寸许，恒在人家屋中垒房，俗呼为马蜂，其房入药最宜。然其房在树上者甚少，若无在树上之露蜂房，在屋中者亦可用，特稍宜加重耳。

杂 录

服硫磺法

尝观葛稚川《肘后方》，首载扁鹊玉壶丹，系硫磺一味九转而成。治一切阳分衰惫之病。而其转法所需之物颇难备具，今人鲜有服者。愚临证实验以来，觉服制好之熟硫磺，犹不若径服生者其效更捷。盖硫磺制熟则力减，少服无效，多服又有燥渴之弊，服生硫磺少许，即有效而又无他弊也。十余年间，用生硫磺治愈沉寒锢冷之病不胜计。盖硫磺原无毒，其毒也即其热也，使少服不令觉热，即于人分毫无损，故不用制熟即可服，更可常服也。且自古论硫磺者，莫不谓其功胜桂、附，惟径用生者系愚之创见，而实由自家徐徐尝验，确知其功效甚奇，又甚稳妥，然后敢以之治病。今邑中日服生硫磺者数百人，莫不饮食加多，身体强壮，皆愚为之引导也。今略举生硫磺治验之病数则于下：

一孺子三岁失乳。频频滑泻，米谷不化，瘦弱异常。俾嚼服生硫磺如绿豆粒大两块，当日滑泻即愈，又服数日，饮食加多，肌肉顿长。后服数月，严冬在外嬉戏，面有红光，亦不畏寒。

一叟年近六旬，得水肿证。小便不利，周身皆肿，其脉甚沉细，自言素有疝气，下焦常觉寒凉。愚曰：欲去下焦之寒，非服硫磺不可。且其性善利水，施之火不胜水而成水肿者尤为对证。为开苓桂术甘汤加野台参三钱，威灵仙一钱，一日煎渣再服，皆送服生硫磺末二分。十日后，小便大利，肿消三分之二。下焦仍觉寒凉，遂停汤药单服硫磺试验，渐渐加多，一月共服生硫磺四两，周身肿尽消，下焦亦觉温暖。

一人年十八九，常常呕吐涎沫，甚则吐食。诊其脉象甚迟濡，投以大热之剂毫不觉热，久服亦无效验。俾嚼服生硫磺如黄豆粒大，徐徐加多，以服后移时觉微温为度。后一日两次服，每服至二钱，始觉温暖。共服生硫磺四斤，病始除根。

一数月孺子，乳汁不化，吐泻交作，常常啼号，日就羸瘦。其啼时蹙眉，似有腹疼之意。俾用生硫磺末三厘许，乳汁送服，数次而愈。

一人年四十许，因受寒腿疼不能步履。投以温补宣通之剂愈后，因食猪头猪头咸寒，与猪肉不同反复甚剧，疼如刀刺，再服前药不效。俾每于饭前嚼服生硫磺如玉秫粒大，服后即以饭压之。试验加多，后每服至钱许，共服生硫磺二斤，其证始愈。

一叟年六十有一，频频咳吐痰涎，兼发喘逆。人皆以为劳疾，未有治法。诊其脉甚迟，不足三至，知其寒饮为恙也。投以拙拟理饮汤在第三卷加人参、附子各四钱，喘与咳皆见轻而脉之迟仍旧。因思脉象如此，非草木之品所能挽回。俾服生硫磺少许，不觉温暖，则徐徐加多，两月之间，服生硫磺斤余，喘与咳皆愈，脉亦复常。

一妇人年五旬，上焦阳分虚损，寒饮留滞作嗽，心中怔忡，饮食减少，两腿畏寒，卧床不起者已二年矣。医者见其咳嗽怔忡，犹认为阴分虚损，复用熟地、阿胶诸滞泥之品，服之病益剧。后愚诊视，脉甚弦细，不足四至，投以拙拟理饮汤加附子三钱，服七八日咳嗽见轻，饮食稍多，而仍不觉热，知其数载沉疴，非程功半载不能愈也。俾每日于两餐之前服生硫磺三分，体验加多，后服数月，其病果愈。

按：古方中硫磺皆用石硫磺，而今之硫磺皆出于石，其色黄而亮，砂粒甚大，且无臭气者即堪服食。且此物燃之虽气味甚烈，嚼之实无他味。无论病在上在下，皆宜食前嚼服，服后即以饭压之。若不能嚼服者，为末开水送服亦可，且其力最长，即一日服一次，其热亦可昼夜不歇。

解砒石毒兼解洋火毒方

初受其毒者，在胃上脘，用生石膏一两，生白矾五钱共轧细，先用鸡子清七枚调服一半即当吐出。若犹未吐或吐亦不多，再用生鸡子清七枚调服余一半，必然涌吐。吐后若有余热，单用生石膏细末四两，煮汤两大碗，将碗置冰水中或新汲井泉水中，俾速冷分数次饮下，以热消为度。若其毒已至中脘，不必用吐药，可单用生石膏细末二三两，如前用鸡子清调服，酌热之轻重或两次服完，或三次四次服完，毒解不必尽剂。且热消十之七八即不宜再服石膏末。宜仍如前煮生石膏汤饮之，以消其余热。若其毒已至下脘，宜急导之下行自大便出，用生石膏细末二两，芒硝一两，如前用鸡子清调服。毒甚者一次服完，服后若有余热，可如前饮生石膏汤。此方前后虽不同，而总以石膏为主，此乃以石治石，以石之凉者治石之热者。愚用此方救人多矣，虽在垂危之候，放胆用之，亦可挽救。

治梦遗运气法

语有之，心病难医。少年梦遗之病所谓心病也，故治此病者用药颇难见功。曾见方书载有人患此病百药不效，有僧教以自尾闾脊骨尽处将气提起如忍大便之状，且耸肩缩颈如用力顶重物，其病遂愈。

按：人之脑髓神经，循脊下行，而后人有梦遗之患。僧所云云，仿佛若道家逆转河车工夫，是以有效。然此僧特约略言之，今若更能借呼吸之外气，以运内气之升降，其法始备，而以治此证尤验。欲行其法者，当收视返听，一志凝神，使所吸之气下行归根。当其吸气下行之时，即以意默运真气，转过尾闾。循夹脊而上贯脑部。略停一停，又乘气外出之机，以意送此气下归丹田。真气之升降，借助于呼吸之外气，而实与呼吸外气之升降，息息逆行，《丹经》所谓异风倒吹也。如此呼吸如环，督任流通，气化团结梦遗自除也。

或问：《道书真诠》谓通督任之法，当默默凝神，常照气穴《丹经》云凝神入气穴。迨至元气充满，自能冲开督脉，循脊上行至脑，复转而下行与任脉相通。由是观之，当精勤内炼以听督任之自通，而非有所矫强于其间也。今谓通督任之法如此，果真能通督任乎？若非督任真通，何以谓小周天乎？答曰：道家有以气通督任之法，有以意通督任之法。气通督任者，纯凭先天内炼工夫，一毫不着后天迹象。迨至日积月累，元气充足，勃然而动，冲开督脉以通任脉。有水到渠成之妙，诚有如子所云者，然若此则金丹基础已立，功候不易到也。至于意通督任者，即愚上所云云者是也。此道家因向道者不能尽除其欲心，致有梦遗之病，乃设此意通督任之法。遵而行之，可以清心寡欲，可以秘气藏真，虽系后天有迹象工夫，以之修道规不足，以之治病则有余也。亦名之小周天者，美其名以动人之信仰而厚其笃行之力也。

或问：意通督任之法，必借呼吸之气以升降矣，至气通督任者，亦有借于呼吸之气否？答曰：子所问者，乃道家至要至秘之处，各丹书皆未明揭，因非其人不敢传也。愚原门外汉，何能道其精详，然可为子约略言也。方元气之通督脉也，恒在人不及防备之时，其气陡然起于虚危，过尾闾、透夹脊、循督、贯脑，此时无所借于呼吸，亦不暇用其呼吸也。迨积之又久，此气发动十余次，不能自通于任脉，转有蓄极下行之势，于斯知其火候已到，默默静候。迨其气又发动，即可助以呼吸之气，立定天心之主宰，借巽风倒吹以默运法轮，其气自能由督脉而达任脉。然此乃随元气自然发动之机而默为辅相，非有所矫强于其间也。有志之士，由此约略者而深求之，自能得其精详矣。

梦遗之证，若治以药饵，宜于临睡时，浓煎龙骨牡蛎汤，送服抱水三物丸附载于第七卷一味铁氧汤后二十丸，颇有效验，连服一月可以除根。

跋　　语

　　《医学衷中参西录》八卷，盐山张君寿甫著。余与君素不识，戊午榷税沈阳，斯书由天地新学社出版印行。购而阅之，喜其所立各方，附以论说、医案，多有发前人所未发者，洵医中巨擘也。会友人妻，患癥瘕数年未愈，叠更多医，浸至食少疼剧，缠绵床褥者一月，向余索方。录书中理冲汤方与之，与十余剂，饮食日进，疼止瘕消，病遂愈。益信君之方诚历试不爽，确有心得者也。以奉省良医之少也谋之，刘君海泉乃介天地新学社友人，聘君来奉开办立达医院，为拯救一方疾苦计。果治愈垂危之证多人，声誉大起。今春斯书再版行印，余任校雠之役，爰将与君相知及用君方获效之故，缀数语于卷末。

己未暮春宛平齐福田自芸敬跋于沈阳榷税公所

　　民国九年于役运城，维新医院院长姚君汇川，出盐山张寿甫先生所著《医学衷中参西录》见赠，曰此作医中济世慈航也。受而读之，觉语语具有至理，脉脉无不贯通，遵古更与古为新，喜新更独辟机械。欣忭之余，恨未一见其人。戊辰春，游津沽，闻人传四大名医，寿甫先生其一，追念曩事，益用神往，然犹未悉悬壶所在也。及卜居东门内，乃稍稍知中西汇通医社为先生著书传道之地，斯社去蜗居非遥遥，久乃得知，岂景仰不诚耶？抑天之悭我缘耶？喜极趋谒，即日订交。慨自先君理亭公，心精农轩，玉札丹砂待用无遗，翼不能肯构，顾一行作吏，遑遑交城、平陆间。俄而从戎，俄而司侯，医国不称，并先人所传，医人者亦俱坠焉，宁不愧颜！今邂逅先生于海角，虽迟之又久，终邀天假，或者先人之泽之未泯欤。夫医理至微也，中西得其一已不易，况融会贯通，更独出己见，先生诚医界之伟人乎！兹值先生重印《医学衷中参西录》前三期将竣，因缀数行于末，以志平素景仰之忱云。

民国十八年秋晋城桐皋张凤翼谨跋于天津特别市公安局

附　　录

论肺病治法

论肺病治法，在《医学衷中参西录》第五期第三卷。第五期出版于1928年，而张锡纯将《衷中参西录前三期合编》重新整理出版是在1929年，所以书中小字注文中涉及第五期的内容。

为了便于读者查阅，现将《医学衷中参西录》第五期第三卷中的论肺病治法附注于此。

肺病西人名为都比迦力，谓肺脏生有坚粒如砂，久则溃烂相连，即东人所谓肺结核，方书所谓肺痈也。盖中医不能剖解，当其初结核时，实无从考验，迫至三期之时，所结之核已溃烂相连，至于咳吐脓血，乃始知为肺上生痈。岂知肺泡之上焉能生红肿高大之痈，不过为肺体之溃烂而已。然肺病至于肺体溃烂，西人早诿为不治，而古方书各有治法，用之亦恒获效，其故何哉？盖以西人之治病，惟治局部，但知理其标，而不知清其本，本既不清，标亦终归不治耳。愚临证四十余年，治愈肺病甚伙，即西人诿为不治者亦恒手奏效，此无他，亦惟详审病因，而务为探本穷源之治法耳。故今者论治肺病，不以西人之三期立论，而以病因立论，爰细列其条目于下。

肺病之因，有内伤、外感之殊。然无论内伤、外感，大抵皆有发热之证，而后酿成肺病。诚以肺为娇脏，且属金，最畏火刑故也。有如肺主皮毛，外感风邪，有时自皮毛袭入肺脏，阻塞气化，即暗生内热；而皮毛为风邪所束，不能由皮毛排出碳气，则肺中不但生热，而且酿毒，肺病即由此起点。其初起之时，或时时咳嗽，吐痰多有水泡，或周身多有疼处，舌有白苔，或时觉心中发热，其脉象恒浮而有力。可先用西药阿斯必林一瓦，白糖冲水送下，俾周身得汗，继用玄参、天花粉各五钱，金银花、川贝母各三钱，硼砂八分研细分两次送服，粉甘草细末三钱分两次送服，煎汤服。再每日用阿斯必林一瓦，分三次服，白糖水送下，勿令出汗，此三次中或一次微有汗者亦佳。如此服数日，热不退者，可于汤药中加生石膏七八钱；若不用石膏，或用汤药送服西药安知歇貌林半瓦亦可。

若此时不治，病浸加剧，吐痰色白而黏，或带腥臭，此时亦可先用阿斯必林汗之。然恐其身体虚弱，不堪发汗，宜用生怀山药一两或七八钱煮作茶汤，送服阿斯必林半瓦，俾服后微似有汗即可。仍用前汤药送服粉甘草细末、三七细末各一钱。煎渣时再送服二药如前。仍兼用阿斯必林三分瓦之一合中量八厘八毫，白糖冲水送下，或生怀山药细末四五钱煮茶汤送下，日两次。其嗽不止者，可用山药所煮茶汤送服川贝细末三钱；或用西药几阿苏四瓦，薄荷冰半瓦，调以粉甘草细末，以适可为丸为度几阿苏是稀树脂。掺以甘草末始可为丸，为丸桐子大，每服三丸，日再服，此药不但能止嗽，且善治肺结核薄荷冰味宜辛凉，若其味但辛辣而不凉者，可用好朱砂钱半代之。至阿斯必林，亦善治肺结核，而兼能发汗，且能使脉之数者变为和缓，是以愚喜用之，惟其人常自出汗者不宜服耳。至山药之性亦最善养肺，以其含蛋白质甚多也。然忌炒，炒之则枯其蛋白质矣。煮作茶汤，其味微酸，欲其适口可少调以白糖，或柿霜皆可。若不欲吃茶汤者，可用生山药片，将其分量加倍，煮取清汤，以代茶汤饮之。

若当此时不治，以后病又加剧，时时咳吐脓血，此肺病已至三期，非寻常药饵所能疗矣。必用中药极贵重之品，若徐灵胎所谓用清凉之药以清其火，滋润之药以养其血，滑降之药以祛其痰，芳香之药以通其气，更以珠黄之药解其毒，金石之药填其空，兼数法而行之，屡试必效。又邑中曾钧堂孝廉，精医术，尝告愚曰："治肺痈惟林屋山人《证治全生集》中犀黄丸最效，余用之数十年，治愈肺痈甚多。"后愚至奉天，遇肺痈咳吐脓血，服他药不愈者，俾于服汤药之外兼服犀黄丸，果如曾君所言，效验异常。三期第二卷清凉华盖饮后有案，可参观。至所服汤药，宜用前方加牛蒡子、瓜蒌仁各数钱以泻其脓。其送服三七细末二钱以止其血。至于犀黄丸配制及服法，皆按原书，兹不赘。

有外感伏邪伏膈膜之下，久而入胃，其热上熏肺脏，以致成肺病者，其咳嗽吐痰始则稠黏，继则腥臭，其舌苔或白而微黄，其心中燥热，头目昏眩，脉象滑实，多右胜于左。宜用生石膏一两，玄参、花粉、生怀山药各六钱，知母、牛蒡子各三钱，煎汤送服甘草、三七细末如前。再用阿斯必林三分瓦之一，白糖水送服，日两次。若其热不退，其大便不滑泻者，石膏可以加重。曾治奉天大西边门南徐姓叟肺病，其脉弦长有力，迥异寻常，每剂药中用生石膏四两，连服数剂，脉始柔和。由斯观之，药以胜病为准，其分量轻重，不可预为限量也。若其脉虽有力而至数数者，可于前方中石膏改为两半，知母改为六钱，再加潞党参四钱。盖脉数者其阴分必虚，石膏、知母诸药虽能退热，而滋阴仍非所长，辅之以参，是仿白虎加人参汤之义，以滋其真阴不足凉润之药得人参则能滋真阴，而脉之数者可变为和缓也。若已咳嗽吐脓血者，亦宜于服汤药外兼服犀黄丸。

至于肺病由于内伤，亦非一致。有因脾胃伤损，饮食减少，土虚不能生金，致成肺病者。盖脾胃虚损之人，多因肝木横恣，侮克脾土，致胃中饮食不化精液，转多化痰涎，溢于膈上，黏滞肺叶作咳嗽，久则伤肺，此定理也。且饮食少则虚热易生，肝中所寄之相火，因肝木横恣，更挟虚热而刑肺，于斯上焦恒觉烦热，吐痰始则黏滞，继则腥臭，胁下时或作疼，其脉弦而有力，或弦而兼数，重按不实。方用生怀山药一两，玄参、沙参、生杭芍、柏子仁炒不去油各四钱，金银花二钱，煎汤送服三七细末一钱，西药百布圣二瓦。汤药煎渣时，亦如此送服。若至咳吐脓血，亦宜服此方，兼服犀黄丸。或因服犀黄丸，减去三七亦可。至百布圣，则不可减去，以其大有助脾胃消化之力也。然亦不必与汤药同时服，每于饭后迟一句钟服之更佳。

有因肾阴亏损而致成肺病者。益肾与肺为子母之脏，子虚必吸母之气化以自救，肺之气化即暗耗；且肾为水脏，水虚不能镇火，火必妄动而刑金。其人日晚潮热，咳嗽，懒食，或干咳无痰，或吐痰腥臭，或兼喘促，其脉细数无力。方用生山药一两，大熟地、甘枸杞、柏子仁各五钱，玄参、沙参各四钱，金银花、川贝各三钱，煎汤送服甘草、三七细末如前。若咳吐脓血者，去熟地，加牛蒡子、蒌仁各三钱，亦宜兼服犀黄丸。若服药后脉之数者不能渐缓，亦可兼服阿斯必林，日两次，每次三分瓦之一。盖阿斯必林之性既善治肺结核，尤善退热，无论虚热实热，其脉象数者服之，可使其至数渐缓。然实热服之，汗出则热退，故可服至一瓦。若虚热，不宜出汗，但可解肌，然后或无汗，或微似有汗，方能退热，故一瓦必须分三次服。若其人多汗者，无论虚热实热，皆分毫不宜用。若其人每日出汗者，无论其病因为内伤、外感、虚热、实热，皆宜于所服汤药中加生龙骨、生牡蛎、净山萸肉各数钱，或研服好朱砂五分。亦可止汗，盖以汗为心液，朱砂能凉心血，故能止汗也。

有其人素患吐血、衄血，阴血伤损，多生内热；或医者用药失宜，强止其血，俾血瘀经络亦久而生热，以致成肺病者。其人必心中发闷发热，或有疼时，廉于饮食，咳嗽短气，吐痰腥臭，其脉弦硬，或弦而兼数。方用生怀山药一两，玄参、天冬各五钱，当归、生杭芍、乳香、没药各三钱，远志、甘草、生桃仁桃仁无毒，宜带皮生用，因其皮红能活血也。然须明辨其果为桃仁，不可误用带皮杏仁各二钱，煎汤送服三七细末钱半，煎渣时亦送服钱半。盖三七之性，不但善止血，且善化瘀血也。若咳吐脓血者，亦宜于服汤药之外兼服犀黄丸。

此论甫拟成，法库门生万泽东见之，谓此论固佳，然《衷中参西录》三期肺病门，师所拟之清金益气汤、清金解毒汤二方尤佳，何以未载？愚曰："二方皆有黄芪，东省之人多气盛，上焦有热，于黄芪恒不相宜，是以未载。"泽东谓："若其人久服蒌仁、杏仁、苏子、橘红诸药以降气利痰止嗽，致肺气虚弱，脉象无力者，生常投以清金益气汤，若兼吐痰腥臭者，投以清金解毒汤，均能随手奏效。盖东省之人虽多不宜用黄芪，而经人误治之证，又恒有宜用黄芪者，然宜生用，炙用则不相宜耳。"愚闻泽东之言，自知疏漏，爰将两方详录于下以备治肺病者之采用。

清金益气汤：治肺脏虚损，尪羸少气，劳热咳嗽，肺痿失音，频吐痰涎，一切肺金虚损之病，但服润肺宁嗽之药不效者。方用生地黄五钱，生黄芪、知母、粉甘草、玄参、沙参、牛蒡子各三钱，川贝二钱。

清金解毒汤：治肺脏结核，浸至损烂，咳吐脓血，脉象虚弱者。方用生黄芪、生滴乳香、生明没药、粉甘草、知母、玄参、沙参、牛蒡子各三钱，川贝细末、三七细末各二钱二末和匀分两次另送服。若其脉象不虚者，宜去黄芪，加金银花三四钱。

或问：桔梗能引诸药入肺，是以《金匮》治肺痈有桔梗汤，此论肺病诸方何以皆不用桔梗？答曰：桔梗原提气上行之药，肺病者多苦咳逆上气，恒与桔梗不相宜，故未敢加入方中。若其人虽肺病而不咳逆上气者，亦不妨斟酌用之。

或问：方书治肺痈，恒于其将成未成之际，用皂荚丸或葶苈大枣汤泻之，将肺中之恶浊泻去，而后易于调治。二方出自《金匮》，想皆为治肺良方。此论中皆未言及，岂其方不可采用乎？答曰：二方之药性近猛烈，今之肺病者多虚弱，是以不敢轻用。

且二方泻肺，治肺实作喘原是正治，至泻去恶浊痰涎，以防肺中腐烂，原是兼治之证。其人果肺实作喘且不虚弱者，葶苈大枣汤愚曾用过数次，均能随手奏效。皂荚丸实未尝用，因皂荚性热，与肺病之热者不宜也。至欲以泻浊防腐，似不必用此猛烈之品，若拙拟方中之硼砂、三七及乳香、没药，皆化腐生新之妙品也。况硼砂善治痰厥，曾治痰厥半日不醒，用硼砂四钱，水煮化灌下，吐出稠痰而愈；由斯知硼砂开痰泻肺之力，固不让皂荚、葶苈也。所可贵者，泻肺脏之实，即以清肺金之热，润肺金之燥，解肺金之毒清热润燥解毒皆硼砂所长；人但知口中腐烂者漱以硼砂则愈冰硼散善治口疮，而不知其治肺中之腐烂亦犹治口中之腐烂也。且拙制有安肺宁嗽丸，方用硼砂、嫩桑叶、儿茶、苏子、粉甘草各一两，共为细末，炼蜜为丸，三钱重，早晚各服一丸，治肺郁痰火作嗽，肺结核作嗽。在奉天医院用之数年，屡建奇效。此丸药中实亦硼砂之功居多也。

或问：古有单用甘草四两煎汤治肺痈者，今所用治肺病诸方中，其有甘草者皆为末送服，而不以之入煎者何也？答曰：甘草最善解毒泻热，然生用胜于熟用。因生用则其性平，且具有开通之力，拙著四期《衷中参西录》中甘草解，言之甚详。熟用则其性温，实多填补之力，故其解毒泻热之力，生胜于熟。夫炙之为熟，水煮之亦为熟，若入汤剂是仍煎熟用矣，不若为末服之为愈也。且即为末服，又须审辨，盖甘草轧细颇难，若轧之不细，而用火炮焦再轧，则生变为熟矣。是以用甘草末者，又宜自监视轧之。再者，愚在奉时曾制有清金二妙丹，方用粉甘草细末二两，远志细末一两，和匀，每服钱半，治肺病劳嗽甚有效验。肺有热者，可于每二妙丹一两中加好朱砂细末二钱，名为清肺三妙丹。以治肺病结核咳嗽不止，亦极有效。然初服三四次时，宜少加阿斯必林，每次约加四分瓦之一，或五分瓦之一；若汗多，可无加也。

或问：西人谓肺病系杆形之毒菌传染，故治肺病以清除毒菌为要务，又谓呼吸之空气不新鲜易成肺病，故患此病者宜先移居新鲜空气之中，则病易愈。今论中皆未言及，其说岂皆无足取乎？答曰：西人之说原有可取。然数十人同居一处，或独有一人肺病，其余数十人皆不病，且即日与肺病者居，仍传染者少，而不传染者多，此又作何解也？古语云"木必先腐，而后虫生"，推之于人，何莫不然。为其人先有此病因，而后其病仍乘虚而入。愚为嫌西人之说肤浅，故作深一层论法，更研究深一层治法，且亦以西人之说皆印于人之脑中，无烦重为表白也。矧上所用之药，若西药之几阿苏、阿斯必林、薄荷冰原可消除毒菌，即中药之朱砂及犀黄丸亦皆消除毒菌之要药，非于西说概无所取也。

论胃病噎膈（即胃癌）治法及反胃治法（附变质化瘀丸）

论胃病噎膈治法及反胃治法，在《医学衷中参西录》第五期第三卷。第五期出版于1928年，而张锡纯将《衷中参西录前三期合编》重新整理出版是在1929年，所以书中小字注文中涉及第五期的内容。

为了便于读者查阅，现将该段文字附注于此。

噎膈之证，方书有谓贲门枯干者，有谓冲气上冲者，有谓痰瘀者，有谓血瘀者。愚向谓此证系中气衰弱，不能撑悬贲门，以致贲门缩如藕孔贲门与大小肠一气贯通，视其大便若羊矢，其贲门、大、小肠皆缩小可知，痰涎遂易于壅滞，因痰涎壅滞冲气更易于上冲，所以不能受食。向曾拟参赭培气汤一方，仿仲景旋覆代赭石汤之义，重用赭石至八钱，以开胃镇冲，即以下通大便此证大便多艰，而即用人参以驾驭之，俾气化旺而流通，自能撑悬贲门使之宽展，又佐以半夏、知母、当归、天冬诸药，以降胃、利痰、润燥、生津，用之屡见效验。遂将其方载于《衷中参西录》中，并详载用其方加减治愈之医案数则。以为一己之创获也。迨用其方既久，效者与不效者参半，又有初用其方治愈，及病又反复再服其方不效者。再三踌躇，不得其解，亦以为千古难治之证，原不能必其痊愈也。后治一叟，年近七旬，住院月余，已能饮食，而终觉不脱然。迨其回家年余，仍以旧证病故，濒危时吐出脓血若干，乃恍悟从前之不能脱然者，系贲门有瘀血肿胀也，当时若方中加破血之药，或能痊愈。盖愚于瘀血致噎之证，素日未有经验，遂至忽不留心。今既自咎从前之疏忽，遂于此证细加研究，而于瘀血致噎之理，尤精采前哲及时贤之说以发明之，庶再遇此证，务被除其病根，不使愈后再反复也。

吴鞠通曰：噎食之为病，阴衰于下，阳结于上。有阴衰而累及阳结者，治在阴衰；有阳结而累及阴衰者，治在阳结。其得病之由，多由怒郁日久，致令肝气横逆；或酒客中虚，土衰木旺。木乘脾则下泄或嗳气，下泄久则阴衰，嗳气久则阳结，嗳气不除，久成噎食。木克胃则逆上阻胸，食不得下，以降逆镇肝为要。其夹痰饮而阳结者则善呕反胃，一以通阳结、补胃体为要。亦有肝郁致瘀血，亦有发痕致瘀血，再有误食铜物而致瘀血者。虽皆以化瘀血为要，然肝郁则以条畅木气，兼之活络；肝逆则降气镇肝；发痕须用败梳菌；铜物须用荸荠。病在上脘，丝毫食物不下者，非吐不可。亦有食膈，因食时受大惊大怒，在上脘者吐之；在下脘者下之。再如单方中咸韭菜卤之治瘀血；牛乳之治胃燥；五汁饮之降胃逆；牛转草之治胃槁；虎肚丸之治胃弱；狮子油之开锢结；活鸡血之治老僧跌坐，精气不得上朝泥丸宫，以成舍利，反化为顽白骨，结于胃脘，盖鸡血纯阴能化纯阳之顽结也；狗尿粟、狗宝以浊攻浊而又能补土。诸方不胜纪，何今人非用枳实、厚朴以伤残气化，即用六味之呆腻哉。

杨素园曰：噎膈一证，昔人多与反胃混同立说，其实反胃乃纳而复出，与噎膈之毫不能纳者迥异。即噎与膈亦自有辨解，噎则原纳谷而喉中梗塞；膈则全不纳谷也。至其病原，昔人分为忧、气、恚、食、寒；又有饮膈、热膈、虫膈，其说甚纷。叶天士则以阴液下竭，阳气上结，食管窄隘使然。其说原本《内经》最为有据。徐洄溪以为瘀血、顽痰、逆气阻隔胃气，其已成者无法可治，其义亦精。然以为阴竭而气结，何虚劳证阴亏之极而阳不见其结？以为阴竭而兼忧愁思虑，故阳气结而为瘀，则世间患此者大抵贪饮之流，尚气之辈，乃毫不知忧，而忧愁抑郁之人反不患此，此说之不可通者也。以为瘀血、顽痰、逆气阻伤胃气似矣。然本草中行瘀、化痰、降气之品，不一而足，何以已成者竟无法可治？此又说之不可通者也。予乡有治此证者，于赤日之中缚病人于柱，以物撬其口，抑其舌，即见喉中有物如赘瘤然，正阻食管，以利刃锄而去之，出血甚多，病者困顿累日始愈。又有一无赖，垂老患此，其人自恨极，以紫藤鞭柄探入喉以求速死，呕血数升，所患竟愈。此二者虽不足为法，然食管中的系有形之物阻扼其间，而非无故窄隘也明矣。予意度之。此证当由肝过于升，肺不能降，血之随气而升者，历久遂成有形之瘀。此与失血异证同源。其来也暴，故脱然而为吐血；其来也缓，故留连不出而为噎膈。汤液入胃，已过病所，必不能去有形之物。其专治此证之药，必其性专入咽喉，而力能化瘀解结者也。昔金溪一书贾患此，向予乞方，予茫无以应，思韭菜上露善治噤口痢，或可旁通其意。其人亦知医，闻之甚悦，遂煎千金苇茎汤加入韭露一半，时时小啜之，数日竟愈。

上所引二则，吴氏论噎膈之治法，可谓博矣；杨氏发明噎膈之病因。可谓精矣；而又皆注重瘀血之说，似可为从前所治之叟亦有瘀血之确征。而愚于此案，或从前原有瘀血，或以后变为瘀血，心中仍有游移。何者？以其隔年余而后反复也。迨辛酉孟夏阅天津《卢氏医学报》百零六期，谓胃癌由于胃瘀血，治此证者兼用古下瘀血之剂，屡屡治愈，又无再发之陒，觉胸中疑团顿解。盖此证无论何因，其贲门积有瘀血者十之七八。其瘀之重者。非当时兼用治瘀血之药不能愈。其瘀之轻者，但用开胃降逆之药，瘀血亦可些些消散，故病亦可愈，而究之瘀血之根蒂未净，是以有再发之陒也。明乎此理，知卢君之言可为治噎膈之定论矣。卢君名谦，号抑甫，兼通中西医学，自命为医界革命家，尝谓今业医者当用西法断病、用中药治病，诚为不磨之论。

总核以上三家之论，前二家所论破瘀血之药，似不能胜病。至卢抑甫谓宜兼用古下瘀血之方，若抵当汤、抵当丸、下瘀血汤、大黄䗪虫丸诸方，可谓能胜病矣。而愚意以为欲治此证，必中西之药并用，始觉有把握。盖以上诸方治瘀血虽有效，以消瘤赘恐难见效。西医名此证为胃癌，所谓癌者因其处起凸若山之有岩也。其中果函有瘀血，原可用消瘀血之药消之。若非函有瘀血，但用消瘀血之药，即不能消除。夫人之肠中可生肠蕈，肠蕈即瘤赘也。肠中可生瘤赘，即胃中亦可生瘤赘。而消瘤赘之药，惟西药沃剥即沃度加僧谟最效，此其在变质药中独占优胜之品也。今愚合中西药品。拟得一方于下，以备试用。

　　旱三七细末，一两　　　桃　仁炒熟，细末，一两　　　硼　砂细末，六钱

　　粉甘草细末，四钱　　　西药沃剥十瓦　　　百布圣二十瓦

上药六味调和，炼蜜为丸，二钱重。名为变质化瘀丸。服时含化，细细咽津。

今拟定治噎膈之法，无论其病因何如，先服参赭培气汤两三剂，必然能进饮食。若以后愈服愈见效，七八剂后，可于原方中加桃仁、红花各数钱，以服至痊愈为度。若初服见效，继服则不能递次见效者，可于原方中加三棱二钱，䗪虫钱半；再于汤药之外，每日口含化服变质化瘀丸三丸或四丸，久久当有效验。若其瘀血已成溃疡，而脓未尽出者，又宜投以山甲、皂刺、乳香、没药、花粉、连翘诸药，以消散之。

又此证之脉若见滑象者，但服参赭培气汤必愈。而服过五六剂后，可用药汤送服三七细末一钱，煎渣服时亦如此。迫愈后自无再发之陒矣。

又王孟英谓，以新生小鼠新瓦上焙干，研末，温酒冲服，治噎膈极有效。盖鼠之性能消癥瘕，善通经络，故以治血瘀贲门成噎膈者极效也。

又有一人患噎膈，偶思饮酒，饮尽一壶而脱然病愈。验其壶中，有蜈蚣一条甚巨，

因知其病愈非由于饮酒，实由于饮煮蜈蚣之酒也。闻其事者质疑于愚。此盖因蜈蚣善消肿疡，患者必因贲门瘀血成疮致噎，故饮蜈蚣酒而顿愈也。欲用此方者，可用无灰酒数两白酒、黄酒皆可，不宜用烧酒煮全蜈蚣三条饮之。

总论破瘀血之药，当以水蛭为最。然此物忌炙，必须生用之方有效。乃医者畏其猛烈，炙者犹不敢用，则生者无论矣。不知水蛭性原和平，而具有善化瘀血之良能，拙著药物学进义中论之甚详。若服以上诸药而病不愈者，想系瘀血凝结甚固，当于服汤药丸药之外，每用生水蛭细末五分，水送服，日两次。若不能服药末者，可将汤药中蟅虫减去，加生水蛭二钱。

上所录者，登《上海中医杂志》之文也。至第五期杂志出，载有唐家祥君读张君论噎膈一篇，于拙论深相推许，并于反胃之证兼有发明。爰录其原文于下，以备参考。

附录　唐君登医志原文：读杂志第四期张锡纯君论治噎膈，阐发玄微，于此证治法别开径面，卓见名言，实深钦佩。及又读侯宗文君西医反胃论见第三中学第二期杂志中，谓病原之最重要者，乃幽门之发生胃癌，妨碍食物入肠之道路。初时胃力尚佳，犹能努力排除障碍，以输运食物于肠，久而疲劳，机能愈弱，病势益进，乃成反胃。中医谓火虚。证之生理，食物入胃，健康者由胃液消化而入肠，乃或吸收，或排出。一日胃液缺乏，则积食不化，是火虚之言亦良确。顾积食亦可下泻，何为必上逆而反胃，所言甚当。其论噎膈以食道癌为主因，与卢氏胃癌说相符。二证之病原既同，治法亦同矣。然则张君之论，其理可通于反胃也。

上引西医之论反胃，言其原因同于噎膈，可以治噎膈之法治之，固属通论。然即愚生平经验以来，反胃之证原有两种，有因幽门生癌者；有因胃中虚寒兼胃气上逆、冲气上冲者。其幽门生癌者，治法原可通于噎膈。若胃中虚寒兼气机冲逆者，非投以温补胃府兼降逆镇冲之药不可。且即以胃中生癌论，贲门所生之癌多属瘀血，幽门所生之癌多属瘤赘。瘀血由于血管凝滞，瘤赘由于腺管肥大。治法亦宜各有注重，宜于参赭培气汤中加生鸡内金三钱，三棱二钱，于变质化瘀丸中加生水蛭细末八钱，再将西药沃剥改作十五瓦，蜜为丸，桐子大，每服三钱，日服两次。而后幽门所生之癌，若为瘤赘，可徐消，即为瘀血亦不难消除。

又治噎膈便方，用昆布二两洗净盐，小麦二合，用水三大盏，煎至小麦烂熟，去渣，每服不拘时饮一小盏，仍取昆布不住口含两三片咽津，极效。按：此方即用西药沃度加僧谟之义也。盖西药之沃度加僧谟原由海草烧灰制出，若中药昆布、海藻、海带皆含有沃度加僧谟之原质者也。其与小麦同煮服者，因昆布味咸性凉，久服之恐与脾胃不宜，故加小麦以调补脾胃也。此方果效。则人之幽门因生瘤赘而反胃者，用之亦当有效也。

论黄疸有内伤、外感及内伤外感之兼证并详治法

论黄疸治法，在第五期第六卷。第五期出版于1928年，而张锡纯将《衷中参西录前三期合编》重新整理出版是在1929年，所以在其括号说明中提及刊在第五期的内容。

为了便于读者查阅，现将《医学衷中参西录》第五期第六卷中的有关黄疸论治的内容附注于此。

黄疸之证，中说谓脾受湿热，西说谓胆汁溢行，究之，二说原可沟通也。黄疸之载于方书者，原有内伤、外感两种，试先以内伤者言之。内伤黄疸。身无热而发黄，其来以渐，先小便黄，继则眼黄，继则周身皆黄，饮食减少，大便色白，恒多闭塞，乃脾土伤湿不必有热而累及胆与小肠也。盖人身之气化由中焦而升降，脾土受湿，升降不能自如以敷布其气化，而肝胆之气化遂因之湮瘀黄坤载谓肝胆之升降由于脾胃确有至理，胆囊所藏之汁亦因之湮瘀而蓄极妄行，不注于小肠以化食，转溢于血中而周身发黄。是以仲景治内伤黄疸之方，均是胆脾兼顾。试观《金匮》黄疸门，其小柴胡汤显为治少阳胆经之方无论矣。他如治谷疸之茵陈蒿汤、治酒疸之栀子大黄汤，一主以茵陈，一主以栀子，非注重清肝胆之热，俾肝胆消其炎肿而胆汁得由正路以入于小肠乎。至于治女劳疸之硝石矾石散，浮视之似与胆无涉，深核之实亦注重治胆之药。何以言之？硝石为焰硝，亦名火硝，性凉而味辛，得金之味；矾石为皂矾，又名青矾、绿矾矾石是皂矾，不是白矾，解在三期第三卷审定《金匮》硝石矾石散下，系硫酸与铁化合，得金之质，肝胆木盛，胆汁妄行，故可借含有金味金质之药以制之皂矾色青味酸尤为肝胆专药。彼訾中医不知黄疸之原因在于胆汁妄行者，其生平未见仲景之书，即见之而亦未能深思也。

特是《金匮》治内伤黄疸，虽各有主方，而愚临证经验以来，知治女劳疸之硝石矾石散不但治女劳疸甚效，即用以治各种内伤黄疸，亦皆可随手奏效。惟用其方时，宜随证制宜而善为变通耳。

按：硝石矾石散原方，用硝石、矾石等分为散，每服方寸匕约重一钱，大麦粥送下。其用大麦粥者，所以调和二石之性，使之与胃相宜也大麦初夏即熟，得春令发生之气最多，不但调胃又善调和肝胆。至愚用此方时，为散药难服，恒用炒熟大麦面，或小

麦面亦可，与二石之末等份，和水为丸，如五味子大，每服二钱，随证择药之相宜者，数味煎汤送下因药中已有麦面为丸，不必再送以大麦粥。其有实热者，可用茵陈、栀子煎汤送服；有食积者，可用生鸡内金、山楂煎汤送服；大便结者，可用大黄、麻仁煎汤送服；小便闭者，可用滑石、生杭芍煎汤送服；恶心呕吐者，可用赭石、青黛煎汤送服；左脉沉而无力者，可用生黄芪、生姜煎汤送服；右脉沉而无力者，可用白术、陈皮煎汤送服；其左右之脉沉迟而弦、且心中觉凉、色黄黯者，附子、干姜皆可加入汤药之中。脉浮有外感者，可先用甘草煎汤送服西药阿斯必林一瓦，出汗后再用甘草汤送服丸药。又：凡服此丸药而嫌其味劣者，皆可于所服汤药中加甘草数钱以调之。

至内伤黄疸证皆宜用此丸者，其原因有数端。脾脏为湿所伤者，其膨胀之形有似水母。尝见渔人得水母，敷以矾：末，所含之水即全然流出。因此散中有矾石，其控治脾中之水，亦犹水母之敷以矾末也。又：黄疸之证，西人谓恒有胆石阻塞胆囊之口，若尿道之有淋石也。硝石、矾石并用，则胆石可消。又西人谓小肠中有钩虫亦可令人成黄疸。硝石、矾石并用，则钩虫可除。此所以用此统治内伤黄疸，但变通其送服之汤药，皆可随手奏效也。

至外感黄疸，约皆身有大热。乃寒温之热，传入阳明之府，其热旁铄，累及胆脾，或脾中素有积湿，热入于脾与湿合，其湿热蕴而生黄，外透肌肤而成疸；或胆中所寄之相火素炽，热入于胆与火并，其胆管因热肿闭，胆汁旁溢混于血中，亦外现成疸。是以仲景治外感黄疸有三方，皆载于《伤寒论》阳明篇，一为茵陈蒿汤，二为栀子蘖皮汤，三为麻黄连翘赤小豆汤，皆胆脾并治也。且统观仲景治内伤、外感黄疸之方，皆以茵陈蒿为首方。诚以茵陈蒿为青蒿之嫩者，其得初春生发之气最早，且性凉色青，能入肝胆，既善泻肝胆之热，又善达肝胆之郁，为理肝胆最要之品，即为治黄疸最要之品。然非仲景之创见也，《本经》茵陈蒿列为上品，其主治之下早明言之矣。以西人剖验后知之病因，早寓于中华五千年前开始医学之中也。

至愚生平治外感黄疸，亦即遵用《伤寒论》三方，而于其热甚者，恒于方中加龙胆草数钱。又用麻黄连翘赤小豆汤时，恒加滑石数钱。诚以《伤寒论》古本连翘作连轺，系连翘之根，其利小便之力原胜于连翘，今代以连翘，恐其利水之力不足，故加滑石以助之。至赤小豆，宜用作饭之赤小豆，断不可误用相思子。至于奉天药房皆用相思子亦名红豆者为赤小豆，误甚。若其证为白虎汤或白虎加人参汤证及三承气汤证，而身黄者，又恒于白虎承气中，加茵陈蒿数钱。其间有但用外感诸方不效者，亦可用外感诸方煎汤，送服硝石矾石散。

黄疸之证又有先受外感未即病，迨酿成内伤而后发现者。岁在乙丑，客居沧州，自仲秋至孟冬一方多有黄疸证。其人身无大热，心中满闷，时或觉热，见饮食则恶心，强食之恒作呕吐，或食后不能下行，剧者至成结证，又间有腹中觉凉，食后饮食不能消化者。愚共治六十余人，皆随手奏效。其脉左似有热，右多郁象，盖其肝胆热而脾胃凉也。原因为本年季夏阴雨连旬，空气之中所含水分过度，人处其中脏腑为湿所伤。肝胆属木，禀少阳之性，湿郁久则生热；脾胃属土，禀太阴之性，湿郁久则生寒，此自然之理也。为木因湿郁而生热，则胆囊之口肿胀，不能输其汁于小肠以化食，转溢于血分，色透肌表而发黄。为土因湿郁而生寒，故脾胃火衰，不能熟腐水谷，运转下行是以恒作胀满，或成结证。为疏方用茵陈、栀子、连翘各三钱，泻肝胆之热，即以消胆囊之肿胀；厚朴、陈皮、生麦芽麦芽生用不但能开胃且善舒肝胆之郁各二钱，生姜五钱开脾胃之郁，即以祛脾胃之寒；茯苓片、生薏米、赤小豆、甘草各三钱，泻脏腑之湿，更能培土以胜湿，且重用甘草即以矫茵陈蒿之劣味也此证闻茵陈之味多恶心呕吐，故用甘草调之。服一剂后，心中不觉热者，去栀子，加生杭芍三钱，再服一剂。若仍不能食者，用干姜二钱以代生姜。若心中不觉热转觉凉者，初服即不用栀子，以干姜代生姜。凉甚者，干姜可用至五六钱。呕吐者，加赭石六钱或至一两。服后吐仍不止者，可先用开水送服赭石细末四五钱，再服汤药。胃脘肠中结而不通者，用汤药送服牵牛炒熟头末三钱，通利后即减去。如此服至能进饮食，即可停药。黄色未退，自能徐消。此等黄疸，乃先有外感内伏，酿成内伤，当于《伤寒》、《金匮》所载之黄疸以外另为一种矣。

或问：医学具有科学性质，原贵征实，即议论之间，亦贵确有实据。仲景治黄疸虽云胆脾并治，不过即其所用之药揣摩而得。然尝考之《伤寒论》谓"伤寒脉浮而缓，手足自温，是为系在太阴，太阴者，身当发黄"，是但言发黄证由于脾也。又尝考之《金匮》谓"寸口脉浮而缓，浮则为风，缓则为痹，痹非中风，四肢苦烦，脾色必黄，瘀热以行"，是《金匮》论黄疸亦责重脾也。夫古人立言原多浑括，后世注疏宜为详解。当西医未来之先，吾中华方书之祖述仲景者，亦有显然谓黄疸病由于胆汁溢于血中者乎？答曰：有之。明季喻嘉言著《寓意草》，其论钱小鲁嗜酒成病，谓胆之热汁满而溢于外，以渐渗于经络，则身目俱黄，为酒疸之病云云。岂非显然与西说相同乎？夫西人对于此证必剖验而后知，喻氏则未经剖验而已知。非喻氏之智远出西人之上，诚以喻氏最深于《金匮》、《伤寒》，因熟读仲景之书。观其方中所用之药而有所会心也。由斯观之，愚谓仲景治黄疸原胆脾并治者，固非无稽之谈也。

论痢证治法

论痢证治法在《医学衷中参西录》第五期第六卷。现将原书附录于后，以便读者查阅。

唐容川曰："《内经》云：'诸呕吐酸，暴注下迫，皆属于热'下迫与吐酸同言，则知其属于肝热也。仲景于下利后重便脓血者，亦详于厥阴篇中，皆以痢属肝经也。盖痢多发于秋，乃肺金不清，肝木遏郁。肝主疏泄，其疏泄之力太过，则暴注里急，有不能待之势。然或大肠开通，则直泻下矣。乃大肠为肺金之腑，金性收涩，秋日当令，而不使泻出，则滞塞不得快利，遂为后重。是以治痢者，开其肺气、清其肝火，则下痢自愈。"

按：此论甚超妙，其推详痢之原因及治痢之法皆确当。愚今特引申其说，复为详悉言之。盖木虽旺于春，而其发荣滋长实在于夏。故季夏六月为未月，未者，木重叶也，言木至此旺之极也。而肝脏属木，故于六月亦极旺。肝木过旺而侮克脾土，是以季夏多暴注下泻之证，而痢证甚少，因肺金犹未当令，其收涩之力甚微也。即其时偶有患痢者，亦多系湿热酿成，但利湿清热病即可愈。是以六一散为治暑痢之定方，而非所论于秋日之痢也。迨至已交秋令，金气渐伸，木气渐敛，人之脏腑原可安于时序之常，不必发生痢证也。惟其人先有蕴热，则肝木乘热恣肆，当敛而不敛，又于饮食起居之间感受寒凉，肺金乘寒凉之气，愈施其肃降收涩之权，则金木相犯，交迫于肠中，而痢作矣。是知痢之成也，固由于金木相犯，而金木之相犯，实又因寒火交争之力以激动之也。若唐氏所谓开肺清肝，原为正治之法；然止可施于病之初起，非所论于痢病之已深也。且统观古今治痢之方，大抵皆用之于初期则效，用之于末期则不效。今特将痢证分为数期，详陈其病之情状及治法于下。

痢之初得也，时时下利脓血，后重，肠疼，而所下脓则甚稠，血则甚鲜，腹疼亦不甚剧，脉之滑实者，可用小承气汤加生杭芍四钱，甘草二钱下之。盖方中朴、实原可开肺；大黄、芍药又善清肝；且厚朴温而黄、芍凉，更可交平其寒热，以成涤肠荡滞之功；加甘草者，取其能调胃兼能缓肝，即以缓承气下降之力也。

其脉按之不实者，可治以拙拟化滞汤方载三期痢疾门，系生杭芍一两，当归、山楂各六钱，莱菔子五钱，甘草、生姜各二钱。方中之意用芍药以泄肝之热；甘草以缓肝之急；莱菔子以开气分之滞；当归、山楂以化血分之滞；生姜与芍药并用又善调寒热之互相凝滞；且当归之汁液最滑，痢患滞下而以当归滑之，其滞下愈而痢自愈也。

若当此期不治，或治以前方而仍不愈，或迁延数旬或至累月，其腹疼渐剧，所下者虽未甚改色，而间杂以脂膜，其脉或略数或微虚，宜治以拙拟燮理汤方载三期痢疾门，系生怀山药八钱，生杭芍六钱，金银花五钱，牛蒡子、甘草各二钱，黄连、肉桂各钱半。方中之意，黄连、肉桂煎时后入等分并用，能交阴阳于顷刻，以化其互争，实为燮理阴阳之主药，即为解寒火凝滞之要品，况肉桂原善平肝，黄连原善厚肠，二药相助为理，则平肝不失于热，厚肠不失于凉；又佐以芍药、甘草，善愈腹疼，亦即善解寒火凝滞也；用山药者，下痢久则阴分必亏，山药之多液，可滋脏腑之真阴，且下痢久则气化不固，山药之益气，更能固下焦之气化也；用金银花、牛蒡子者，因所下者杂以脂膜，肠中似将腐烂，二药善解疮疡热毒即可预防肠中腐烂也。其脉象若有实热，或更兼懒进饮食者，宜用此药汤送服去皮鸦胆子三十粒。

痢证虽因先有积热后为凉迫而得，迨其日久，又恒有热无凉，犹伤于寒者之转病热也。所以此方虽黄连、肉桂等分并用，而肉桂之热究不敌黄连之凉。况重用白芍以为黄连之佐使，见其脉象有热者，又以之送服鸦胆子仁，是此汤为燮理阴阳之剂，而实则清火之剂也。愚生平用此方治愈之人甚多，无论新痢、久痢皆可用。铁岭医士田聘卿，用此方治愈痢证多人，曾登《绍兴医报》声明。乙丑春在沧州，遇沧州城南宣卿白君，非业医而好阅医书，言其族弟年三十余，患痢近一年，百药不效，浸至卧床不起，为开此方授之，服三剂痊愈。

用上方虽新痢、久痢皆可奏效，而其肠中大抵未至腐烂也。乃有腹中时时切疼后重，所下者多如烂炙，杂以脂膜，是其肠中已腐烂矣，当治以拙拟通变白头翁汤方载三期痢疾门，系生山药一两，白头翁、生杭芍各四钱，秦皮、生地榆、三七各三钱，鸦胆子去皮六十粒，甘草二钱，先用白糖水送服三七、鸦胆子一半，再将余药煎服，至将药煎渣时，仍先用白糖水送服三七、鸦胆子余一半。方中之意，用白头翁、秦皮、芍药、生地榆以清热；三七、鸦胆子以化瘀生新，治肠中腐烂；而又重用生山药以滋其久耗之津液，固其已虚之气化，所以奏效甚捷也。愚在奉时，有陆军团长王剑秋君下痢甚剧，住东人南满医院中两旬无效，曾以此方治愈，其详案载此方之后可考也。至素有鸦片嗜好者，无论其痢之初得及日久，皆宜治以此方，用之屡建奇功。至地榆方书多炒炭用之，而此方生用者，因生用性凉，善保人之肌肤，使不因热溃烂。是以被汤火伤肌肤者，用生地榆为末，香油调敷立愈。痢之热毒侵入肠中肌肤，久至腐烂，亦犹汤火伤人肌肤至溃烂也。此地榆之所以生用也。至白头翁汤原方，原白头翁、秦皮与黄连、黄柏并用，方中药品若此纯用苦寒者，诚以其方本治厥阴热痢，原挟有伤寒实热，今用以治痢久肠中腐烂，故不得不为变通也。

上之痢证，又可治以拙拟生化丹方载三期痢疾门，系金银花一两，生杭芍六钱，粉甘草三钱，三七细末三钱，鸦胆子去皮六十粒。为其虚甚，加生怀山药一两。先用白糖水送服三七、鸦胆子各一半，再将余四味煎汤服。至煎渣服时，仍先用白糖水送服所余之三七、鸦胆子，再煎服汤药。盖痢证至此，西人谓之肠溃疡，不可但以痢治，宜半从疮治，是以用金银花、粉甘草以解疮家之热毒；三七、鸦胆子以化瘀生新；而鸦胆子味至苦，且有消除之力捣膏能点疣，又可除痢证传染之毒菌；用芍药泄肝火，以治痢之本病；又恐其痢久伤阴，及下焦气化不固，是以又重用生山药以滋阴液固气化，此所以投之必效也第三期本方后载有医案可参观。当愚初拟此方时，犹未见西人肠溃疡之说。及后见西书，其所载治法，但注重肠溃疡，而不知兼用药清痢之本源，是以不如此方之效也。

又有下痢日久，虚热上蒸，饮食减少，所下者形如烂炙，杂以脂膜，又兼腐败之色，腥臭异常，腹中时时切疼益甚者，此腹中生机将断，其为病尤重矣。宜治以前方，再加潞党参、天门冬各三钱。此用参以助其生机，即用天冬以调济参之热也。

又有因素伤烟色，肾经虚惫，复下痢日久，肠中欲腐烂，其下焦之气化愈虚脱而不能固摄者，宜治以拙拟三宝粥方载三期痢疾门，系生怀山药细末一两煮作粥，送服去皮鸦胆子五十粒，三七细末二钱。方中之意，用三七、鸦胆子以治肠中之腐烂；用山药粥以补下焦之虚脱也。戊午中秋，愚初至奉天，有铁岭少年李济臣者，素有嗜好，又多内宠，患痢四十余日，屡次延医服药而病势浸增，亦以为无药可医矣。后愚诊治，其脉细弱而数，两尺重按即无。所下者脓血相杂，或似烂炙，亦间有见好粪之时。治以三宝粥方，服后两点钟腹疼一阵，下脓血若干。其家人疑药不对证。愚曰："非也，肠中瘀滞下尽则愈矣。"俾再用白糖水送服鸦胆子仁五十粒。时已届晚九点钟，一夜安睡，至明晨大便不见脓血矣。后俾用山药粥送服鸦胆子仁二十粒，连服数次，将鸦胆子仁递减至六七粒，不惟病愈，身体亦渐强壮矣。闻济臣愈后，其举家欣喜之余，又忽痛哭；因济臣之尊翁本溪湖煤矿总办于前一岁因痢病故，今因济臣得救而愈，转悲从前之未遇良医而枉死也。由期知药果对证，诚有夺命之权也。

又有下痢或赤、或白、或赤白参半，后重腹疼，表里俱觉发热，服凉药而热不退，痢亦不愈。其脉确有实热者。此等痢证原兼有外感之热，其热又实在阳明之腑，非少阴篇之桃花汤所能愈，亦非厥阴篇之白头翁汤所能愈也。惟治以拙拟通变白虎加人参汤则随手奏效方载三期痢疾门，系生石膏二两，生杭芍八钱，生怀山药六钱，野台参五钱，甘草二钱，煎汤两盅，分三次温饮下。痢证身热不休，服清火药而热亦不休者，方书多诿为不治。然治果对证，其热焉有不休之理。此诚因外感之热邪随痢深陷，永无出路，以致痢为热邪所助，日甚一日，而永无愈期。治以此汤，以人参助石膏能使深陷之热邪徐徐上升外散，消解无余；加以芍药、甘草以理后重腹疼；生山药以滋阴固下，连服数剂，热退而痢亦遂愈。方中之药原以芍药代知母，生山药代粳米，与白虎加人参汤之原方犹相仿佛，故曰通变白虎加人参汤也。愚生平用此方治愈此等痢证甚多，第三期本方后载有数案可参观也。

按：此外感之热与痢相并，最为险证。尝见东人志贺洁著有《赤痢新论》，大为丁仲祐君所推许。然其中载有未治愈之案二则。一体温至三十八度七分，脉搏至百一十至，神识蒙昏，言语不清，舌肿大干燥，舌苔剥离，显然夹杂外感之实热可知，乃东人不知以清其外感实热为要务，而惟日注射以治痢之血清，竟至不救。其二发剧热，夜发躁狂之举动，后则时发谵语，体温达四十度二分，此又显然有外感之大热也。案中未载治法，想其治法，亦与前同，是以亦至不救。设此二证若治以拙拟之通变白虎加人参汤，若虑病重药轻，可将两剂并作一剂，煎汤四五茶杯，分多次徐徐温饮下，病愈不必尽剂，其热焉有不退之理。大热既退，痢自随愈，而东人见不及此者，因东人尽弃旧日之中学，而专尚西学也。盖中西医学原可相助为理，而不宜偏废，吾国果欲医学之振兴，固非沟通中西不可也。

上所论之痢证乃外感之热已入阳明之腑者也。然痢证初得，恒有因外感束缚而激动其内伤者，临证者宜细心体察。果其有外感束缚也，宜先用药解其外感，而后治痢；或加解表之药于治痢药中；或用治痢药煎汤送服西药阿斯必林瓦许亦可解表。设若忽不加察，则外感之邪随痢内陷，即成通变白虎加人参汤所主之险证，何如早治为愈也。

痢证虽为寒热凝滞而成，而论者多谓白痢偏寒，赤痢偏热。然此为痢证之常，而又不可概论也。今试举治愈之两案以明之。同庄张申甫表兄之夫人，年近六旬，素多疾病。于季夏晨起，偶下白痢，至暮十余次。秉烛后，忽周身大热，昏不知人，循衣摸床，呼之不应，其脉洪而无力，肌肤之热烙手。知其痢因伤暑而成，且多病之身不禁暑热之熏蒸，所以若是昏沉也。急用生石膏三两，野台参四钱，煎汤一大碗，俾徐徐温饮下，至夜半尽剂而醒。诘朝煎渣再服，热退痢亦遂愈。此纯系白痢而竟若是之热也。

又奉天陆军连长何阁臣，年三十许，因初夏在郑州驻防多受潮湿，患痢数月不愈。至季秋还奉，病益加剧，下多紫血，杂以脂膜，间似烂炙，腹中时时切疼。或授以龙眼肉包鸦胆子仁方，服之益增重，来院求为诊治。其脉微弱而沉，左脉几不见。俾用生硫磺细末挽熟麦面少许作丸，又重用生山药、熟地黄、龙眼肉煎汤送服，日两次，每次服硫磺约有七八分。服至旬余始愈。此纯系赤痢而竟若是之寒也。

又有前后连两次病痢，其前后寒热不同者，为细诊其脉，前后迥异，始能用药各得其宜，无所差误，今复举两案于下以征明之。

岁己巳，在德州，有卢雅雨公曾孙女，适桑园镇吴姓，年五十六岁，于季夏下痢赤白，延至仲冬不愈，延医十余人，服药百剂，皆无效验。其弟卢月潭，素通医学，偶与愚觌面谈及，问还有治否。答曰："此病既可久延岁月，并非难治之证，但视用药何如耳。"月潭因求往视，其脉象微弱，至数略数，饮食减少，头目时或眩晕，心中微觉烦热，便时下坠作疼，惟不甚剧，所下者赤白参半，间有脂膜相杂。询其生平下焦畏凉，是以从前服药略加温补，上即烦热；略为清解，下即泄泻也。乃为初次拟得三宝粥方治之，药虽偏于凉，而有山药粥以补其下焦，服后必不至泄泻。上午服一剂，病觉轻。至晚间又服一剂，其病遂愈。后旬日，因登楼受凉，其痢陡然反复，日下十余次，腹疼剧于从前，其脉象微弱如前，而至数不数。俾仍用山药粥送服生硫磺细末三分，亦一日服二次。病大见愈，脉象亦较前有力。翌晨又服一次，心微觉热，又改用三宝粥方，一剂而愈。

又愚在奉天时，有二十七师炮兵第一营营长刘铁山，于初秋得痢证甚剧。其痢脓血稠黏，脉象弦细，重诊仍然有力。治以通变白头翁汤，两剂痊愈。隔旬余，痢又反复，自用原方治之，病转增剧，复来院求诊。其脉弦细兼迟，不任循按，知其已成寒痢，所以不受原方也。俾用生怀山药细末煮粥，送服小茴香细末一钱、生硫磺细末四分，数次痊愈。

上所治二案，皆前病痢则热、后病痢则寒者也。而治之者随病机之转移，而互治以凉热之药，自能随手奏效。至于第一案，初次用凉药治愈，后用热药治之将愈，而又以凉药收功，此又在临证时细心研究，息息与病机相符也。

又有痢证，上热下凉，所用之药宜上下分途，以凉治上，以热治下者。曾治天津张姓媪，年近五旬，于孟秋患痢，两旬不愈。所下者赤痢杂以血水，后重腹疼，继则痢少泻多，亦兼泻血水，上焦烦热，噤口不食，闻食味即恶心欲呕，头目眩晕，不能起床，其脉关前浮弦，重诊不实，两尺则微弱无根，一息五至，病人自觉心中怔忡，精神恍惚，似难支持，此乃虚极将脱之兆也。遂急用净萸肉、生怀山药各一两，大熟地、龙眼肉、白龙骨各五钱，生杭芍、云苓片、炙甘草各二钱，俾煎汤两盅，分两次温服下。初服一次，心神即觉安稳。尽剂后，少进饮食，泻痢亦少止。又即原方加生地黄四钱，炙甘草改用三钱，煎汤两盅，分两次温服下，每服一次送服生硫磺细末二分半，日服一剂，数日痊愈。

至于暑天热痢，宜治以六一散，前已言之。然南方之暑热兼湿，用六一散诚为至当；北方之暑热恒不兼湿，且有兼燥之时，若用六一散时，原当有所变通。愚尝拟得一方，用之甚效。方用滑石、生石膏各五钱，朱砂、粉甘草细末各二钱，薄荷冰一分，共和匀，每服二钱，开水送下。热甚痢剧者，一日可服五六次。名之曰加味益元散，盖以六一散加朱砂为益元散，兹则又加石膏、薄荷冰也。

按：暑热之痢恒有噤口不食者，而治以加味益元散，即可振兴其食欲。若非暑热之痢而亦不思饮食者，宜用朱砂、粉甘草细末等分，少加薄荷冰，每服一钱，竹茹煎汤送下，即可思食。盖此等证多因肝胆之火挟胃气上逆，其人闻食味即恶心欲呕，所以不能进食，用朱砂以降胃镇肝，甘草以和胃缓肝，竹茹以平其逆气，薄荷冰以散其郁热，所以服之即效也。因此方屡次奏功，遂名之曰开胃资生丹。

又有当暑热之时，其肝胆肠胃先有蕴热，又更奔走作劳于烈日之中，陡然下痢，多带鲜血，其脉洪大者。宜治以大剂白虎汤，煎数盅，分数次温饮下，每次送服鸦胆子仁三十粒。若其脉虽洪大而按之虚者，宜治以大剂白虎加人参汤，送服鸦胆子仁。

又有痢久清阳下陷者，即胸中大气因痢下陷也。其病情常觉下坠腹疼此气分下陷迫其下焦腹疼，或痢或泻，多带虚气，呼吸短气，或兼有寒热往来，其脉象迟弱者，宜治以拙拟升陷汤方载三期第四卷，系生箭芪六钱，知母三钱，柴胡、桔梗各钱半，升麻一钱，去知母，加生怀山药六钱，白头翁三钱。盖原方之意，原用生箭芪以升补胸中大气，而以柴胡、桔梗、升麻之善升清阳者以辅之，更加知母以调剂黄芪之热也。兹因下焦泻痢频频，气化不固，故以白头翁易知母，而更以山药辅之。因知母之性寒而滑，白头翁之性凉而涩，其凉也能解黄芪之热，其涩也能固气化之脱，且为治痢要药，伍以山药，又为止泻之要药也。

又方书中论痢证，有所谓奇恒痢者，言其迥异乎恒常之痢也。愚于此证未见过，特录前哲之说以补之。

张隐庵曰："奇恒痢证，三阳并至，三阴莫当，九窍皆塞，阳气旁溢，咽干喉塞痛，并于阴则上下无常，薄为肠澼，其脉缓小迟涩。血温身热者死，热见七日者死。盖因阳气偏剧，阴气受伤，是以脉小沉涩。此证急宜用大承气汤泻阳养阴，缓则不救。若不知奇恒之因，见脉气平缓而用平易之剂。必至误事。"

陈修园曰："嘉庆戊午，夏泉王孝廉患痢七日，忽于寅卯之交声微哑，谵语半刻即止，酉刻死。七月，榕城叶广文观凤之弟患同前证来延，言伊弟患痢不甚重，饮食如常，惟早晨咽微疼，如见鬼状，午刻即止。时届酉刻，告以不必往诊，令其速回看视。果于酉戌之交死。此皆奇恒痢也。若早投以大承气汤，犹可挽回。"细审隐庵、修园所言奇恒痢之病状病情，知当系少阴热痢。盖冬伤于寒未即发，或他时所受之寒未即发，伏于三焦脂膜之中，久而化热，下陷于少阴，若在冬令，则为少阴伤寒此少阴伤寒之热证，初得之即宜治以凉药者也，若在他时，则为少阴温病即温病中其热甚实而脉反细者，若再有肝火乘之，可纯下青色之水。宜急用大承气汤下之，《伤寒论》有明文也。盖乙癸同源，肾热而肝亦恒热，当此少阴病热之时，肝肾之火相并，可迫胆汁妄行而下青水，即可累肠中生炎下利脓血。下青水者宜治以大承气汤，下脓血者亦宜治以大承气汤，固可比例而知也。况修园所遇之两证，皆年在戊午，天干为火运，地支又为少阴司天，肾中之火必旺司天者可主一岁之令，不但主上半年，况其病发于秋，而其病根多伏于夏。至七月，则阳明燥金在泉，热而且燥，其热愈甚。前证未详病发何月，而后证之发则在于七月也。至二证之危皆在酉时者，燥金正旺之时也。隐庵谓此病之危在于七日，修园所录二案亦一死于七日，因火之数生于二而成于七也。

特是隐庵之论奇恒痢虽甚确，然仍系浑同言之，须代为剖析，其理始明。盖浑曰三阳并至，其脉象当浮大，何以反沉而小乎？浑曰三阴莫当，凡阳盛阴虚者，脉搏必数，何以其脉之沉小者又复兼涩，涩非近于迟乎？惟确知其系少阴热痢少阴有寒痢，桃花汤所主之证是也，其可疑之处自涣然冰释。盖少阴之热证，因伏气之热下陷耗其真阴，致肾中阴气不能上潮与心中阳气相济，则心脉之跳动必无力，是以少阴之病无论或凉或热，其脉皆微细，此证之脉小沉涩，与少阴病之脉微细者同也。少阴之病因阴气不上潮，其上焦多生燥热，致咽痛，咽中伤生疮。此证之咽干、微痛、微哑，与少阴病之咽痛、咽中伤生疮者同也。至其所谓偶发谵语，如见鬼状者，诚以少阴病因阴阳之气不相接续，所以多兼烦躁，其烦躁之极，言语状态或至狂妄，而仍与阳明大热谵语不省人事者不同，是以旋发而旋止也。夫少阴病原多险证，以其阴阳之气果分毫不相接续，其危险即可生于顷刻之间。而奇恒痢证又加以肝胆之火，与伏气下陷之热相助为虐，是以较他少阴证尤险。隐庵谓治以大承气汤，乃急下之以存真阴也。若下后而真阴不能自复，其脉仍不起，热仍不退者，拟以大剂白虎加人参汤，去粳米，代以生怀山药一两，煎汤数盅，分数次徐徐温饮下，自当脉起热退，而痢亦遂愈也。方中之义用白虎汤以清肝肾之热；用山药以滋肾中真阴，兼可代粳米调胃；协同甘草以缓白虎之下趋，其滋肾之力又能协同人参以助阴气之上潮，其阴阳之气互相接续，脉之跳动自然舒畅，脏腑之郁热亦即随脉外透矣。

又东人志贺洁《赤痢新论》谓，热带之地有阿米巴赤痢。阿米巴之现状，为球形或为椭圆之结核，与寻常赤痢菌之为杆状者不同。其外有包，为玻璃透明形。其内结之核为血球，间有脓球。取新便下之混血黏液一滴置玻璃片上，加以生理的食盐水，更以小玻璃片轻覆其上，以显微镜视之，若有假足之伸缩助其活动，即为阿米巴赤痢之原虫。其剧者，痢中混有坏疽溃疡片，而带有腐肉样之臭气，或为污泥色。至其证状之经过，与慢性赤痢大略相似。其身体大率无过热之温度，或迟至累年累月而犹可支持者。此证治法，宜日服甘汞十分瓦之三当分三次服，连取七八日。但须注意于中毒状，稍发现中毒形状宜速停。又可服硫磺半瓦，一日三次。又宜用金鸡纳霜为注肠剂，惟不可即用浓厚之液，最初当用五千倍之溶液，继乃可用至千倍水者，数日后则用至五百倍水者。

现东人此段议论，可谓于痢证研究甚细。愚未至热带，所以未治过阿米巴痢，然彼又云间有传至温带者，而愚生平所治之痢，若彼所述阿米巴之状况者亦恒有之，而但用自所制诸方亦皆治愈，其中有阿米巴痢与否，原难决定，以后再遇此等证当亦用其法验之。至彼谓阿米巴痢当治以硫磺，而愚生平治痢原恒有用硫磺之时，非因见其书而始知用硫磺也。

诸痢之外又有所谓休息痢者，其痢大抵皆不甚重而不易除根，治愈恒屡次反复，虽迁延日久而犹可支持，有若阿米巴痢之轻者，至累年累月不愈而犹可支持也，或此等痢即阿米巴痢欤？须待后实验。然其所以屡次反复者，实因有原虫伏于大小肠曲折之处，是以愈而复发，惟用药除净其原虫则不反复矣。至除之之法，证之近于热者，可用鸦胆子仁，以治痢之药佐之；近于凉者，可用硫磺末，而以治痢之药佐之。再者，无论或热或凉，所用药中皆宜加木贼一钱，为其性善平肝，又善去肠风止血，故后世本草谓其善治休息痢也。其脾胃不健壮者，又宜兼用健补脾胃之药以清痢之上源，自能被除病根也。

又有非因痢之毒菌未净，实因外感之热潜伏未净，而成休息病者。邑中诸生王荷轩，年六十七岁，于中秋得痢证，医治二十余日不效。后愚诊视，其痢赤白胶滞，下行时觉肠中热而且干，小便亦觉发热，腹疼下坠，并迫其脊骨尽处亦下坠作疼，且时作眩晕，其脉洪长有力，舌有白苔甚厚。愚曰："此外感之热挟痢毒之热下迫，故现种种病状，非治痢兼治外感不可。"投以通变白虎加人参汤，两剂诸病皆愈。诊其脉，犹有余热，拟再用石膏清之。病家疑年高之人，石膏不可屡服，愚亦应聘他往。后二十余日痢复作，延他医治疗，于治痢药中杂以甘寒濡润之品，致外感之余热永留不去，其痢虽愈而屡次反复。延至明年仲夏，反复甚剧，复延愚诊治。其脉象病证皆若从前。

因谓之曰："去岁若肯多服生石膏数两，何至有以后屡次之反复，今不可再留邪矣。"仍投以通变白虎加人参汤，连取三剂痊愈，而脉亦和平，自此永不反复。

痢证又有日下痢频频，其肠中仍有燥结，必去其燥结而痢始愈者，此固属罕见之证，而治痢者实不可不知也。表弟刘昌绪，年二十四岁，于中秋下痢，脓血稠黏，一日十五六次，腹疼后重甚剧。治以化滞汤，连服两剂，下痢次数似少减，而后重腹疼如旧。细诊其脉，尺部重按甚实，疑其肠有结粪，投以小承气汤加生杭芍数钱，下燥粪长约四寸，后重腹疼顿愈十之八九。再与以化滞汤一剂，病若失。

治痢最要药品，其痢之偏热者，当以鸦胆子为最要之药；其痢之偏寒者，当以硫磺为最要之药，以此二药皆有消除痢中原虫之力也。此二种药，上所录方案中已屡言之，今再详细论之。

鸦胆子，一名鸭蛋子，为其形椭圆若鸭卵也。大如梧桐子，外有黑硬皮，其味极苦，实为苦参所结之子，药行中亦有名为苦参子者。服时须去其硬皮，若去皮时其中仁破者，即不宜服，因破者服后易消，其苦味遽出，恒令人呕吐；是以治痢成方，有用龙眼肉包鸦胆子仁囫囵吞服者；药房中秘方，有将鸦胆子仁用益元散为衣，名之为菩提丹者，是皆防其入胃即化出其苦味也。若以西药房中胶囊盛之吞服，虽破者亦可用。其性善凉血止血，兼能化瘀生新。凡痢之偏于热者，用之皆有捷效，而以治下鲜血之痢，泻血水之痢则尤效。岁在壬寅，有沧州友人滕玉可，设教于邻村。其年过五旬，当中秋时下赤痢甚剧，且多鲜血，服药二十余日无效。适愚他出新归，过访之，求为诊治。其脉象洪滑，知其纯系热痢。彼时愚虽深知鸦胆子之功效，而犹以为苦参子系通行共知之名，因谓之曰："此易治，买苦参子百余粒去皮，拣其仁之成实者，每服六十粒，白糖水送下，两次即愈矣。"翌日愚复他出，二十余日始归，又访之，言"遍询药房皆无苦参子，后病益剧，遣人至敝州购来，果如法服之两次痊愈，真仙方也"愚曰："前因粗心，言之未详。苦参子即鸦胆子，药房中又名为鸭蛋子，各药房中皆有，特其见闻甚陋，不知其为苦参子耳。"后玉可旋里，其族人有自奉天病重归来者，大便下血年余，一身悉肿，百药不效，玉可授以此方，如法服之，三次痊愈。

鸦胆子又善清胃腑之热，凡胃脘有实热充塞、噤口不食者，服之即可进食。邻村武生李佐廷，年五旬，素有嗜好，身形羸弱。当霍乱盛行之时，忽然腹中觉疼，恶心呕吐，下利脓血，惧甚，以为必是霍乱证。诊其脉，毫无闭塞之象，惟弦数无力，左关稍实，遂晓之曰："此非霍乱，乃下焦寒火交迫，致腹中作疼下脓血，上焦虚热壅滞。故恶心呕吐，实系痢证之剧者。"遂投以生杭芍六钱，竹茹、清半夏各三钱，甘草、生姜各二钱。一剂呕吐即愈，腹疼亦轻，而痢犹不愈，不思饮食。俾但用鸦胆子仁二十五粒，一日服两次，白糖水送下，病若失。审斯知鸦胆子不但善理下焦，即上焦郁热用之亦妙，此所以治噤口痢而有捷效也。

硫磺原禀火之精气，其挟有杂质者有时有毒，若其色纯黄，即纯系硫质，分毫无毒，为补相火暖下焦之主药。痢证下焦凉者，其上焦恒有虚热，硫磺质重，生热力直达下焦而不至助上焦之虚热。且痢之寒者虽宜治以热药，而仍忌温补收涩之品。至硫磺，诸家本草谓其能使大便润、小便长，西人谓系轻泻之品，是其性热而能通，故以治寒痢最宜也。愚屡次品验此药，人之因寒作泻者，服之大抵止泻之时多。更有五更泻证，服他药不效。而放胆服硫磺即愈者。又间有本系因寒作泻，服硫磺而泻转剧者，惟与干姜、白术、五味等药同用，则确能治因寒作泻而无更泻之弊。古方书用硫磺皆系制用，然制之则热力减，必须多服，有时转因多服而生燥，实不如少服生者之为愈也。且择其纯系硫质者用之，原分毫无毒，亦无须多方制之也。至其用量，若以治寒痢，一次可服二三分，极量至五六分，而以治他证，则不在此例。曾治邻村泊北庄张氏妇，年二十余，胃寒作吐，所吐之食分毫不能消化凡食后半日吐出不消化者皆系胃寒，医治半年无效，虽投以极热之药亦分毫不觉热，脉甚细弱，且又沉迟。知其胃寒过甚，但用草木之品恐难疗治，俾用生硫磺细末一两，分作十二包，先服一包，过两分钟不觉热，再服一包。又为开汤剂干姜、炙甘草各一两，乌附子、广油桂、补骨脂、于术各五钱，厚朴二钱，日煎服一剂。其硫磺当日服至八包，犹不觉热，然自此即不吐食矣。后数日，似又反复，遂于汤剂中加代赭石细末五钱，硫磺仍每日服八包，其吐又止。连服数日，觉微热，俾将硫磺减半，汤剂亦减半，惟赭石改用三钱。又服二十余日，其吐永不反复。愚生平用硫磺治病，以此证所用之量为最大。至于西药中硫磺三种，其初次制者名升华硫磺，只外用于疮疡，不可内服；用升华硫磺再制之，为精制硫磺，用精制硫磺再制之为沉降硫磺，此二种硫磺可以内服。然欲其热力充足，服之可以补助元阳、温暖下焦，究不若择纯质生硫磺服之之为愈也。三期第八卷载有服生硫磺法，附有医案若干可参观。

至西法治痢之方，谓初期宜用下剂，若甘汞、蓖麻子油、大黄、硫磺等是也，而最佳者惟甘汞及蓖麻子油。方用甘汞半瓦，一次服下，再用蓖麻子油十五瓦，一次服下，当觉轻快。或先服蓖麻子油一次，后每间三时服甘汞半瓦，服至三次后，再服蓖麻子油一次，为赤痢初期疗法中之最佳者。若于服下剂之后，而仍未痊愈者，宜用次硝酸苍铅二瓦，重曹一瓦半，阿斯必林一瓦半，白糖一瓦半，和匀，为一日之量，均分三次服下。此方若仍未痊愈者，宜再用次硝酸苍铅三瓦，单那尔并二瓦，重曹一瓦半，和匀，为一日之量，均分三次服下。或用次硝酸苍铅三瓦，瓦鲁貌拉儿并两瓦，和匀，为一日之量，均分三次服下。

按：次硝酸苍铅对于肠壁肌肤最有被覆保护之功用，又能减少肠之运动，又有防腐之力，故为止泻要药。重曹外用为含漱品，于呼吸器之加答儿为吸入药，内用于种种之消化不良，为制酸药。其他用于尿酸、疼风、偻麻质斯、膀胱加答儿等。阿斯必林为确实普通之解热药，凡肺劳之发热，肠窒扶斯热、间歇热、再归热及一切热病皆用之。又为急性关节偻麻质斯特效药，又为镇痛药，凡偻麻质斯性骨节痛、头痛、偏头痛、神经痛、痛风、月经痛等均用之。又有镇痉之作用，故能治喘息病，与盐酸歇鲁因并用，尤有特效。外用为防腐药及止血药。单那尔并不甚溶解于胃中，下至肠中始分解为蛋白与单宁酸，呈单宁酸之收敛作用，故不害胃之消化机能，为肠之收敛药。本品为无味之药物，最适于小儿之治疗，专用于大小肠加答儿肠滤囊之溃疡机转，肺劳患者之下利，慢性赤痢，肠窒扶斯，夏期小儿之下痢等。瓦鲁貌拉儿并系臭化没食子酸与蛋白质之新化生物，为黑褐色粉末，有芳香之气，入人肠内之后，始现其收敛作用。其收敛之性，略似单宁酸，而为次硝酸苍铅之伍药。

观上所录三方中之药性，知其第一方为解热化滞防腐收敛之剂，其第二方、第三方则但为防腐收敛之剂。其制方之妙，当以第一方为最善。盖痢证多热，阿斯必林善解肠中炎热，且有防腐之效。痢证因气化凝滞，恒后重腹痛，重曹力善化滞性与碱同可除后重腹痛。至次硝酸苍铅，虽有收敛之性，似与痢证之滞下者不相宜，而为痢证防腐之主药，故亦为治痢要药。至于第二三方虽亦能防腐，而其收敛之力较重，似有留邪之弊，纵能将痢治愈，必多需时日。是以西医治痢证，即寻常痢证亦必历旬日或至两旬始能收功。西学医书所载治痢之案可考也。近今用西药治痢者，于服通下药后，恒遽服乙必格散即阿片吐根散止之，尤无足取。夫痢证原名滞下，其下本患滞，而更投以收敛过剧之品，滞者不愈滞乎！惟治痢至将愈时，因下焦气化不固，而兼泄泻者，始不妨用止泻之药。然所谓止泻之药，亦非必收敛之品也，或壮健其脾胃，或补益其气血，或调节其饮食，其泄泻愈而痢亦随愈矣。至西医治痢用防腐除菌药以浣肠，用痢门血清药以注射，则皆佳方也。

用小青龙汤治外感痰喘之经过及变通之法

用小青龙汤治外感痰喘之经过及变通之法，在《医学衷中参西录》第五期第五卷，出版于1928年。之后张锡纯将该书前三期重新整理出版，所以在再版的前三期合编中注文涉及第五期内容。为了便于读者阅读，现附文于下。

伤寒、温病心下蓄有水饮作喘者，后世名之为外感痰喘，此外感中极危险之证也。医者若诊治此等证自逞其私智，无论如何利痰、如何定喘，遇此证之轻者或可幸愈，至遇此证之剧者皆分毫无效。惟投以伤寒论小青龙汤则必效。特是小青龙汤两见于《伤寒论》太阳篇，其所主之证为表不解，心下有水气，干呕，发热而咳。其兼证有六，亦皆小青龙汤加减主之，而喘证附于其末。因此，阅者多忽不加察。又医者治外感之喘，多以麻黄为要药，五味子为忌药，小青龙汤中麻黄、五味并用，喘者转去麻黄加杏仁，而不忌五味之敛住外邪，此尤其心疑之点而不敢轻用。即愚初为人诊病时，亦不知用也。犹忆岁在乙酉，邻村武生李杏春，三十余，得外感痰喘证，求为诊治。其人体丰，素有痰饮，偶因感冒风寒，遂致喘促不休，表里俱无大热，而精神不振，略一合目即昏昏如睡，胸膈又似满闷，不能饮食，舌苔白腻，其脉滑而濡，至数如常。投以散风清火利痰之剂，数次无效。继延他医数人诊治，皆无效。迁延日久，势渐危险，复商治于愚。愚谂一老医皮隆伯先生，年近八旬，隐居渤海之滨，为之介绍延至。诊视毕，曰："此易治，小青龙汤证也。"遂开小青龙汤原方：加杏仁三钱，仍用麻黄一钱。一剂喘定。继用苓桂术甘汤加天冬、厚朴，服两剂痊愈。

愚从此知小青龙汤之神妙。自咎看书未到，遂广阅《伤寒论》诸家注疏，至喻嘉言《尚论篇》论小青龙汤处，不觉狂喜起舞，因叹曰："使愚早见此名论，何至不知用小青龙汤也。"从此以后，凡遇外感喘证可治以小青龙汤者，莫不投以小青龙汤。而临证细心品验，知外感痰喘之挟热者，其肺必胀，当仿《金匮》用小青龙汤之加石膏，且必重加生石膏方效。迨至癸巳，李杏春又患外感痰喘，复求愚为诊治，其证脉大略如前，而较前热盛。投以小青龙汤去麻黄，加杏仁三钱，为其有热又加生石膏一两。服后其喘立止。药力歇后而喘仍如故，连服两剂皆然。此时皮姓老医已没，无人可以质正，愚方竭力筹思，将为变通其方，其岳家沧州为送医至，愚即告退。后经医数人，皆延自远方，服药月余，竟至不起。

愚因反复研究，此证非不可治，特用药未能吻合，是以服药终不见效。徐灵胎谓"龙骨之性，敛正气而不敛邪气。"故《伤寒论》方中，仲景于邪气未尽者，亦用之。外感喘证服小青龙汤愈而仍反复者，正气之不敛也。遂预拟一方，用龙骨、牡蛎皆不煅各一两以敛正气，苏子、清半夏各五钱以降气利痰，名之曰从龙汤，谓可用于小青龙汤之后。甫拟成，适有愚外祖家近族舅母刘媪得外感痰喘证，迎为诊治，投以小青龙汤去麻黄、加杏仁，为脉象有热又加生石膏一两，其喘立愈。翌日喘又反复，而较前稍轻。又投以原方，其喘止后迟四五点钟，遂将从龙汤煎服一剂，其喘即不反复而脱然痊愈矣。

因将其方向医界同人述之。有毛仙阁者，邑中宿医，与愚最相契，闻愚言医学，莫不确信。闻此方后，旋为邑中卢姓延去。其处为疫气传染，患痰喘者四人已死其三，卢叟年过六旬，得病两日，其喘甚剧。仙阁投以小青龙汤去麻黄。加杏仁、生石膏，服后喘定。迨药力歇后，似又欲作喘，急将从龙汤煎服，病遂愈。

由斯用二方治外感痰喘，诚觉确有把握。而临证品验既久，益知从龙汤方若遇脉虚弱者，宜加净萸肉、生山药，或更加人参、赭石；其脉有热者，宜加生石膏、知母；若热而且虚者，更宜将人参、生石膏并加于方中。或于服小青龙汤之先，即将诸药备用，以防服小青龙汤喘止后转现虚脱之象，或汗出不止，或息微欲无，或脉形散乱如水上浮麻莫辨至数若此者皆愚临证经验所遇，不早备药恐取药无及。至于小青龙汤除遵例加杏仁、石膏之外，若人参、萸肉诸补药之加于从龙汤者，犹不敢加于其中，诚以其时外感未净，里饮未清，不敢参以补药以留邪也。孰意愚不敢用者，而阅历未深者转敢用之，为治斯证者别开捷径，亦云奇哉。爰详录之于下。

门人高如璧曾治一外感痰喘，其喘剧脉虚，医皆诿为不治。如璧投以小青龙汤，去麻黄，加杏仁，又加生石膏一两，野台参五钱。一剂而喘定。恐其反复，又继投以从龙汤，亦加人参与生石膏，其病霍然顿愈。

又长男荫潮治邻庄张马村曲姓叟，年六十余，外感痰喘，十余日不能卧。医者投以小青龙汤两剂，病益加剧脉有热而不敢多加生石膏者其病必加剧。荫潮视之，其脉搏一息六至，上焦烦躁，舌上白苔满布，每日大便两三次，然非滑泻。审证论脉，似难挽回，而荫潮仍投以小青龙汤，去麻黄，加杏仁，又加野台参三钱，生龙骨、生牡蛎各五钱，生石膏一两半。一剂病愈强半，又服一剂痊愈。按：前案但加补气之药于小青龙汤中，后案并加敛气之药于小青龙汤中，似近于少年卤莽，而皆能挽回至险之证，亦可为用小青龙汤者多一变通之法矣。特是古今之分量不同，欲将古之分量变为今之分量，诸家之说各异。今将古小青龙汤之分量列于前，今人常用小青龙汤之分量列于后，以便人之采取。

小青龙汤原方

| 麻　黄三两，去节 | 芍　药三两 | 五味子半升 | 干　姜三两 |
| 甘　草三两，炙 | 细　辛三两 | 桂　枝三两，去皮 | 半　夏半升，汤洗 |

上八味，以水一斗，先煮麻黄，减二升，去上沫，纳诸药，煮取三升，去滓，温服一升，若微利者，去麻黄，加荛花如鸡子大，熬令赤色熬即炒也，今无此药可代以滑石。若渴者，去半夏，加栝蒌根三两。若噎者即呃逆，去麻黄，加附子一枚炮。若小便不利，少腹满，去麻黄，加茯苓四两。喘者，去麻黄，加杏仁半升去皮。

小青龙汤后世所用分量：

| 麻　黄二钱 | 桂枝尖二钱 | 清半夏二钱 | 生杭芍三钱 |
| 甘　草钱半 | 五味子钱半 | 干　姜一钱 | 细辛一钱 |

此后世方书所载小青龙汤分量，而愚略为加减也。喘者原去麻黄，加杏仁。愚于喘证之证脉俱实者，又恒加杏仁三钱，而仍用麻黄一钱，则其效更捷，若证虽实而脉象虚弱者，麻黄即不宜用，或只用五分，再加生山药三钱以佐之亦可。惟方中若加生石膏者，仍可用麻黄一钱，为石膏能监制麻黄也。

《伤寒论》用小青龙汤无加石膏之例。而《金匮》有小青龙汤加石膏汤，治肺胀，咳而上气，烦躁而喘，脉浮者，心下有水。是以愚治外感痰喘之挟热者，必遵《金匮》之例，酌加生石膏数钱，其热甚者又常用至两余。

《伤寒论》小青龙汤治喘，去麻黄加杏仁者，因喘者多兼元气不能收摄，故不取麻黄之温散，而代以杏仁之苦降。至《金匮》之例，酌加生石膏之寒凉镇重，自能监制麻黄，不使过于温散。故虽治喘而肺胀兼烦躁者，不妨仍用麻黄，为不去麻黄，所以不必加杏仁也。惟此汤与越婢加半夏汤，皆主肺胀作喘，而此汤所主之证又兼烦躁，似更热于越婢加半夏汤所主之证。乃越婢加半夏汤中石膏半斤；小青龙汤所加之石膏只二两，且又有桂枝、姜、辛诸药为越婢加半夏汤中所无，平均其药性，虽加石膏二两，仍当以热论，又何以治肺胀烦躁作喘乎？由斯知其石膏之分量必有差误。是以愚用此方时，必使石膏之分量远过于诸药之分量，而后能胜热定喘，有用此汤者尚其深思愚言哉。

外感之证多忌五味，而兼痰饮喘嗽者尤忌之，以其酸敛之力，能将外感之邪锢闭肺中，而终身成劳嗽也。惟与干姜并用，济之以至辛之味，则分毫无碍。按五行之理，辛能胜酸，《内经》原有明文。若不宜用干姜之热者，亦可代以生姜，《金匮》射干麻黄汤生姜与五味并用可知也。若恐五味酸敛过甚，可连核捣烂，取核味之辛以济皮味之酸，更稳妥。

喻嘉言曰："桂枝麻黄汤无大小，而青龙汤有大小者，以桂枝麻黄汤之变法多；大青龙汤之变法不过于麻桂二方内施其化裁，或增或去，或饶或减，其中神化莫可端倪。又立小青龙一法，散邪之功兼乎涤饮，取义山泽小龙养成头角，乘雷雨而翻江搅海，直奔龙门之意，用以代大青龙而擅江河行水之力，立法诚大备也。因经叔和之编次，漫无统纪。昌于分篇之际，特以大青龙为纲，于中麻、桂诸法悉统于青龙项下，拟为龙背、龙腰、龙腹，然后以小青龙尾之。或飞或潜，可弥可伏，用大用小，曲畅无遗，居然仲景通天手眼驭龙心法矣。昔有善画龙者，举笔凝思，而青天忽然生风雨。吾不知仲景制方之时，其为龙乎，其为仲景乎，必有倏焉雷雨满盈大青龙汤，倏焉密云不雨桂枝二越婢一汤，倏焉波浪奔腾小青龙汤，倏焉天日开朗真武汤，以应其生心之化裁者。神哉青龙等方，即拟为九天龙经可也。"

又曰："娄东胡卣臣先生，昌所谓贤士大夫也。凤昔痰饮为恙，夏日地气上升，痰即内动。设有外感，膈间痰即不行，两三日瘥后，当胸尚结小痤。无医不询，无方不考，乃至梦寐恳求大士治疗，因而闻疾思苦，深入三摩地位，荐分治病手眼，今且仁智兼成矣。昌昔谓膀胱之气流行，地气不升，则天气常朗。其偶受外感，则仲景之小青龙汤一方，与大士水月光中大圆镜智无以异也。盖无形之感，挟有形之痰，互为胶漆，其当胸窟宅适在太阳经位，惟于麻、桂方中倍加五味、半夏以涤饮而收阴，加干姜、细辛以散结而分邪，合而用之，令药力适在痰饮绾结之处，攻击片时，则无形之感从肌肤出，有形之痰从水道出，顷刻分解无余，而膺胸空旷不复丛生小痤矣。若泥麻、桂甘温，减去不用，则不成为龙矣。将恃何物为翻波鼓浪之具乎？"观喻氏二节之论，实能将大青龙汤之妙用尽行传出。其言词之妙，直胜于生公说法矣。

小青龙汤为治外感痰喘之神方。其人或素有他证，于小青龙汤不宜，而至于必须用小青龙汤时，宜将其方善为变通，与素有之证无妨，始能稳妥奏功。徐灵胎曰："松江王孝贤夫人，素有血证，时发时止，发则微嗽。又因感冒，变成痰喘，不能着枕，日夜俯几而坐，竟不能支持矣。斯时有常州名医法丹书调治不效，延余至，余曰：'此小青龙汤证也。'法曰：'我固知之，但体弱而素有血证，麻、桂诸药可用乎？'余曰：'急则治标，若更喘数日殆矣。且治其新病，愈后再治其本病可。'法曰：'诚然，病家焉能知之。如用麻、桂而本病复发，则不咎病本无治，而恨用麻、桂误之矣。我乃行道人，不能任其咎。君不以医名，我不与闻，君独任之可也。'余曰：'然，服之有害我自当之。但求先生不阻之耳。'遂与服。饮毕而气平，终夕安然。后以消痰润肺养阴开胃之方调之，体乃复旧。"

按：血证虽并忌麻、桂，然所甚忌者桂枝，而不甚忌麻黄，且有风热者误用桂枝则吐衄，徐氏曾于批叶天士医案中谆谆言之。其对于素有血证者投以小青龙汤，必然有所加减。特其《洄溪医案》凡于用药之处皆浑括言之，略举大意，用古方纵有加减，而亦略而不言也。至愚若遇此证用小青龙汤时，则必去桂枝，留麻黄，加龙骨、牡蛎皆生用各数钱，其有热者加知母，热甚者加生石膏。则证之陈新皆顾，投之必效，而非孤注之一掷矣。

小青龙汤虽善治外感作喘，而愚治外感作喘亦非概用小青龙汤也。今即愚所经验者，缕析条分，胪列于下，以备治外感作喘者之采用。

（一）气逆迫促，喘且呻，或兼肩息者，宜小青龙汤减麻黄之半，加杏仁。热者加生石膏。

（二）喘状如前，而脉象无力者，宜小青龙汤去麻黄，加杏仁，再加人参、生石膏。若其脉虚而兼数者，宜再加知母。

（三）喘不至呻，亦不肩息，惟吸难呼易，苦上气，其脉虚而无力或兼数者，宜拙拟滋阴清燥汤方载三期第五卷。

（四）喘不甚剧，呼吸无声，其脉实而至数不数者，宜小青龙汤原方加生石膏。若脉数者，宜减麻黄之半，加生石膏、知母。

（五）喘不甚剧，脉洪滑而浮，舌苔白厚，胸中烦热者，宜拙拟寒解汤。服后自然汗出，其喘即愈。

（六）喘不甚剧，脉象滑实，舌苔白厚，或微兼黄者，宜白虎汤少加薄荷叶。

（七）喘而发热，脉象洪滑而实，舌苔白或兼黄者，宜白虎汤加瓜蒌仁。

（八）喘而发热，其脉象确有实热，至数兼数，重按无力者，宜白虎加人参，再加川贝、苏子。若虚甚者，宜以生山药代粳米。

（九）喘而结胸者，宜酌其轻重，用《伤寒论》中诸陷胸汤丸，或拙拟荡胸汤方载三期第六卷以开其结，其喘自愈。

（十）喘而烦躁，胸中满闷，不至结胸者，宜越婢加半夏汤，再加瓜蒌仁。若在暑热之时，宜以薄荷叶代方中麻黄。

至于麻黄汤证恒兼有微喘者，服麻黄汤原方即愈，业医者大抵皆知，似无庸愚之赘言。然服药后喘虽能愈，不能必其不传阳明。惟于方中加知母数钱，则喘愈而病亦必愈。

平均小青龙汤之药性，当以热论，而外感痰喘之证又有热者十之八九，是以愚用小青龙汤三十余年，未尝一次不加生石膏。即所遇之证分毫不觉热，亦必加生石膏五六钱，使药性之凉热归于平均。若遇证之觉热，或脉象有热者，则必加生石膏两许或一两强。若因其脉虚用人参于汤中者，即其脉分毫无热，亦必加生石膏两许以辅之，始能受人参温补之力。至其证之或兼烦躁，或表里壮热者，又宜加生石膏至两半或至二两，方能有效。曾有问治外感痰喘于愚者，语以当用小青龙汤及如何加减之法，切嘱其必多加生石膏然后有效。后其人因外感病发，自治不愈，势极危殆，仓惶迎愚。既至知其自服小青龙汤两剂，每剂加生石膏三钱，服后其喘不止，转加烦躁，惴惴惟恐不愈。乃仍为开小青龙汤，去麻黄，加杏仁，又加生石膏一两。一剂喘止，烦躁亦愈十之八九。又用生龙骨、生牡蛎各一两，苏子、半夏、牛蒡子各三钱，生杭芍五钱此方系后定之从龙汤，为其仍有烦躁之意又加生石膏一两。服后霍然痊愈。此证因不敢重用生石膏，几至病危不起。彼但知用小青龙汤以治外感痰喘，而不重用生石膏以清热者，尚其以兹为鉴哉。

附：中药计量新旧对照换算

十六进位旧制单位与法定计量单位（克）换算

1 厘＝0.03125	3.5 钱＝10.9375
5 厘＝0.15625	4 钱＝12.5
1 分＝0.3125	4.5 钱＝14.0625
5 分＝1.5625	5 钱＝15.625
1 钱＝3.125	6 钱＝18.75
1.5 钱＝4.6875	7 钱＝21.875
2 钱＝6.25	8 钱＝25
2.5 钱＝7.8125	9 钱＝28.125
3 钱＝9.375	1 两＝31.25